AF525254

WOLFS MEDIZIN

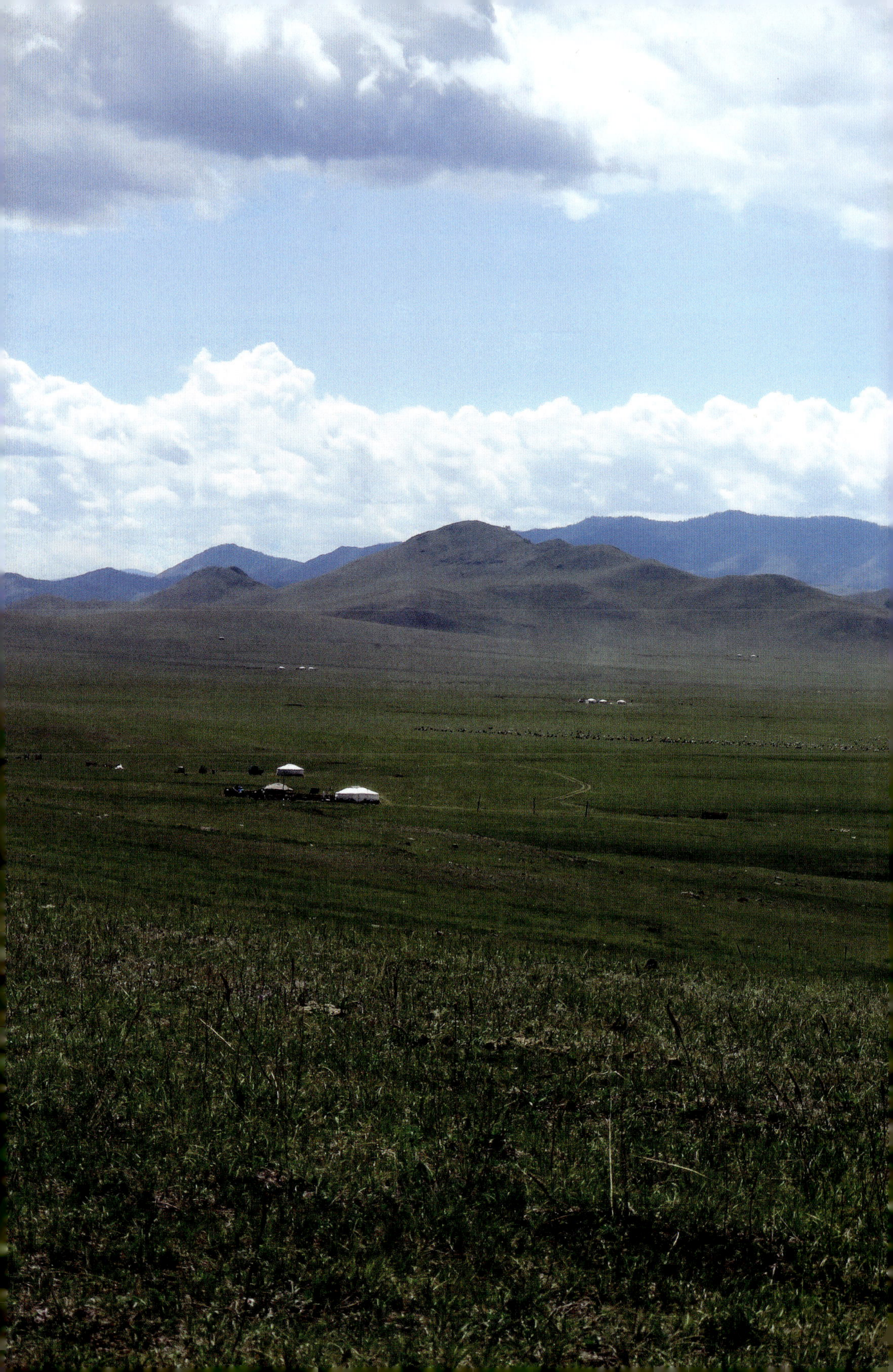

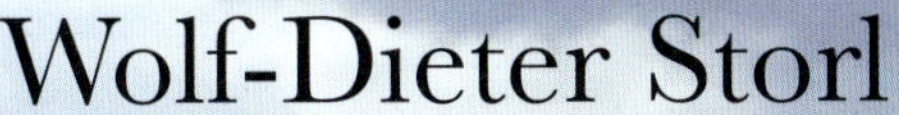

Wolf-Dieter Storl

WOLFS MEDIZIN

Eine Reise zu den Pflanzen-heilkundigen in der Mongolei und in Sibirien

at VERLAG

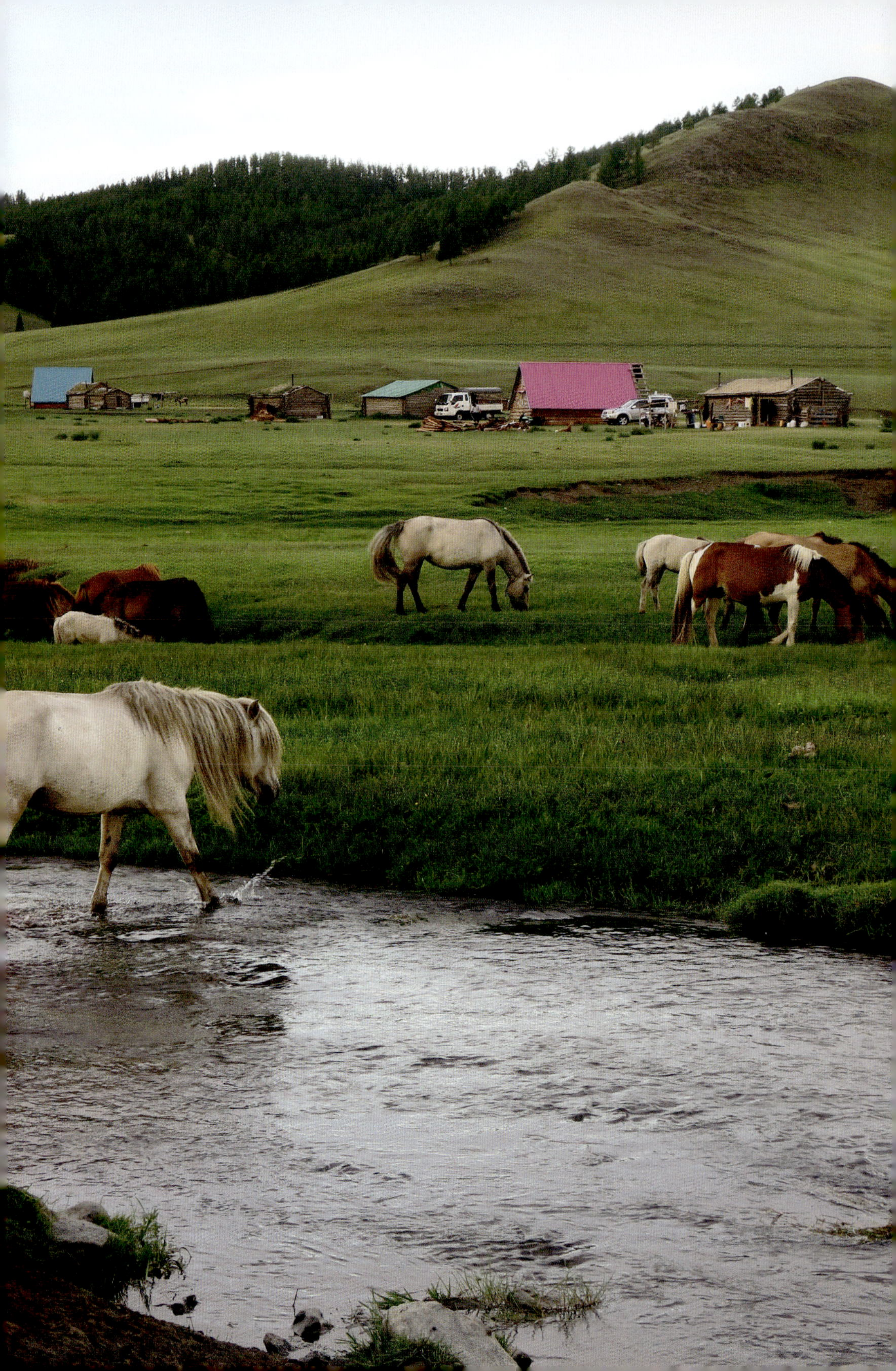

Inhalt

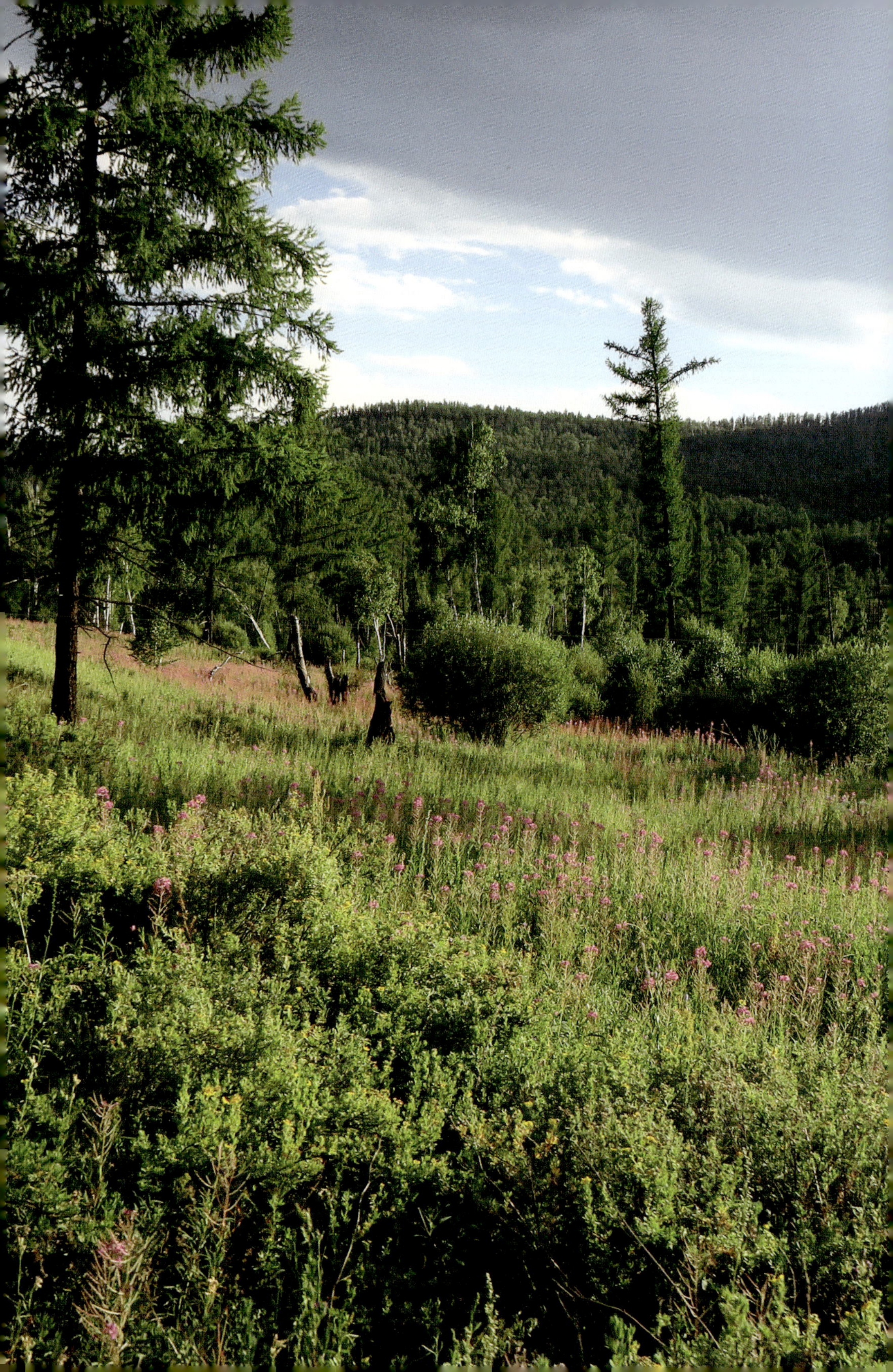

Vorwort

Im Sommer 2017 waren Wolf-Dieter Storl und ich mit einer kleinen Gruppe in der Mongolei und in Sibirien. Es ging vorrangig um eurasische Pflanzenheilkunde und Schamanismus. Dort in den Steppen ist der Vorhang zur Anderswelt dünn und transparent, sodass das Manifeste und das Feinstoffliche einen viel engeren Kontakt haben als hier in Mitteleuropa. Dies ist keine verbrämte Esoterik von verklärten Spinnern, sondern von jedem mehr oder weniger stark empfindbare Realität. Die Gruppenteilnehmer waren Ethnologen und Therapeuten, Menschen, die mit beiden Beinen auf dem Boden der Tatsachen stehen. Wie schön war es doch zu sehen, dass die beiden Welten, die ohne scharfe Abgrenzung ineinander übergehen, ohne Grundsatzdiskussionen, ohne Wenn und Aber akzeptiert wurden!

Wolf-Dieter Storl nennt sein Buch *Wolfsmedizin*. Dieses Tier spielt in der mongolischen Tradition und Schöpfungsgeschichte eine große Rolle. Dschingis Khan hatte den Beinamen »der blaue Wolf«. Die Nomaden verehren und fürchten dieses Tier. Auf der einen Seite ist der Wolf Teil ihrer Ideologie, auf der anderen der Fressfeind ihrer Zuchttiere. Bei einer früheren Mongoleireise hörte ich des nachts mal Wölfe, krabbelte aus dem Zelt und wurde von zähnefletschenden Hunden der Nomaden umringt. Allerdings standen sie so, dass sie nach außen geiferten. Was kurzzeitig wie ein aggressiver Akt mir gegenüber aussah, war genau das Gegenteil: Sie wollten mich in Schutz nehmen vor ihren wilden Verwandten!

Sowohl in der Mongolei als auch in Sibirien ist der Schamanismus lebendig. Er war es immer, selbst als er in Sowjetzeiten als »konterrevolutionär« verfolgt wurde. Der Schamanismus ist dort in den Völkern so tief und fest verankert, dass politische Gegenmaßnahmen nur wenig aus- und anrichten konnten. Der Schamane als Verbinder zwischen den Welten hat einen festen Stellenwert im Alltag dieser ethnischen Gruppen. Milch- und Wodkaopfer vor dem Kühlergrill der Jeeps bei der Weiterfahrt, das Anhalten, Umrunden und Steineopfern bei Owoos als Symbol für das Erbitten einer guten Reise zeigen diese Verbundenheit mit der anderen Dimension. Bei manchen Autos, mit denen wir dort gefahren sind, war dieser Schutz auch bitter nötig!

Schon an den Überschriften in diesem Buch konnte ich erkennen, dass es sich um eine Art Tagebuch handelt, denn sie beziehen sich tatsächlich auf Geschehnisse auf dieser Fahrt. Da ich bisher alle Bücher von Wolf-Dieter gelesen habe, freue ich mich besonders, nun eine Reisedokumentation von ihm vorliegen zu haben.

Peter »Pitt« Germann
Dortmund, Mai 2018

Zum Geleit: Die Kraft der Wildnis

Wolfsmedizin. Was hat das zu bedeuten? Was will es sagen? Wölfe sind zu Hause in der Wildnis, am Rande der Menschenwelt. Sie haben die Reinheit und Kraft der wilden, unverdorbenen Natur; sie sind Grenzgänger. Ein wirklicher Heiler ist ebenfalls ein Grenzgänger, einer, der über die Grenzen der gesellschaftlichen Konventionen hinausgeht. Er muss ein solcher sein, denn Krankheit und Wahnsinn, Tod und Fortpflanzungstrieb, sie lassen sich nicht durch die Gebote der Rationalität und Ethik eingrenzen. Heute in unserer entzauberten Welt, in der Sicherheit und Berechenbarkeit oberste Priorität haben, haben wir vergessen, dass die wilden, nicht zähmbaren Kräfte der Natur (und die der tiefen Psyche) auch das Potenzial der Vitalität, Fruchtbarkeit und Heilung in sich tragen. Es ist die Kraft der Wildnis, die immer wieder in die erstarrte, geordnete, zivilisierte Welt hereinzubrechen droht, sie aufwirbelt, energetisiert und dadurch Neues – auch Heilendes – ermöglicht. Naturnahe Völker, wie es auch unsere Vorfahren waren, integrierten diese Energien in Form von periodisch zelebrierten, oft orgiastischen Festen in ihre Kultur, bei denen die Götter und Geister der Berge, Sümpfe und Wälder durch die Dörfer stürmten, die Menschenseelen ergriffen, durch sie hindurch tanzten und dabei die Fruchtbarkeit der Felder und Weiden, der Tiere und der Menschen freisetzten. Die wilde Jagd Wodans, der Zug der Percht, das rasende Treiben im Gefolge des Dionysos, die Lupercalien und Saturnalien der Römer, das keltische Samhain (Halloween) oder das indische Holi-Fest sind Ausdruck dieser *participation mystique*, die immer wieder eine heilende Katharsis ermöglicht.

Bei den kleineren, ursprünglicher lebenden Jäger- und Sammlervölkern fand die Berührung mit den Geistern der wilden Natur eher auf einer individuellen Ebene statt. Die Schamanen und Schamaninnen, die indianischen Medizinmänner und -frauen, auch die indischen Sadhus und Sadhvis gehen auf Visionssuche in die Einsamkeit. Der Gang auf den hohen, schwer zugänglichen Berg oder – wie bei den irischen Kelten – auf eine kleine sturmumbrauste Insel ist zugleich ein Gang in die dunklen Gründe der eigenen Seele. Dort, wo harte Askese, Fasten und Wachen das Ego dämpft und die Ekstase (griechisch *ekstasis*, »das Außer-sich-Geraten«) ermöglicht, dort wo sich die Grenzen zwischen Ordnung und Chaos, zwischen Wildnis und Kulturland verwischen, finden sie das »Loch in der Zeit«; dort begegnen ihnen ihre Hilfsgeister – Adler, Bären, Wölfe, Hirsche, Schlangen – und schenken ihnen die notwendigen heilenden Visionen. Und gerade weil sie außerhalb der Ordnung stehen, können sie die ursprüngliche Ordnung erkennen und damit aufrechterhalten (DUERR 1978:52).

Schamanen, Medizinleute und Kräuterweiber kennen sich in der Wildnis, dem finsteren, schwer zugänglichen Wald, der einsamen Heide und den schroffen Bergen gut aus, ebenso wie in den Tiefen der inneren Seelenlandschaft. Sie vermögen es, die Gegenden jenseits des schützenden Hags, der die kleine Insel unseres domestizierten Daseins einhegt, zu bereisen. Sie haben selbst so etwas wie eine Wolfsnatur. Es gibt mittelalterliche Darstellungen von Hexen (Schamaninnen), die auf Wölfen reiten. Da ist es kein Wunder, dass ein Schamanengott wie Odin/Wodan, der die Heilkräuter und Zaubersprüche kennt, Wölfe als Begleiter hat. Auch eine schamanische Persönlichkeit wie Johnny Appleseed, der im amerikanischen Siedlergrenzland unterwegs war, wurde von einem Wolf begleitet, den er aus einem Fangeisen befreit hatte. Viele indianische und sibirische Schamanen haben Beziehungen zum Geist der Wölfe; bei meinem Freund Bill Tallbull war es ein Steppenwolf, der ihm bei seiner Visionssuche erschien und ihm seine Lebensaufgabe als Medizinmann und Botschafter zum »grünen Volk« (Pflanzen) wies.

Wölfe verkörpern die Urkraft von Freiheit und Abenteuer – sagt der Schweizer Künstler Peter Schneider. Es ist die Freiheit, vor der sich viele Schafsnaturen, die einen Hirten brauchen, fürchten. Eine Begegnung mit dem Wolf steht für Wandlung, für seelische Metamorphose. Psychoanalytiker finden in der Wolfssymbolik die finstere Seite des Unbewussten, den Ort unserer Urängste, den uns ständig folgenden »Schatten« (ZERLING/BAUER 2003:324). Diesen zu konfrontieren, anstatt ihn zu fliehen, bringt Heilung. Die grimmige Initiation der echten Schamanen besteht darin, den inneren Wolf, den Verwandler, die angsterregende Seite des Seins kennenzulernen, sodass sich die göttliche Ganzheit manifestieren kann.

Der Wolf steht auch für sichere Instinkte. Auch die braucht ein Heiler, nicht nur angelesenes Kopfwissen.

Wolfsmedizin. Es gab schon ein Buch mit ähnlichem Titel, geschrieben von einem konventionellen Mediziner namens Lewis Mehl-Madrona. Er wusste zwar, dass seine Großmutter eine Tscherokesen-Indianerin war, eine Kräuterheilerin, aber das war ihm eher peinlich. Als Arzt fühle er sich der modernen positivistischen Wissenschaft verpflichtet. Dennoch wagte er sich, trotz Vorbehalte, an das Heilwissen indianischer Medizinleute heran. Beim Besuch einer Schwitzhütte erlebte er bei einem Schwerkranken, dem die Schulmedizin keine Chance mehr gab, eine spektakuläre Spontanheilung. Er hatte keine Wahl, als einen guten Teil seines erlernten medizinischen Wissens und der entsprechenden Technologien infrage zu stellen oder wenigstens deren monopolistische Deutungshoheit zu hinterfragen. Er versuchte, das indianische schamanische Wissen in seine Praxis zu integrieren. *Coyote medicine*, also »Steppenwolf-Medizin«, nannte er seine unkonventionelle Angangsweise, die altüberlieferte schamanische Therapien in dem Versuch, Menschen zu heilen, mit einbezieht (Mehl-Madrona 2011).

Als Peter Germann mich einlud, ihn und seine Freunde auf einer Reise nach Sibirien und in die Mongolei zu begleiten, konnte ich nicht Nein sagen, denn in diesem wenig besiedelten Teil der Erde gibt es noch Wölfe ebenso wie echte Schamanen. Das sibirische und mongolische Schamanentum ist uralt, seine Wurzeln liegen in der jüngeren Altsteinzeit, als die Menschen der nördlichen Halbkugel, zu denen auch unsere europäischen Vorfahren gehören, noch Mammutjäger waren. Auch den Bisons (Wisente), Rentieren, Pferden, Wollnashörnern, Auerochsen und anderen Herdentieren stellten sie nach. Verhaltensforscher vertreten die Ansicht, dass diese Großwildjäger ihre Jagdtaktiken den Wolfsrudeln abgeschaut haben.

Diese paläolithischen Nomaden lebten im Winter in sogenannten Grubenhütten, die teilweise in den Erdboden eingelassen waren und deren Dächer mit Tierfellen bedeckt waren; das gab Schutz gegen Wind und Kälte. Im Sommer lebten sie in Stangenzelten (Tipis), die schnell aufgebaut und abgebaut werden konnten. Stangenzeltartige Wohnhütten fand man noch lange in der sibirischen Taiga. Die Jurte der Steppenbewohner ist aus dem Stangenzelt ihrer steinzeitlichen Vorfahren hervorgegangen. Viele der paläolithischen Heilmethoden, wie die Schamanenreise in die Geisterwelt, um Krankheitsursachen zu erkunden, die therapeutischen Rituale, Überhitzungstherapien und die Heilpflanzenkunde haben sich in Eurasien und bei den nordamerikanischen Ureinwohnern bis heute erhalten. Ethnobotaniker konnten feststellen, dass die meisten der damals, vor rund fünfzehntausend Jahren angewendeten Heilkräuter noch immer in diesen Regionen und in derselben Art und Weise Anwendung finden. Auch unsere Volksmedizin wurzelt in diesem altsteinzeitlichen Urgrund, auch wenn sie von Elementen anderer Kulturkreise aus Altägypten, Sumer und Arabien teilweise überlagert wurde.

Eine echte Feldforschung bedeutet, dass der Forscher die Sprache des indigenen Volkes, bei dem er sich aufhält, beherrscht und mindestens einen ganzen Jahreszyklus hindurch mit ihnen verbringt. Eine Reise ist also keine Feldforschung, sondern eher ein Erkundungsausflug, eine allgemeine Ortung.

»Ich verabscheue Reisen und Forschungsreisende«, schrieb der große Kulturanthropologe Claude Lévi-Strauss im ersten Satz seines Buches *Traurige Tropen* (Lévi-Strauss 1982), in dem er seine Reise in die Urwälder des Amazonas beschrieb. Darin kommt die Enttäuschung zum Ausdruck, die ihn erkennen ließ, was der Kontakt der Reisenden mit den indigenen Völkern anstellt. An sich aber war Lévi-Strauss überzeugt, dass auch Reisen interessante frische Eindrücke und Erkenntnisse vermitteln können, solange sie nicht Projektionsflächen für die eigenen Vorurteile werden. Bei einer Reise kommt es weniger darauf an, wie weit oder wie lange man unterwegs ist, sondern wie tief sie geht.

Es ist nicht meine Absicht, hier noch ein weiteres ethnografisches Werk hervorzubringen, sondern einen Blick auf die Heilpflanzenkunde und die schamanischen Heilmethoden der Sibirier und Mongolen zu werfen, denn diese gewähren Einsichten in die zirkumpolare[1] Heilkunde der Großwildjäger der jüngeren Altsteinzeit. Warum ist das interessant? Zu einem, weil das auch unsere ältesten therapeutischen Wurzeln sind, wie auch die der nach Amerika gewanderten Paläosibirier, aus denen die Indianer hervorgegangen sind.

1 Zirkumpolar: die Gebiete rund um den Nordpol (Grönland, Kanada, Sibirien, Nordeuropa).

NORDMONGOLEI

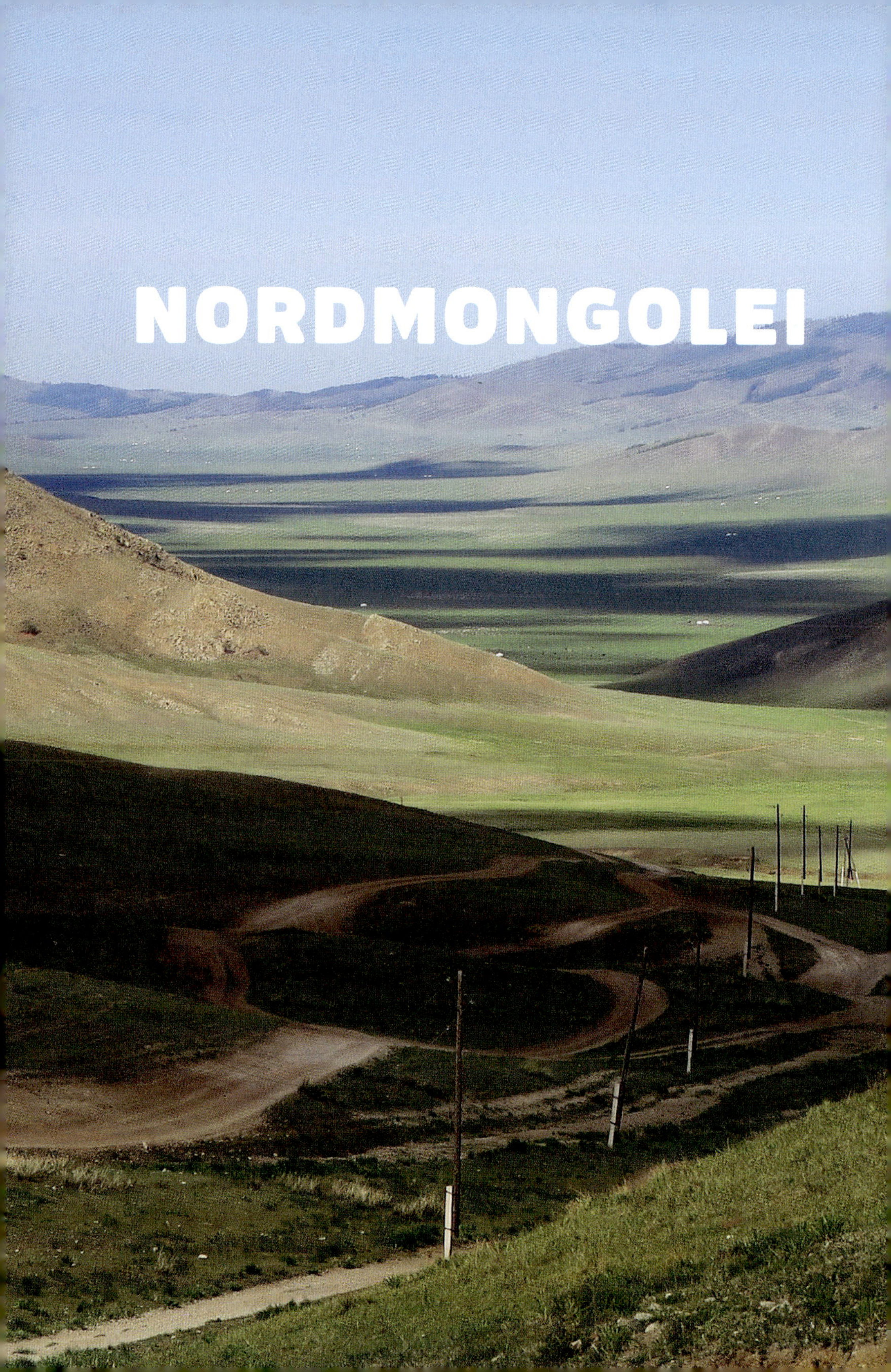

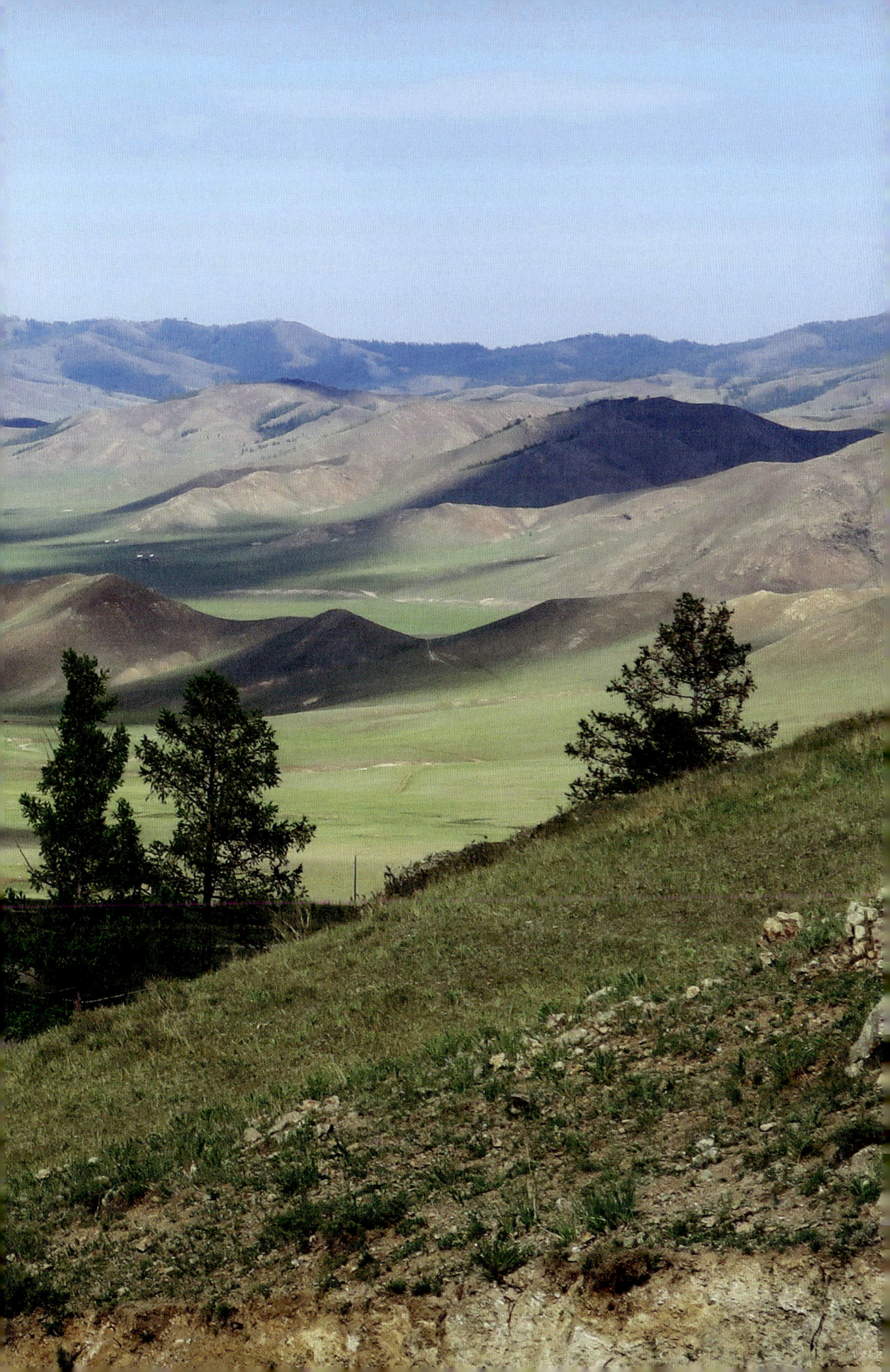

Auf der Suche nach dem *Ex Oriente Lux*

Peter »Pitt« Germann, der geniale Leiter der Dortmunder Heilpflanzenschule Phytaro, lud mich ein, mit einigen seiner Freunde eine »Safarireise« durch die Mongolei und in die Republik Burjatien im östlichen Sibirien zu machen. Das klang höchst interessant, da ich mich als Ethnologe viel mit den mongolischen Steppenvölkern, den am Baikalsee lebenden Burjaten und den ebenfalls dort lebenden Rentierhirten, den Ewenken (Tungusen), befasst hatte. Den Ewenken verdanken wir übrigens das Wort »Schamane« – šaman, »jemand, der bewegt und abgehoben ist«. Es bezeichnet jene Meister der Ekstase und der Trance, deren Aufgabe es ist, gute Beziehungen zu den Geistern und Göttern herzustellen. Nicht nur, was die Kultur der Nomaden und Taigabewohner betraf, auch ethnobotanisch würde die Reise hoch interessant sein.

Die neun Teilnehmer, die sich alle für traditionelle nicht-westliche und schamanische Methoden der Heilkunde interessierten, trafen sich am Frankfurter Flughafen für den Aeroflot-Flug über Moskau nach Ulan Bator. Da an dem vielbeschäftigten Flughafen lange keine Startbahn für unseren Flug frei wurde, schafften wir den Anschlussflug in die Mongolei nicht, die nächste Verbindung würde erst am nächsten Tag möglich sein. Also saßen wir im Schermetjewo International Airport fest. Glücklicherweise waren wir nicht gezwungen, mit unseren Köfferchen auf den Bänken in der Transitwartehalle zu sitzen. Die russische Fluggesellschaft zeigte sich äußerst großzügig, wir bekamen Zimmer zum Schlafen und einen Haufen Gutscheine für Speis und Trank, sodass wir, wie der liebe Gott in Frankreich, ungeniert die Speisekarte rauf und runter schlemmen konnten. Lauter Gerichte, die wir kaum kannten: salzig-saure *Rassolnik* (Fleischsuppe), *Borschtsch*, Wildpfanne, *Piroggen* (Teigtaschen), gefüllte *Bliny* (Pfannkuchen), *Bœuf-Stroganoff* und andere Leckerbissen. Jutta, eine Teilnehmerin, konnte zum Glück Russisch und übersetzte die Namen der mysteriösen Speisen. Mit *Kompott* (Obstgetränk), *Sbiten* (Gewürz-Honig-Tee), Waldbeerentee, Moosbeerensaft, Kwass und gutem Moskowskaja-Bier löschten wir unseren Durst; auch das berühmte »Wässerchen« (Wodka) probierten wir. Es war ein Fest. Die tolle Stimmung schmiedete die Gruppe fest zusammen. Wir dachten an Edward Snowden, den mutigen Whistleblower, der die geheimen Pläne eines globalen Überwachungsprogramms des US-Geheimdienstes enthüllte, nach Russland floh und vierzig Tage in derselben Transitzone ausharren musste, bis ihm schließlich Asyl gewährt wurde.

Am nächsten Tag waren wir wieder auf dem Weg. Wegen der Unterbrechung verpassten wir einen Termin mit einem bekannten Schamanen und den geplanten Ausflug in den Hustai-Nationalpark, wo es Przewalski-Pferde in freier Wildbahn gibt.

Beim Anflug auf Ulan Bator schwebten wir über eine hellbraune, hügelige, von zahlreichen Autopisten zerfurchte Landschaft. Pferdeherden waren zu sehen und an den Rändern der Metropole Jurten und kleine Häuschen mit bunten Dächern. 1,5 Millionen Menschen, die Hälfte der Bevölkerung der Mongolei, lebt in der aus allen Nähten platzenden Stadt.

Abfertigung, Passkontrolle und Gepäckaufnahme im Chinggis Khaan International Airport gingen schnell. Die mongolischen Gastgeberinnen, die uns begleiten und führen würden, und die Fahrer der Geländewagen wollten ohne Verzögerung aufbrechen. Aber eine Schwierigkeit gab es dann doch: Die Passkontrolle ließ Lutz nicht durch. Als Luxemburger brauche er ein Visum, sagte der Beamte. Sicherlich ein Versehen, denn die anderen Mitreisenden mit deutschen, schweizerischen und französischen Pässen und auch ich mit einem amerikanischen Pass bekamen ohne Umstände den Stempel zur visafreien Einreise. Vielleicht war dem Beamten das Land Luxemburg unbekannt? Das war sicherlich nur eine kleine Formalität. Ein Anruf beim Luxemburger Konsulat, dann würde alles okay sein. Wir warteten geduldig am Ausgang. Die Zeit zog sich in die Länge.

Vielleicht, meinte ich, sollten wir Ganesha, den Elefantengott, den mächtigen Sohn Shivas, den Herrn der Widerstände und der Überwindung von Widerständen, anrufen. Wenn Ganesha gnädig gestimmt wird – so heißt es in der südasiatischen Tradition –, dann macht er den Weg frei. Denn nichts kann den mächtigen Dickhäuter aufhalten, und wenn er dennoch in ein Fangnetz gerät, dann wird sein Reittier, eine kleine Ratte, das Netz mit ihren Nagezähnen durchnagen. Für den westlichen Rationalisten mag diese Vorstellung

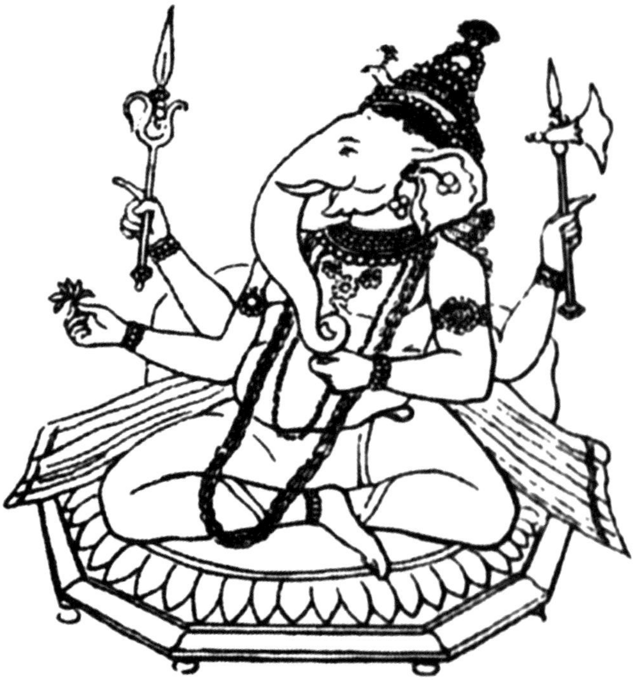

Ganesha, der Elefantengott, Herr der Überwindung von Widerständen.

völliger Unsinn sein, für mich jedoch ist es ein Bild, eine Imagination, die auf verborgene Wirklichkeiten weist, auf spirituelle Wesenheiten, mit denen man in Resonanz gehen kann und die tatsächlich den Menschen beistehen und helfen können. Ein christlicher Heiliger, etwa der Christophorus, hätte es auch getan. Aber ich kannte leider keine Christophorus-Lieder. Nun, dann würden wir eben ein Ganesha-Mantra singen!

Glücklicherweise hatte sich Nadine, eine junge Frau, orange gekleidet und mit langen Filzlocken auf dem Kopf, zu uns gesellt. Sie kam gerade von einem Schamanentreffen im Altaigebirge und würde uns auf unserer Reise durch die Mongolei begleiten. Als Schülerin des nepalesischen Schamanen Mohan Rai, einem glühenden Verehrer Shivas, würde sie sicherlich ein geeignetes Mantra kennen, das dem armen Lutz aus der Klemme helfen könne.

Sie sang *OM Gam Ganapataye Namo Namah* und allmählich stimmten wir mit in das Lied ein. Ja, und dann erschien Lutz in der Gepäckabgabe. Wir atmeten auf. Aber er war nur da, um seine Koffer zu identifizieren. Dann verschwand er wieder. Er wurde umstandslos in den nächsten Flug zurück nach Moskau gesteckt und abgeschoben. Weder Bitten, Betteln noch Bakschisch, auch nicht das Luxemburger Konsulat konnten da was machen. Der göttliche Elefant ließ sich diesmal nicht umstimmen.

Der Medizinmann und der Schamane

Eine der beiden Frauen, die uns als Reiseführerinnen begleiteten, wandte sich mir zu und sagte: »Ich bin Orgilmaa. Wir kennen uns ja. Wir sind uns schon mal begegnet. Kennst du mich noch?« Ich kratzte mich am Kopf. Woher sollte ich sie kennen?

»Erinnerst du dich nicht? Es war vor siebzehn Jahren, da war ich mit bei dem Schamanentreffen in Garmisch. Ich war die Übersetzerin und Assistentin des großen mongolischen Schamanen Zeren Baawae. Du und ich, wir haben damals das Gespräch zwischen dem Cheyenne-Medizinmann Elkshoulder und Zeren Baawae übersetzt.«

Da kam es mir wieder in den Sinn. Was für eine Überraschung! Da fliegt man um die halbe Welt und trifft jemanden, den man kennt! Es war damals, Ende Oktober im Jahr 2000, bei der internationalen Schamanenkonferenz *Wanderer zwischen den Welten* im Kurhaus von Garmisch-Partenkirchen, wo wir uns begegnet waren. An der Schwelle eines neuen Jahrtausends trafen sich damals um die zweitausendfünfhundert New-Age-Begeisterte. Sie versammelten sich, um mithilfe traditioneller Schamanen, Medizinmänner und Heiler aus verschiedenen Kulturen den Planeten auf eine höhere spirituelle Schwingungsebene zu bringen (Gottschalk-Batschkus 2000). Eine groß aufgezogene Monsterveranstaltung war das, mit gewichtigen Sponsoren.[2] Man hatte mehrere Ethnologen gebeten, »ihre« Schamanen zu diesem Event einzuladen. Auch ich wurde gefragt und lud daraufhin den Medizinmann George Elkshoulder, den Hüter der Überlieferungen der Cheyenne, ein, teilzunehmen. Der alte Medizinmann kam; ich glaube nicht, dass er wirklich die lange Flugreise machen wollte, aber bei den Cheyenne herrscht der Brauch, dass man die Bitte eines Freundes nicht abschlägt.

»Es ist lange her«, sagte Orgilmaa nachdenklich, »die beiden Alten (sie meinte Elkshoulder und Baawae) sind inzwischen auch schon gestorben.«

2 Unter den Sponsoren befanden sich ZIST (Zentrum für Individual- und Sozialtherapie), AGEM (Arbeitsgemeinschaft Ethnomedizin), die Reichert-Organisation und SAC (Society for the Anthropology of Consciousness, USA).

Orgilmaa sprach ein ausgezeichnetes Deutsch, da sie, wie viele andere Mongolen, in DDR-Zeiten in Leipzig studiert hatte. Die Volksrepublik Mongolei galt damals als sozialistischer Bruderstaat, mit dem reger Handel und kultureller Austausch betrieben wurde. Die DDR errichtete dort ein Fleischkombinat, eine Streichholz- und eine Teppichfabrik und beteiligte sich am Bergbau. Die Sozialistische Mongolische Volksrepublik und der ostdeutsche Arbeiter-und-Bauernstaat sind schon längst Geschichte, aber noch immer bestehen die Beziehungen. Beim ASEM (Asien-Europa-Gipfel) 2016 reiste sogar Bundeskanzlerin Merkel, an alten Handelsbeziehungen anknüpfend, nach Ulan Bator. Und es heißt, bis zu vierzigtausend Mongolen können sich noch immer auf Deutsch verständigen.

Das Schamanentreffen in den bayrischen Bergen stand ganz im Zeichen der zeitgenössischen *One-World*-Vision. In diesem neuen Jahrtausend, mit dem Aufbruch ins Wassermann-Zeitalter, sollten die Menschen endlich begreifen, dass wir alle Kinder Gaias sind. Universelle Liebe, Gewaltlosigkeit, die Erkenntnis der Einheit von Mensch und Natur, ja, nichts weniger als die Rettung der Erde, waren die hehren Ziele der Veranstaltung. Die Schamanen, mit ihrer Einsicht in die tieferen spirituellen Dimensionen des Seins – und nicht etwa die Vertreter der ausbeuterischen, dogmatischen Weltanschauungen und der etablierten Religionen, die es ja waren, die den Karren in den Dreck gefahren hatten – sollten uns den Weg dahin weisen. Die Konferenz sollte den Schamanen, die aus der ganzen Welt angereist waren, eine Plattform zum Dialog und zur Vernetzung bieten. Das war der Wunsch, dafür war das esoterisch bewegte Publikum auch bereit, einen eher saftigen Eintrittspreis zu zahlen.

Die Vernetzung und der Dialog funktionierten allerdings lediglich bei jenen der anwesenden »Neoschamanen«, denen die New-Age-Philosophie ihr Leibgericht war, die von einem Schamanentreffen zum anderen jetteten und das Bild des kleinen blauen, vom Weltall aus fotografierten Globus als Ikone verinnerlicht hatten. Diese Neoschamanen hatten Teil an dem zeitgemäß »korrekten« Weltbild, teilten dessen Vokabular und Symbolik. Sie konnten gut und schöngeistig miteinander Gedanken austauschen.

Bei Vertretern wirklicher traditioneller Stammesvölker, wie etwa Elkshoulder und Baawae, ging das nicht so einfach. Sie kamen sich eher wie Fremde in einer fremden Welt vor. Ein Stammesschamane aus dem mittelamerikanischen Urwald, der von seinem Ethnologen auf der Bühne wie ein exotisches Tier vorgeführt wurde, weinte, nachdem er genötigt wurde, einen »schamanischen« Tanz aufzuführen.

Die Vertreter der indigenen Völker zeigten einander höflichen Respekt, aber – das war mein Eindruck – die inneren spirituellen Welten waren absolut nicht die gleichen. Ebenso wie die verschiedenen Sprachen ihren jeweils eigenen Wortschatz, ihren spezifischen Satzbau (Syntax), ihre Phonetik (Lautlehre) und Grammatik aufweisen, so ist es auch mit den metaphysischen Strukturen: Sie weisen in jeder kulturellen Überlieferung ihre eigene »Grammatik« auf. Die Fülle der Symbole und Imaginationen sowie die spirituellen Techniken (Rituale, Askese, Fasten, Gebrauch von Entheogenen[3]), die das »Jenseitige« greifbar machen, haben sich über lange Zeiträume hinweg und unter bestimmten natürlichen Umweltbedingungen herausgeformt. Sie lassen sich nicht vereinheitlichen und über einen Kamm scheren. Einem südamerikanischen Schamanen werden zum Beispiel kein Eisbär und keine Robbe als Tierhelfer erscheinen; seine Seele wird nicht durch das Rauchloch eines Tipis zum Nordstern fliegen. Das soll aber nicht heißen, dass die Visionen und Abenteuer der Seele nichts weiter sind als subjektive Halluzinationen, Einbildungen oder Projektionen. Die Götter und Geistwesen, welche die Natur beseelen, kleiden sich in bildhafte Erscheinungen ein, die im jeweiligen kulturellen Kontext Sinn machen.

Für einen traditionellen Medizinmann wie Elkshoulder machte das New-Age-Weltbild wenig Sinn. Allein das Bild der Erde als kleiner blauer Globus, der in einem unendlichen schwarzen All einen Stern umkreist, war ihm fremd. Für ihn war die Welt dreiteilig: oben der Himmel, unten die Erde und wir, Menschen, Tiere, Pflanzen, in der Mitte. Er blieb bei den sichtbaren Phänomenen: Die Sonne wandert, wie eine Spinne auf unsichtbaren Fäden, über den Himmel und durchquert nachts die Unterwelt.

3 Entheogene (altgriechich *en*, »in«, *theos*, »Gott«, *genesthai*, »bewirken«) sind psychedelisch wirkende Pflanzensubstanzen oder Pilze, die eine religiöse Vision bewirken können.

Auch sonst befand sich der alte Indianer kaum im Einklang mit der neuen globalen Spiritualität. Fremd war ihm der *shamanism light*, der sich bei den indigenen Naturvölkern wie in einem Supermarkt bedient und die Elemente oberflächlich und nach Belieben neu zusammengesetzt hatte. Seine Sichtweise war irritierend politisch unkorrekt. Auch ich war schockiert, als er fragte: »Was hat der Schwarze hier zu suchen?«, nachdem er Peter Costello, einen Stammesältesten der australischen Aborigines, zum ersten Mal sah. Aber ehe man den alten Indianer moralisch an den Pranger stellt, sollte man den Kontext der Aussage verstehen. Seit Kolonialzeiten wurden in den Vereinigten Staaten die Menschen nach ihren genetischen Merkmalen eingeordnet und bewertet (Isenberg 2017:178f). Ganz oben in der Wertskala befinden sich die WASPs[4] und unten, am »Bodensatz«, konkurrieren Schwarze, Mexikaner und Indianer um die letzten Plätze. Als die Afroamerikaner im Zuge der staatlich geförderten Bürgerrechtsbewegung in den Genuss bevorzugter Behandlung *(affirmative action)* kamen, fühlten sich viele Indianer düpiert. Aber vielleicht war es nicht einmal das, was ihn dazu bewegte, das sprachliche Tabu zu verletzen, vielleicht war es einfach nur Ausdruck der Überraschung, denn im Land der Cowboys im Schatten der Rocky Mountains sah man praktisch nie Schwarze.

Dann fragte er mich: »Where are the Germans?« (Wo sind die Deutschen?)

Ich verstand die Frage nicht. Was sollte das bedeuten?

»Ja, hier. Das sind die Leute hier«, versicherte ich ihm.

»Das sind keine richtigen Germans«, antwortete er, »ich meine die, die so tapfer im Krieg gekämpft haben.« Dann erfuhr ich, dass er im Zweiten Weltkrieg als amerikanischer GI an der Front gewesen war. Damals stand ihm ein ganz anderer Menschentypus gegenüber. Die sanften, empfindsamen New-Ager, die sich auch ihrer Tränen nicht schämen und ihre Gefühle offen zeigen, sind da was ganz anderes. Der alte Indianer kam aus einer Kultur, in der kriegerische Tugenden gefragt sind, einer Kultur, die härteste Askese übt, um die Aufmerksamkeit der Götter zu erlangen, einer Kultur, wo durch Fasten in der einsamen Wildnis Visionen gesucht werden, einer Kultur, in der sich die

4 Als WASPs werden weiße angelsächsische Protestanten bezeichnet.

Männer beim Sonnentanz Pflöcke durch Brust und Schulter bohren, die mit langen Lederriemen am heiligen Sonnenpfahl befestigt werden; sie umtanzen den Pfeiler, bis sie in Trance fallen und die Pflöcke aus ihrem Fleisch losreißen, wobei sich ihre Seele vom Leib löst und wie ein Adler in den Himmel fliegt – eine archaische schamanische Technik übrigens, die den außerleiblichen Astralflug bewirkt. Es war diese Mentalität der harten Selbstbeherrschung, die es den Cheyenne ermöglicht hatte, länger gegen die europäische Invasion zu kämpfen als jeder andere Stamm in Nordamerika mit Ausnahme der Apachen. Der Völkerkundler Karl Schlesier, der diese Indianer gut kennt, schreibt: »Durch die übernatürlichen Mächte zum Hüter eingesetzt über Pflanze, Tier und Wasserlauf, zum Verteidiger der alten Ordnung berufen, (...) kämpften die Cheyenne mit Stoßlanze und gefiedertem Pfeil gegen moderne Armeen nicht nur um die eigene Selbstbehauptung, sondern für die ganze Welt des Graslandes. (...) Die Cheyenne im Bildersaal amerikanischer Erinnerungen: Das sind rasende, präzise zuschlagende Reiter, die sich spukhaft vom Gegner lösen und wie Rauch verschwinden. Das sind verwegene Krieger, Adlerfedern und Bärenkrallen, Schilde aus Büffelleder und mit Zeichen bemalte Pferde. Das sind Frauen, die furchtlos die Kugeln auf sich ziehen, um andere zu schützen. Das sind Häuptlinge und Bewahrer heiliger Bündel von uralter, gelassener Nobilität. Das ist ein klagendes Lied über einer Ebene, die mit dem Himmel verwächst, und ein einzelner Mann, der, von Feinden umringt, klaglos einen harten Tod auf sich nimmt« (SCHLESIER 1985:9).

Es war dieser Geist – ein Geist, der übrigens auch den mongolischen Nomaden nicht fremd ist –, der in dem alten Medizinmann wie ein heiliges Feuer glühte. Kein Wunder, dass er sich unter den lieben Leuten, die ihm wie Weicheier und Alles-ist-Licht-und-Liebe-Mimosen vorkamen, nicht wohlfühlte.

Ein anderes Mal fragte er mich: »Wo sind denn die Medizinmänner und Medizinfrauen, von denen du sagtest, sie wollten sich hier zum *Powwow* treffen, um starke Medizin[5] zu machen? Was ich hier sehe, sind hauptsächlich Unter-

5 Unter »Medizin« verstehen die Indianer nicht etwa pharmakologische Präparate, sondern wirksame spirituelle Kraft (Power).

halter *(showmen)*, wortgewandte Prediger und einige, die irgendwelche Rituale machen. Und der da (er zeigte auf einen populären Schamanen, einem Superstar des Seminarbetriebs), der hat zwar Federn am Hut, aber fliegen kann er nicht! Das ist ein Lügner!«

»Warum«, fuhr er fort, »hast du mich überhaupt hierhergebeten?«

»Zum einen«, antwortete ich, »weil wir keinen Zugang mehr zu den Geistwesen und zu unseren Ahnen haben. Wir haben keine heiligen Lieder mehr, keine Rituale. Wir haben alles verloren. Ich dachte, vielleicht könntest du uns helfen.«

Er sagte nichts. Geschwätz und theoretische Diskussionen sind nichts, womit die Indianer ihre Zeit verschwenden.

Da ich merkte, dass ihm der esoterische Rummel unangenehm war, entschloss ich mich, ihm mal die schöne Tiroler Berglandschaft zu zeigen. Mit dem Auto fuhren wir die Serpentinstraße hinter der majestätischen Zugspitze hinauf, kurvten entlang wilder Felsenschluchten und durch Fichten- und Tannenwälder bis hin zum Fernpass. Elkshoulder sprach während der Fahrt kein Wort. Mit wachen Sinnen nahm er die Natur in sich auf: Die schäumenden Wasserfälle, die moosbewachsenen Felsformationen, die alten knorrigen Tannen, die Birken, Eschen und Espen, und – wenn es welche gab – die Tiere. Kein Adler am Himmel, kein Hirsch im Tann, kein Murmeltier entging seinem scharfen Blick. Als wir am Abend, nach vier oder fünf Stunden Herumgekurve, wieder im Konferenzsaal waren, sagte er: »Nichts habt ihr verloren! Wenn ihr eure Lieder und eure heiligen Rituale wiederfinden wollt, dann geht zu den Bäumen, geht zu den Tieren, den Bergspitzen, den Flüssen. Sie sind alle da. Fragt sie. Sie wissen es. Sie werden euch wiedergeben, was ihr verloren habt!«

Wieder einmal wurde mir klar, dass für die Indianer, wie auch für andere indigene Völker wie die Mongolen, die Natur die Quelle aller Spiritualität ist. Nicht irgendwelche Schriften, Bücher und mönchische Gedankenkonstruktionen, sondern die Berge, Schluchten, der Himmel, das Gewitter, die Bäume und Kräuter, die Gewässer, die Vögel und Fische sind die Sprache des Göttlichen. Man muss ihnen nur lauschen, muss das Geplapper der Gedanken abschalten, muss leer werden, um ihre Weisungen aufzunehmen, um wieder heil zu werden.

Die Tage gingen vorüber, Workshops und Seminare wurden gehalten. Die Schamanen und Medizinleute aus den indigenen Kulturen verhielten sich einander gegenüber respektvoll, aber sie tauschten sich nicht wirklich aus. Die Veranstalter waren leicht irritiert. Das ging doch nicht, dass die Schamanen und Medizinleute im Speisesaal oder im Referentenzimmer einfach herumsaßen und kaum miteinander redeten! Sie, denen es gegeben ist, in andere Wirklichkeiten zu blicken, sollten sich doch rege austauschen, ihre Visionen teilen, sich vernetzen.

Zwei engagierte Frauen, Christine Gottschalk-Batschkus von der Ethnomedizinzischen Gesellschaft und die Völkerkundlerin Amélie Schenk, schafften es, dass sich der mongolische Schamane Zeren Baawae mit dem Medizinmann der Cheyenne an einen Tisch setzte. Orgilmaa und ich wurden beauftragt, das ungeduldig erwartete Gespräch zu übersetzen – Orgilmaa vom Mongolischen und ich vom Englischen ins Deutsche.

Die beiden großen Meister der spirituellen Künste schauten einander erst einmal schweigend an. Offensichtlich erkannten sie die persönliche psychische Kraft, die *medicine power*, oder wie die Mongolen sagen, das »Windpferd« *(Chiimori)*, das der jeweils andere in sich trug.

»Was kannst du heilen?«, fragte Baawae.

»Alles«, antwortete Elkshoulder.

»Ich kann auch alles heilen«, sagte Baawae.

Nach einer kurzen Pause sprach der mongolische Schamane weiter: »Ich kann alles heilen, nur bei Kehlkopfkrebs habe ich Schwierigkeiten. Kannst du das heilen?«

Ich fand es merkwürdig, dass der Schamane mit dem Heilen von Kehlkopferkrankungen Probleme hatte. Aber dann kam mir die kulturelle Bedeutung dieses Organs in Zentralasien in den Sinn. Die Kehlkopfregion ist ein Fokus für Angstgefühle. Im buddhistischen Lamaismus, dem die Mehrzahl der Mongolen inzwischen angehören, gibt es die Vorstellung einer Hölle, in der die Totengeister von Heißhunger geplagt werden; ihre Bäuche sind zwar riesig groß, aber ihre Hälse (Kehlkopfregion) sind ganz dünn und eng, sodass sie nichts schlucken können; es ist ihnen unmöglich, sich satt zu essen.

Weiterhin spielt auch der Kehlkopfgesang *(Khöömei)* eine zentrale Rolle in dieser Kultur. Der Gesang dient nicht nur zur Unterhaltung, sondern als Kommunikation mit und als Wiedergabe der Töne und Klänge der Natur – das Pfeifen des Windes durch die Bäume oder über die Steppe, Tierstimmen, Wolfsgeheul, Vogelgesang und Geisterstimmen sind da zu hören. Die dabei erzeugten Obertöne verbinden mit der Geisterwelt, die dunkleren Basistöne gehören zur irdischen Welt. Das Singen hat eine schamanische Dimension. Es ist tatsächlich so, dass der Sänger beim Obertonsingen leicht entrückt ist und während des Singens keine alltäglichen Gedanken denken kann. Tiere reagieren auf Kehlgesang; auf menschliche Zuhörer wirkt er heilend; er kann auch die Selbstheilkräfte anregen.

»Ja, Kehlkopfkrebs kann ich auch heilen«, sagte Elkshoulder.

»Wie machst du das?«

»Mit einer Pflanze!«

»Wie sieht diese Pflanze aus?«, wollte Baawae wissen.

Ich war selber gespannt, welche Heilpflanze das wohl sein könnte. Cathy Welschbillig, eine Ethnopharmakologin aus Luxemburg, die sich zu der Runde gesellt hatte, spitzte ebenfalls die Ohren und rückte näher, um die Antwort genau zu hören. Die junge Frau hatte bei den Northern Cheyenne in Montana Feldforschung betrieben und eine Doktorarbeit über deren Heilpflanzen geschrieben (Welschbillig 1997). Einige der Medizinleute des Stammes, auch mein Freund Tallbull, waren ihre Gewährsleute.

»Sie hat grüne Blätter, einen Stängel und gelbe Blüten.« Das war's, mehr sagte er nicht. Cathy und ich sahen einander an und zuckten mit den Schultern. Auch Zeren Baawae sagte nichts weiter. Hatte Elkshoulder vielleicht, wie ich es oft bei den indianischen Medizinleuten erlebt habe, seinem Gegenüber ein mentales Bild telepathisch vermittelt? Könnte sein, aber ich glaube, das war es nicht. Wie oft bei indigenen Heilern und Schamanen ist das Wissen um Heilpflanzen persönlicher Besitz. Es wurde ihnen von den Geistern in der Vision geschenkt und gehörte nur ihnen. Immer wieder hatte ich das bei den Cheyenne erlebt: Materielle Gegenstände wurden umstandslos geteilt – mit dem geparkten Pick-up-Truck konnte man einfach wegfahren, das Winchester-Gewehr vom Gestell an der Wand nehmen, wenn man diese Dinge dringend brauchte; man konnte sich ungeniert aus dem Kochtopf oder Kühlschrank bedienen –, aber Visionen und Rituale, die einem die Geister geschenkt hatten, die waren Privatbesitz. Später erwähnte Elkshoulder, dass seine Mutter ihm das Wissen über diese gelb blühende Heilpflanze geschenkt hätte. Welche es ist, blieb sein Geheimnis.

Nach dem Gespräch kam es zu einer Pressemitteilung. Darin hieß es, die internationalen Schamanen tauschen sich aus, was schwere Krankheiten, zum Beispiel Krebs betrifft, und erwägen mögliche Behandlungsmethoden. Einige der großen Tageszeitungen und Magazine nahmen das auf. Ein Reporter der BILD-Zeitung erschien und wollte ein Foto von dem indianischen Medizinmann knipsen. Elkshoulder verweigerte sich. Er hatte als Bedingung seiner Teilnahme an der Konferenz festgelegt, dass er weder gefilmt noch fotografiert wird. Er war überzeugt, dass es ihm die Lebenskraft absauge, wenn das geschehe. Es schien, als verstehe der Reporter die Welt nicht mehr: »Aber wir sind BILD!«, meinte er, »Da will doch jeder rein!«

Opferlamm und Hundebiss

Ein oder zwei Tage darauf sollte Zeren Baawae seine schamanische Kunst zur Schau stellen. Unter dem freien Himmel, im Stadtpark von Garmisch, sollte er die Geister der Berge herabrufen und verehren. Ein solches Ritual bedarf immer eines Blutopfers, am besten ein Schaf. Aber wie sollte das gehen? Im öffentlichen Park eines bayrischen Kurorts und zudem in einer Hochburg der CSU?

Amélie Schenk, die zuständige Ethnologin, hatte die rettende Idee. Ein Osterlamm aus der Backform, das wäre es! Ein passendes Ersatzopfer! Das sei nichts Außergewöhnliches, es sei, wie man in der Religionsethnologie sagt, eine »Substitution«. Die Götter würden es annehmen. Schließlich ist das Schaf auch das bevorzugte Opfertier der abrahamitischen Religionen; während die Muslime noch immer ein lebendiges Schaf beim Bayram-Fest opfern, backen die Katholiken einen Osterkuchen in Lammform.

Eine relativ kleine Gruppe neugieriger Zuschauer hatte sich auf dem Rasen eingefunden. Der berühmte Schamane hatte seinen Schamanenmantel angelegt, in dem seine Schutzgeister wohnten; in den Händen hielt er seine große runde Rahmentrommel und den dazugehörigen Schlägel. Neben ihm zur linken Seite stand seine Assistentin, Orgilmaa. Vor ihnen, auf dem Erdboden, befand sich der in Schafform gebackene, luftige, gelbe Kuchen.

Langsam, rhythmisch seinen Körper bewegend, fing der Schamane an zu trommeln und seine Zauberlieder zu singen. Die Zuschauer standen im Halbkreis um den Geisterbeschwörer herum. Neben mir war Hky Eichhorn, der Windhornbauer, der selbst so etwas wie ein indigener Schamane ist und es vermag, mit seinem »Windhorn« (Didgeridoo) die Naturgeister zu rufen und zu bewegen. Rechts neben mir stand der Rahmentrommelbauer Rolf Baumann aus der Schweiz. Da ihn das Schamanentum besonders interessierte, hatte er sich mit seinem alten Campingbus extra auf den Weg nach Garmisch gemacht. Wie immer hatte er seinen treuen Schäferhundmischling mit dabei. Der Hund, der eine freundliche Natur hatte, brauchte keine Leine, er folgte Rolf brav bei Fuß.

Während Baawae mit seinem Schamanisieren allmählich in Fahrt geriet, fiel mein Blick auf den Hund. Als Hundeliebhaber hat mich schon immer das Verhalten dieser Tiere interessiert. Ich merkte, wie er den Kuchen witterte und neugierig wurde. Er blickte zu seinem Herrn auf, als wolle er um Erlaubnis bitten, das Gebäck näher zu erkunden; dieser aber war ganz von dem Spektakel absorbiert. Langsam und ganz vorsichtig wagte sich der Hund in die Runde, um an dem Kuchen zu schnuppern. Orgilmaa bemerkte ihn, bückte sich freundlich zu ihm herunter und der Hund schaute zu ihr hinauf. In dem selben Augenblick wirbelte der Schamane herum und traf Orgilmaa mit seiner großen Rahmentrommel im Gesicht, sodass das Blut spritzte und sie zu Boden stürzte.

Eine Schockwelle ging durch die Zuschauer. Die Ethnologin war sich sofort sicher, der Hund hätte zugebissen. Sie verkündete das und alle schienen ihr zu glauben. Ich hatte aber genau gesehen, dass das nicht so war.

Sanitäter kamen herbeigeeilt. Auch zwei uniformierte Polizisten erschienen und schnauzten den armen Rolf im Kommandoton an: »Warum war der Hund nicht angeleint? Es besteht Leinenpflicht!«

»Und überhaupt, ist der Hund geimpft?«, fragten sie noch, als sie ihn, samt Hund, wie ein Verbrecherduo abführten. Kein guter Tag für die bundesdeutsch-schweizerischen Beziehungen!

Orgilmaa, deren Lippe geplatzt war und die einen lockeren Zahn hatte, wurde in der Notfallklinik ärztlich versorgt. Die Verletzung wurde vom Arzt genäht – also wie eine Platzwunde behandelt und nicht wie ein Hundebiss. Hundebisse werden wegen der Gefahr von Wundinfektion und Blutvergiftung grundsätzlich nicht genäht. Das ist, weil die Zähne im Hundemaul mit allen möglichen gefährlichen Staphylokokken, Streptokokken, Pasteurellen und anderen Keimen besetzt sein können. Aus ärztlicher Sicht handelte es sich also um eine Platzwunde und keine Bisswunde. Trotzdem verlangte man von Rolf, dass er Behandlung und Schadensersatz zahlt. Die wilden Berggeister verlangten ein echtes Blutopfer. Sie hatten sich – so schien es mir – mit dem christlichen Osterlammkuchen nicht zufriedengegeben. Eigentlich, könnte man sagen, war die Beschwörung der wilden Berggeister erfolgreich gewesen.

Das Ereignis hatte sich auf der Konferenz schnell herumgesprochen. Ein nepalesischer Schamane verkündete großspurig: »Was da geschah, ist nicht nur eine Beleidigung des großen mongolischen Schamanen, es ist eine Beleidigung des Schamanismus überhaupt. Der Hund muss getötet werden, um das wiedergutzumachen!«

Einer der anwesenden Ethnologen, ein international bekannter Experte, dessen Namen ich hier nicht nennen will und der wahrscheinlich gerade eine lange Linie Kokain geschnupft hatte, stieg darauf ein. Mit gezücktem Kurzschwert lief er durch die Hallen des Kurhauses, um das Todesurteil an dem Hund zu vollstrecken. Er sah auch mich und zischte, ehe er weiterraste: »Ich weiß, du weißt, wo er sich versteckt, aber du sagst es nicht!«

Er hatte recht, ich wusste, wo sich Rolf und sein treuer Gefährte aufhielten, ich hatte sie gerade in ihrem Camper auf dem Parkplatz besucht. Rolf hatte mir erzählt, dass er zwar gesehen hätte, wie sein Hund auf den Kuchen zuging, aber er hätte sich aus Respekt vor dem Schamanen gescheut, ihn zurückzurufen. Er wollte das Ritual nicht stören.

Auf dieser Reise in der Mongolei erzählte ich Orgilmaa die Geschichte, wie ich sie erlebt hatte. Sie war aber nach wie vor davon überzeugt, der Hund hätte sie gebissen.

»Das Letzte, was ich sah, ehe ich das Bewusstsein verlor, waren die gefletschten Zähne des Hundes!«

Das mag wohl sein, dachte ich. In dem Moment, als die Trommel auf sie krachte, bekam der an sich friedliche Hund einen plötzlichen Schreck, zog die Lefzen hoch und zeigte die Zähne.

Jeder der Anwesenden schien etwas anderes gesehen zu haben. Es erinnerte mich an den japanischen Filmklassiker *Rashōmon* (»Lustwäldchen«) von Akira Kurosawa: Im finsteren Wald wird ein Samurai ermordet und seine Frau vergewaltigt. Jeder Zeuge – ein Mönch, ein Holzfäller, die Frau selbst sowie der tote Samurai, der seine Version durch einen Geisterbeschwörer vermittelt – berichtet eine andere, dennoch glaubwürdige Version des grausamen Zwischenfalls. Was war wirklich geschehen? Man kann es nicht sagen. Jedes Zeugnis ist stichhaltig. Das Problem der selektiven Wahrnehmung oder der kognitiven Verzerrung wird damit angesprochen und ist in den philosophischen Diskurs als Rashomon-Effekt eingegangen. Selbstverständlich spielt dieser Effekt auch in der ethnologischen Feldforschung eine Rolle – und auch in diesem Bericht von einer magischen Reise. Obwohl wir zusammen gereist sind, hat jeder Teilnehmer eine andere Reise unternommen.

Indianerfilme und Pferdeherden

Nach kurzem Frühstück in einer Wohnung irgendwo in der nicht besonders einladenden Innenstadt von Ulan Bator machten wir uns mit drei robusten

Allradfahrzeugen auf den Weg ins offene Gelände. Die Glasfassaden der neuen, von internationalen Konzernen hochgezogenen Hochhäuser, die grauen Plattenbauten aus sozialistischen Zeiten und schließlich die Bretterhütten und Jurten der ärmeren Stadtbewohner hinter uns lassend, fuhren wir über zerfurchte, staubige Pisten durch eine fast menschenleere, grenzenlose, von vielen verschiedenen Beifuß- und Gänsefußarten bewachsene Steppenlandschaft. Diese hügelige Steppe, überdeckt von einem unendlich weiten, tiefblauen Himmel, die Täler, in denen gelegentlich Schwarzpappeln wuchsen, und die sanften Berge, die an der feuchteren Nordseite mit Kiefern, Lärchen, Espen und Birken bewachsen waren, erinnerten stark an Wyoming und Montana. Auch im amerikanischen Westen erstreckt sich ein tiefblauer Himmel, der *Big Sky*, von Horizont zu Horizont. Nur hier, in der mongolischen Steppe, gab es keine Ranches, keine Getreidesilos, keine Zäune, keine asphaltierten Straßen. Auf den schier grenzenlosen, weiten Grasflächen weideten freilaufende Herden von Schafen, Ziegen, Yaks, Rindern und vor allem Pferde. Junge Reiter, die eins mit ihren wendigen Pferden zu sein schienen, hüteten zusammen mit großen Hunden die Tiere. Hier und da, völlig eingepasst in die Landschaft, sah man die Jurten (mongolisch *Ger*) der Nomaden.

Auch die Ziesel, die mit den Präriehunden verwandten Erdhörnchen, gaben den Eindruck, als wäre man in einem Spiegelbild der nordamerikanischen Prärie gelandet. Genau wie ihre Verwandten standen diese Nager, Männchen machend, auf ihren Bauten und hielten Ausschau nach Raubvögeln und Füchsen.

Ich malte mir aus, was für fantastische Western man hier drehen könnte. Nicht nur wegen der Ähnlichkeit der Waldsteppe mit der Landschaft im nördlichen Montana, sondern auch wegen der Ähnlichkeit des hiesigen Menschentypus: Die glatten schwarzen Haare, die hohen Wangenknochen, der gelbbräunliche Teint der Haut und auch die Lidfalte der Augen glich oft denen der amerikanischen Ureinwohner. Und dann, wie sie reiten konnten! Dieses Steppenvolk war genauso zu Hause auf dem Rücken eines Pferdes wie die Prärieindianer.

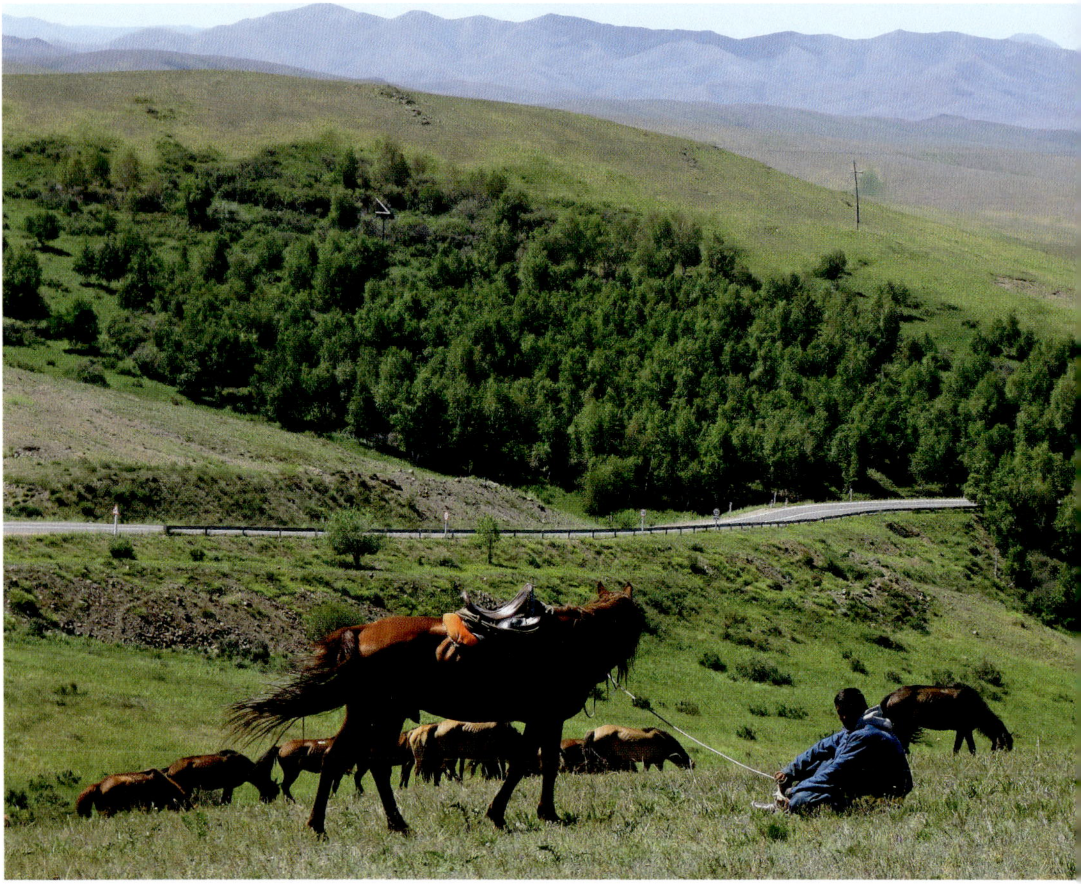

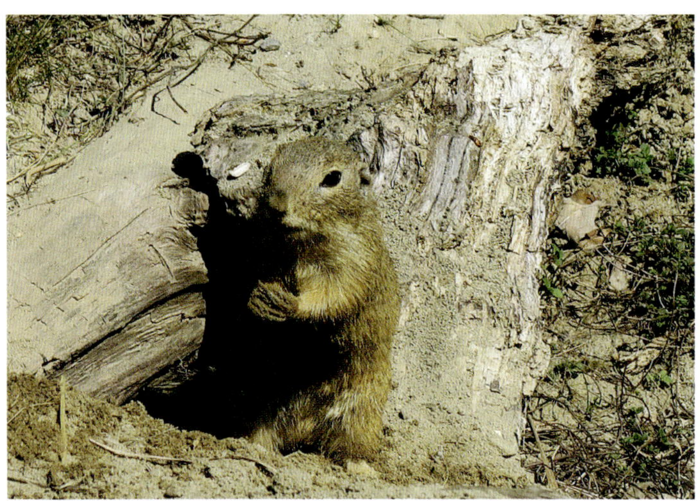

Pferde sind allgegenwärtig in der Nordmongolei. Hier ein Hirte mit seinen freilaufenden Pferden. Unten ein Ziesel, ein mit den Präriehunden verwandtes Erdhörnchen.

Erst als ich wieder zu Hause war, erfuhr ich, dass tatsächlich sogenannte Indianerfilme in der Mongolei gedreht wurden, und zwar als Koproduktionen der DDR und der Mongolischen Volksrepublik. Es sind Filme, in denen die Indianer die Guten sind und die US-Kavallerie die Bösen. Heldenhaft wehren die Ureinwohner sich gegen Kolonialismus und Unterjochung. Der DEFA-Film *Der Scout* (1983) zum Beispiel erzählt vom Zurückholen einer vierhundertköpfigen Pferdeherde, welche die US-Kavallerie den Nez-Percé-Indianern gestohlen hatte. Der mutige Häuptling Weiße Feder, gespielt von Gojko Mitić – die »Chef-Rothaut der DEFA« –, befreit die Pferde. Gojko, der auch Winnetou-Darsteller bei den Karl-May-Festspielen und Idol der DDR-Jugend war, brauchte viel Schminke und eine schwarze Perücke, um als Indianer glaubhaft zu sein. Die mongolische Schauspielerin Nasagdordschiin Battseseg, die in dem Film als Indianer-Squaw auftrat, dagegen nicht, und auch nicht die mongolischen Reiter, die mit ihren langen schwarzen Haaren aussehen wie echte Indianer.

Kaum jemand liebt Pferde so sehr wie die Mongolen. Auf dem Rücken der kleinen, zähen, wendigen Rosse eroberten die mongolischen Reiter unter der Führung Dschingis Khans im 13. Jahrhundert ein Riesenreich, das sich von China über Afghanistan und Persien bis nach Russland und Osteuropa erstreckte. Ein Bericht erzählt, dass die Krieger Dschingis Khans auf ihren Feldzügen neben ihrem Reitpferd jeweils noch drei oder vier Pferde zum Wechseln oder auch als lebenden Proviant mitnahmen. Die mongolischen Krieger vermochten es, im Sattel zu schlafen. Bis zu hundertzwanzig Kilometer konnten sie am Tag auf dem Pferderücken zurücklegen.

Dschingis Khan ließ es nicht ungestraft, dass der Herrscher des großen Choresmien-Reichs[6] Ala ad-Din Mohammed II. – der »Schatten Allahs«, der »zweite Alexander« – mongolische Gesandte und Botschafter heimtückisch ermorden ließ. Nichts hasste der Khan mehr als Wortbruch. Der Mensch galt ihm so gut wie sein Wort, und diesen Frevel würde er rächen. Im Herbst 1218

6 Das Reich des Shah erstreckte sich zwischen Afghanistan, dem Irak, dem Persischen Golf bis über das Kaspische Meer. Die Gebirgsketten des Tien-Schan und Pamir bildeten damals einen kaum zu überwindenden Schutzwall gegenüber der ostasiatischen Steppe.

Für die Gäste werden Airag, vergorene Stutenmilch, und getrocknete Quarkplätzchen bereitgestellt.

zogen seine Reiter durch staubtrockene Wüsten und, mitten im eiskalten Winter, über praktisch unübersteigbare Gebirge. Mannshoher Schnee und eine Kälte, in der die Adern der Pferde zu platzen und die Hufe abzufrieren drohten, hielten sie nicht auf. Sie kämpften sich zwischen den hohen Bergen durch ungeheure Schneestürme und über vereiste Pässe hindurch. Alle überflüssigen Lasten warfen sie ab. Die Beine ihrer Pferde umwickelten sie mit Yakhäuten, sich selbst mummten die Krieger in Doppelpelze ein. Um sich zu erwärmen, öffneten sie den Pferden die Adern, tranken das heiße Blut und schlossen sie wieder.

Erschöpft und ausgehungert, aber für seine Feinde völlig unerwartet, stieß das Reiterheer in die blühenden Täler des Großreichs hinab. Mohammed II., der über ein zahlenmäßig weit überlegenes Heer verfügte, schickte Spione, um erst einmal den Feind auszukundschaften. Der Bericht gab nichts Erfreuliches her: »Die barbarischen Reiter sind tapfer wie Löwen, keine Mühseligkeit und keine Beschwerden des Krieges können ihnen etwas antun. Sie kennen weder Ruhe noch Rast, wissen nichts von Flucht oder Rückzug. Wenn sie aufbrechen, führen sie alles, was sie brauchen, mit sich. Sie sind mit getrocknetem Fleisch und gesäuerter Milch zufrieden, sie halten sich nicht an das (für Muslime) Erlaubte *(halāl)* oder Verbotene *(harām)*, sondern essen das Fleisch aller Tiere, selbst das der Hunde und Schweine. Sie öffnen ihren Pferden die Ader und trinken das Blut. Ihre Pferde brauchen weder Stroh noch Weizen; sie scharren mit ihren Hufen den Schnee auseinander und fressen das Gras darunter oder kratzen die Erde auf und sind zufrieden mit Wurzeln und Kräutern (...) Kein Gebirge und kein Fluss kann sie aufhalten. Sie übersteigen jede Schlucht und schwimmen neben ihren Pferden über die Flüsse, indem sie sich an ihren Mähnen und Schwänzen festhalten« (Tomascy 1997:160). Ohne ihre kleinen robusten, strapazierfähigen Pferde hätten die mongolischen Steppenreiter ihr Riesenreich nicht erobern können.

Noch heute kommen – statistisch gesehen – auf jeden einzelnen Mongolen drei Pferde. Die Mongolen reiten von Kindesbeinen an. Schon Dreijährige werden auf den Pferderücken gesetzt; und Fünfjährige können schon wie der Teufel reiten – bis zu zwanzig Kilometer im Vollgalopp.

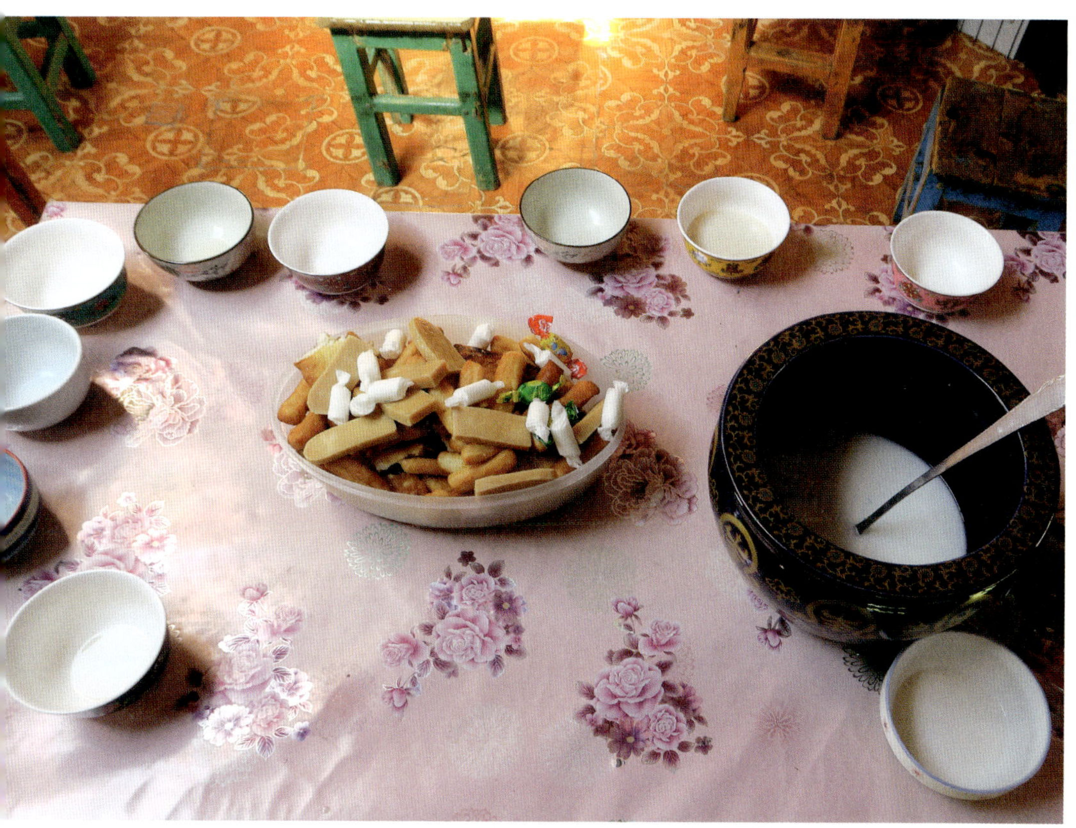

Vor allem aber werden die Pferde wegen der Stutenmilch gehalten. Die leicht säuerliche, erfrischende, leicht vergorene Stutenmilch (*Airag*; *Kumys* bei den Turkvölkern) hat einen hohen Nährwert, ist voller lebensnotwendiger Vitalstoffe (Vitamin A, B, C), Aminosäuren, Fette und leichtverdaulichem Zucker. Sie ersetzt den Steppenvölkern Obst und Gemüse, das sich in dem extremen Klima schlecht anbauen lässt. *Airag* gilt praktisch als Allheilmittel. Die Steppenkrieger trugen die Milch einst in am Sattel befestigten Lederbeuteln mit sich, dabei wurde sie genügend durchgeschüttelt, was den Gärprozess förderte. Ansonsten walken die Frauen mit Stößeln die Stutenmilch.

Die vergorene Stutenmilch – der Alkoholgehalt liegt zwischen ein und drei Prozent – ist auch aus einem anderen Grund wichtig. Sie wird zu einem Milchschnaps gebrannt, dem *Archi*. Und dieser klare Schnaps – er kann auch aus Yakmilch gebrannt werden – wird verwendet, um die Geister und Götter gut zu stimmen. Die Pferde sind also nicht nur wirtschaftlich von Bedeutung, sie sind auch heilig, sie verbinden mit den Göttern. Oft wurde bei der Bestattung eines mongolischen Schamanen ein Ross mit geopfert, damit er auf diesem in den Himmel reiten konnte. Manchmal sieht man die Köpfe und Schädel geopferter Pferde bei den *Owoos*, den mongolischen Kultstätten auf kraftvollen

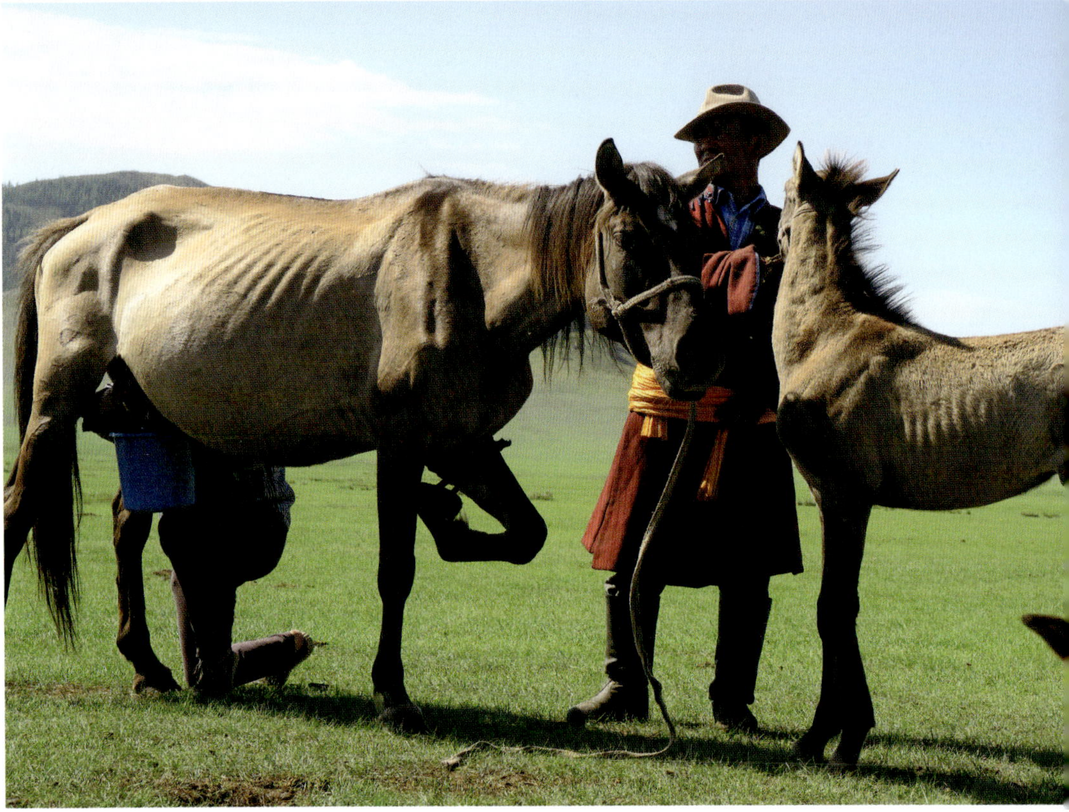

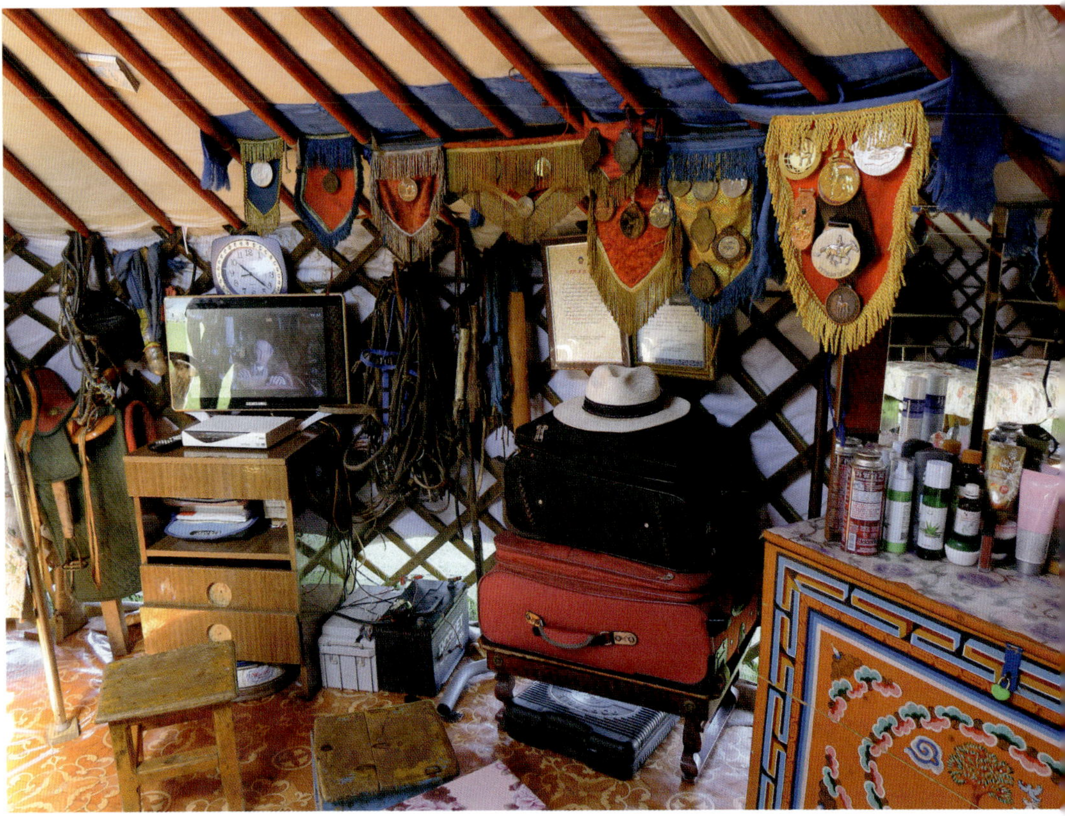

Oben: Beim Stutenmelken.
Unten: Siegermedaillen in der Jurte des Hengstzüchters.

Plätzen. Solches Brauchtum war auch den heidnischen Europäern nicht ganz fremd. Auch die Kelten, Slawen, Römer und andere indoeuropäische Völker, wie die Iraner und Indoarier, kannten das Rossopfer für die Götter, dessen Fleisch dann rituell verspeist wurde – ein Brauch, der die christlichen Missionare sehr störte, was im Jahr 732 zum päpstlichen Verbot von Pferdefleisch führte. Die Germanen hingen die Köpfe geopferter Rosse über das »Windauge«, die Rauchöffnung am Giebel, durch das die Geistwesen ein- und ausgingen, um Unheil abzuwehren. Das Raiffeisen-Logo mit den gekreuzten Pferdeköpfen erinnert daran. Mit den Schädeln der geopferten Pferde konnten die Schamanen und Schamaninnen sprechen. Das Motiv erscheint zum Beispiel in dem alten Volksmärchen von der Gänsemagd, wo die zur Magd erniedrigte Königstochter mit dem über einen finsteren Torbogen aufgehängten Kopf ihres Pferdes Fallada spricht und es ihr antwortet (Storl 2014b:221ff).

Einige Tage später, irgendwo in der Grassteppe in der Nähe eines alten buddhistischen Klosters, waren wir zu Gast bei einer Nomadenfamilie, die uns stolz ihre Herde von mehreren hundert Pferden zeigte, die hauptsächlich wegen ihrer Milch gehalten wurden. Alle zwei Stunden mussten die Frauen die Stuten melken. Man konnte sehen, dass das gar nicht so leicht ist; Kühe melken ist einfacher. Die große Pferdeherde lief frei herum. Allein die kleinen bockigen Fohlen waren an einem langen Seil festgebunden. Um die Stuten zu melken, wurden die Kleinen dann ihren jeweiligen Müttern vor der Nase gehalten. Wenn die Stute ihr Junges roch, schoss die Milch ins Euter. Die Frauen melkten, indem sie mit dem linken Bein auf dem Boden knieten; auf dem Schenkel des rechten Beins ruhte der mit einer Schnur am Arm befestigte Eimer; einen Arm legte die Melkerin um das Bein des Pferdes, während sie die kurzen Zitzen strich. Heutzutage sitzen einige der Melkerinnen auf Melkschemeln. Selbstverständlich bleibt auch Milch – etwa die Hälfte – für die Fohlen zurück.

Nachdem wir beim Melken zugeschaut hatten, lud uns der Herr des Lagers in die gemütliche Familienjurte ein und bewirtete uns als Erstes mit *Airag* und steinhart getrockneten Quarkplätzchen. Offensichtlich war die Familie wohlhabend, denn neben dem Altar stand sogar ein Fernsehapparat. Der konnte von einem Stromaggregat betrieben werden. An der Wand dahinter hingen zahlreiche Medaillen und Orden. Sie seien für seine schnellen Hengste, erklärte der Familienvater stolz. Er rief seinen zehnjährigen Sohn herbei und erklärte, dieser habe beim diesjährigen *Nadaam*-Fest beim Pferderennen den ersten Preis geholt. Das Nadaam-Fest im Juli, das »Fest der drei männlichen Spiele«, ist das größte und wichtigste Fest in der Mongolei. Es hat seinen Ursprung in den Klan- und Stammestreffen, wie sie schon zu Zeiten des Dschingis Khan stattfanden. Die große Veranstaltung beginnt mit Paraden und Umzügen, wobei Tracht getragen wird und die Soldaten wie die Krieger des Dschingis Khan gekleidet sind. Die drei männlichen Spiele sind Ringkampf, Bogenschießen und Pferderennen. Außer bei den Ringkämpfen nehmen auch Frauen und Mädchen an den Wettkämpfen teil. Frauen sind in der mongolischen Gesellschaft sowieso sehr selbstbewusst und frei.

Ein Höhepunkt des Nadaams sind die Pferderennen, eingeteilt in Altersklassen der Pferde. Die längste Strecke ist 35 Kilometer lang. Die Jockeys sind Kinder, auch Mädchen, die oft sogar ohne Sattel reiten. Bei diesen wilden Rennen geht es vor allem um den Ruf der Pferde und des Züchters, weniger um den der Reiter. Die gewinnenden Hengste sind ein Vermögen wert und werden zu Höchstpreisen gehandelt. Weil seine Zucht so erfolgreich war und er eine große Herde besaß, galt unser Gastgeber als reicher Mann.

Cècile, ein Mitglied unserer erlauchten »lausigen Gesellschaft« (in irgendeinem missmutigen Moment hatte ich unsere Reisegruppe eine »lausige Gesellschaft« geschimpft – eine Bezeichnung, die für den Rest der Exkursion zum geflügelten Wort wurde), blühte in der Gegenwart der Pferde richtig auf. In ihrer Liebe zu diesen Tieren stand sie den Mongolen in nichts nach. Man lieh ihr eines der stolzen kleinen Rösser und dann sah man sie wie der Wind über die Steppe reiten. Dschingis Khan hätte seine Freude daran gehabt.

Beifuß

Zur Gattung Beifuß *(Artemisia)* gehören weltweit rund 300 bis 500 Arten. Die Heimat dieser Korbblütler sind vor allem die Steppen und Halbwüsten. Allein in der Mongolei gibt es 65 Arten des Beifußes. Schon in der eiszeitlichen Mammutsteppe am Rande der Gletscher gehörten die Artemisien zur dominanten Flora. Ihr würzig herber Duft begleitete die paläolithischen Großwildjäger tagtäglich. Das Aroma dieser Pflanze war das Erste, was das Kindlein nach der Geburt – mit dem ersten Atemzug sozusagen – einatmete. Bei den Prärieindianern und bei den nomadischen Mongolen ist das noch heute so. Für diese Völker ist es der Duft der Heimat.

Beifußpflanzen, insbesondere die verschiedenen Unterarten des Gewöhnlichen Beifußes *(A. vulgaris)*, gelten, wo immer man sie findet, als Ritualpflanzen und Zauberkräuter. Der Rauch des getrockneten Krauts reinigt spürbar die geistig-seelische Atmosphäre. Seit eh und je spielte das Räuchern mit Beifuß in schamanischen Ritualen bei der Anrufung der Geister eine wichtige Rolle. Der Duft öffnet – wie die Hindus sagen – das Kronenchakra *(Sahasrara)*, er wärmt und putzt die feinstofflichen Kanäle.

Die Böden der Ritualplätze, auch der Schwitzhütten, werden bei den Indianern mit Beifußkraut bestreut. Zwar kennt die mongolische Kultur die Schwitzhütte nicht mehr, aber sie war in Zentralasien in vorhistorischen Zeiten bekannt, etwa bei den Turkvölkern im Altai; auch die finnougrischen Völker kannten die Dampfsauna *(Savusauna)*, wie auch die skythischen Reitervölker der westasiatischen Steppe (McKee 2007). Die Schwitzhütte galt bei vielen Völkern als Schoß der Erdgöttin, die die auf Wiederverkörperung harrenden Tier- und Menschenseelen sowie die Pflanzensamen hütet. Der Gang in die Schwitzhütte ist eine *regressio ad uterus*, eine Rückkehr in den Schoß der Mutter Erde. Hier in der Dunkelheit, nackt wie bei der Geburt, schwitzen sich Kranke gesund; hier offenbaren sich die Götter und Ahnengeister in der Vision. Wie einst in der Eiszeit in der schützenden Geborgenheit der Schwitzhütte werden noch heute in der ländlichen russischen *Banja* oder im baltischen Dampfbad *(Pirts)* die Kinder geboren.

Die Artemisia-Gewächse – die Griechen weihten sie der Göttin der Wildnis, Artemis, der Herrin der wilden Tiere, der Beschützerin der Gebärenden – sind archetypische Frauenkräuter. Sie galten noch lange als Pflanzen der Geburt, als Frauen- und Hebammenkräuter. Sie wurden verwendet zur Anregung der Fruchtbarkeit oder, im entgegengesetzten Sinn, zur Auslösung der verspäteten Periode (Storl 2016:84).

Medizinisch lassen die *Artemisia*-Kräuter fließen, was fließen soll: Sie öffnen die körpereigenen Entgiftungswege, treiben Harn, Schweiß und Galle, fördern die Verdauung und die Menstruation (Madejsky 2008:59). Alle, insbesondere der Wermut, haben eine wurmtötende Wirkung. Das Wissen um die heilkundlichen und magischen Anwendungen dieser Gattung

Der Einjährige Beifuß
(Artemisia annua).

nahmen die Paläosibirier, aus denen die Indianer hervorgingen, mit in die Neue Welt.

Während der letzten Eiszeit, vor rund fünfzehntausend Jahren, war der Meeresspiegel weltweit um etwas mehr als hundert Meter niedriger als heutzutage, sodass eine Landverbindung, so breit wie das heutige Frankreich, zwischen Kamtschatka und Alaska entstand. Mammutelefanten, Wildpferde, Hirsche, Wisente und andere Herdentiere konnten deswegen ungehindert die Beringstraße überqueren (FLANNERY 2001:206ff). Ihnen folgten selbstverständlich die Raubtiere: der Braunbär, Wölfe – und der paläolithische Mensch. Diese Jäger und Sammler trugen ihr gesamtes kulturelles Wissen mit sich, auch das Wissen um die Heil- und Zauberkräuter. Einige der ihnen bekannten Pflanzen, wie etwa der delikate, silbergraue **Eisbeifuß** oder »Frauenbeifuß« *(A. frigida)* wächst zirkumpolar von Nordeuropa über Asien bis nach Nordamerika und wurde weiterhin wie gewohnt verwendet. Wo aber die einwandernden Großwildjäger die ihnen bekannten Heilpflanzen in der Neuen Welt nicht vorfanden, übertrugen sie Brauchtum und traditionelle Anwendungen auf ähnliche nordamerikanischen Arten, wie etwa auf den **Steppenbeifuß** *(A. tridentata, A. ludoviciana)*. Andere Arten wiederum, wie der **Estragon** (*A. dracunculus*, englisch *tarragon*), ein verdauungsförderndes, entkrampfendes und entzündungshemmendes Würzkraut, könnte, wie einige Ethnobotaniker vermuten, auch von den altsteinzeitlichen Einwanderern in die Neue Welt mit eingeschleppt worden sein.

Die Nomenklatur der rund fünfhundert Arten der Gattung der Artemisias ist verhältnismäßig kompliziert, teilweise überschneidend und oft konfus. Häufig werden Unterarten oder Varietäten als eigene Arten (Spezies) gelistet oder umgekehrt werden nah verwandte Arten in einen Topf geworfen. Es kommt darauf an, ob man als Botaniker taxonomisch ein *Splitter* (Aufteiler) oder *Lumper* (Zusammenleger) ist. Ich zähle mich eher zu den Zusammenlegern. Die traditionellen Heiler sind zwar genaue Beobachter, aber keine pingeligen Haarspalter, ihnen sind die kleinen botanischen Unterscheidungen egal, Hauptsache die Pflanze wirkt heilend.

Einige in der Mongolei und Sibirien vorkommende Beifußarten

Artemisia adamsii: Diese auf überweideten, degradierten Böden wachsende Beifußart ist äußerst bitter und wird von weidenden Tieren gemieden. Sie enthält ein aromatisches ätherisches Öl, bestehend vor allem aus Thujon (65 Prozent) und

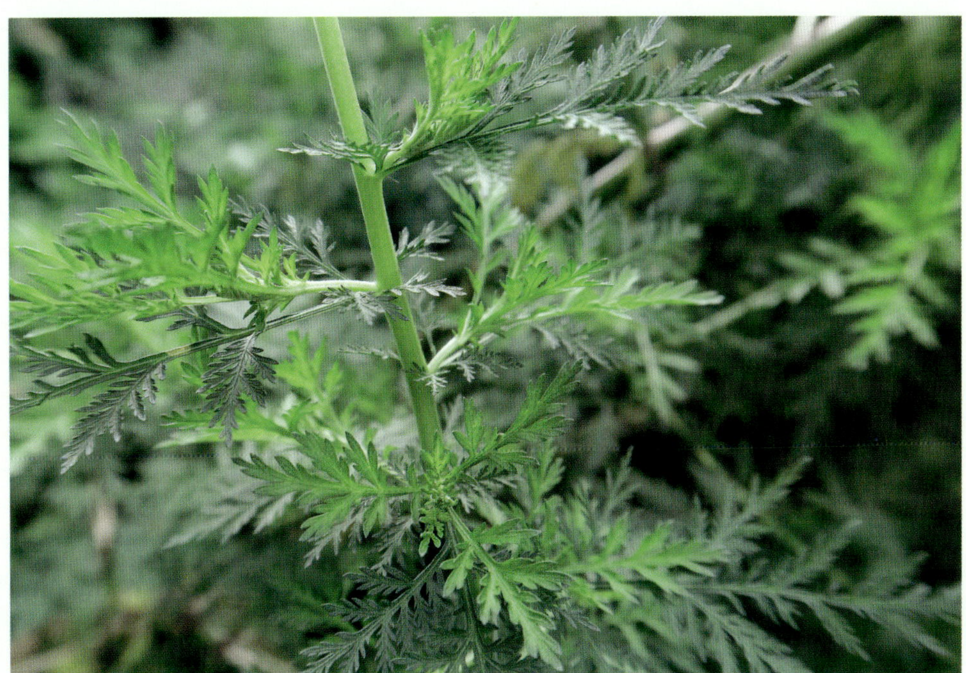

Beta-Thujon (7,1 Prozent), das antibakteriell wirkt und in der mongolischen Heilkunde verwendet wird. Thujon ist bekanntlich ein Nervengift, das einst im Absinthwein, dessen wichtigste Zutat der Wermut *(A. absinthium)* war, in der Belle Époque, im ausgehenden 19. Jahrhundert, die Künstlerelite in den kreativen Rausch versetzte.

Artemisia annua: Der Einjährige Beifuß, der in England den schönen Namen *Sweet Annie* trägt, hat hellgrüne, aromatische, gefiederte Blätter. Diese, *Qinghao* genannt, wurden schon lange in der Traditionellen Chinesischen Medizin (TCM) als Leber-Qi-stärkend und als kühlendes, feuchte Hitze ausleitendes Fiebermittel verwendet. Auch gegen Wechselfieber kam es zum Einsatz. Diese Anwendung fand wissenschaftliche Bestätigung. 2015 erhielt die chinesische Pharmakologin Tu YouYou den Nobelpreis für Medizin für den Beleg, dass sich das in diesem Beifuß enthaltene Artemisin sowie dessen Derivate als hoch wirksam gegen Malaria-Plasmodien erweisen, auch bei solchen, die chloroquinresistent sind. Im Vergleich zu anderen Malariamitteln zeigen sich nur wenige Nebenwirkungen. Nicht nur gegen Malaria wirkt dieses Heilkraut, sondern es soll auch bei Krebserkrankungen, Borreliose, viralen Infektionen und Pilzerkrankungen helfen.

Der Einjährige Beifuß kommt gelegentlich auch in Mitteleuropa, etwa an der Elbe, wildwachsend vor.

Artemisia dracunculus: Diese *Artemisia*-Art ist der wohlbekannte Estragon. Wir kennen ihn im Essig, als Würze für Fisch- und Geflügelspeisen und als eine der

Der Eisbeifuß oder Frauenbeifuß
(Artemisia frigida).

berühmten französischen *Fines herbes.* In der europäischen Volksheilkunde gilt Estragon als wassertreibend bei Wassersucht, galletreibend, verdauungsfördernd und appetitanregend. Schwangere sollten das Kraut meiden, da es abtreibend wirkt.

Der Name Estragon, wie auch die englische Bezeichnung *tarragon*, gehen auf das persische und arabische *Tarchun* (»kleiner Drache«) zurück, was seinerseits vermutlich ein Lehnwort vom altgriechischen *Drákōn* (»Drache«) ist. Er heißt entweder so, weil seine Blätter angeblich an die Haut eines Reptils erinnern, oder weil er gegen Schlangen- und Basiliskenbisse verwendet wurde. Namen wie das holländische *slangekruid*, das italienische *dragoncella* oder das französische *herbe dragonne* deuten das an. Mit unserer heutigen materialistischen Sichtweise denken wir an biologische Reptilien, aber wahrscheinlicher ist es, dass nicht physische, sondern astrale Schlangen- oder Drachenwesen gemeint waren, also Krankheitsdämonen aus Parallelwelten. Auch in China heißt die Pflanze Drachen-Beifuß *(long hao)* und gilt als entspannend für das Qi.

A. dracunculus ist in der Mongolei und in Sibirien endemisch. Händlerkarawanen trugen die Würzpflanze in den islamischen Nahen Osten. Nach Europa kam sie im 13. Jahrhundert, entweder durch die Kreuzritter oder durch die Mongolen, die damals ihr Reich bis nach Osteuropa ausgedehnt hatten. In Deutschland wurde sie wohl erst im 16. Jahrhundert bekannt.

Nach Amerika kam die Pflanze viel früher. Es besteht eine hohe Wahrscheinlichkeit, dass Medizinleute der Paläosibirier bzw. der ersten Indianer diese wichtige Heilpflanze, zusammen mit der Magenwurz *(Acorus calamus)* mit im Gepäck hatten, als sie die Landbrücke Beringia überquerten. Vermutlich haben sie – aber eher unabsichtlich – auch die Große Brennnessel mit eingeschleppt (Wolters 2000:19). Estragon wird auch mit in den Schwitz- oder Dampfbädern der Indianer verwendet. 55 Prozent aller in der indianischen Schwitzhütte angewendeten Pflanzenarten und -gattungen – Beifuß, Aster, Schafgarbe, Wacholder, Kiefer, Fichte, Engelwurz, Kirsche (Rinde), Nelkenwurz, Minze, Ampfer, Brennnessel, Läusekraut, Holunder, Waldrebe, Tragant, Kalmus und andere – wachsen zirkumpolar; das heißt, man kannte sie schon in der Alten Welt (Wolters 2000:22). In Wyoming und der kargen Steppe östlich der Rocky Mountains gedeiht der wildwachsende Estragon sehr gut. Die Indianer dort benutzen das Kraut als Heilmittel bei Magen-Darm-Beschwerden, bei exzessiver Monatsblutung und anderen Frauenbeschwerden; Abkochun-

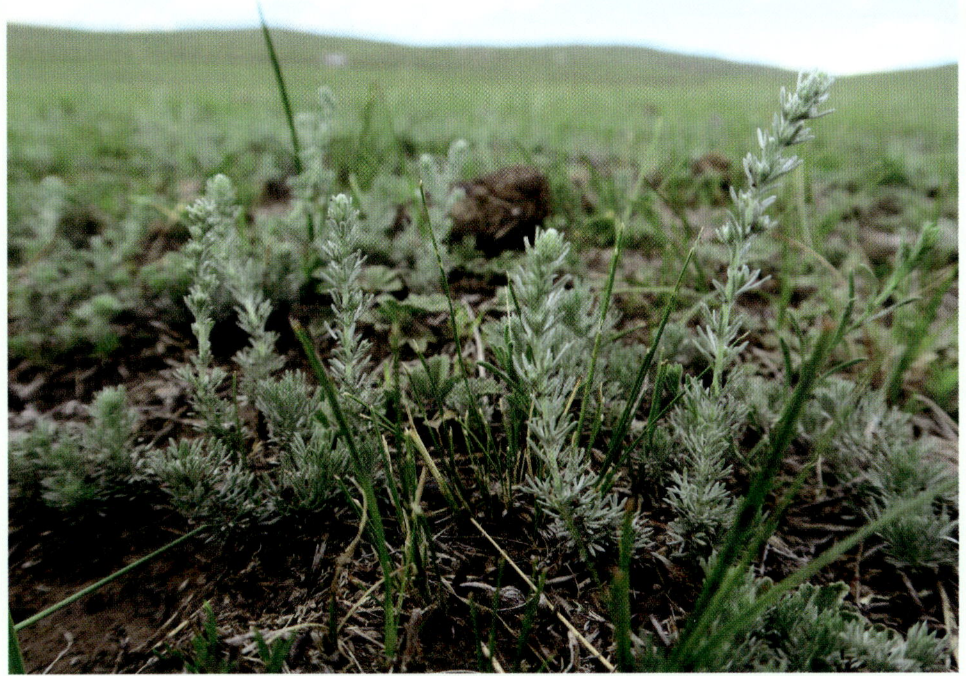

gen der Wurzeln werden in der Schwitzhütte verdampft bei Rheuma und steifen Gelenken, sowie »um alte Leute stärker zu machen«.

Artemisia frigida: Als ich auf den Weideflächen in der Mongolei und in Burjatien die weitläufigen Bestände des sogenannten **Eisbeifußes** oder **Frauenbeifußes** (englisch *fringed sagewort*) entdeckte, freute ich mich sehr. Auch wenn seine Verbreitung ein Zeichen der Überweidung ist, schenkte mir das filigrane, silbergraue, nach Kampfer duftende Kräutlein eine gute Erinnerung, denn beim allerersten Mal, als ich die Pflanze sah, war ich mit Bill Tallbull in der Karststeppe am Rande der Big Horn Mountains unterwegs. Der alte Cheyenne Medizinmann zeigte mir an dem Tag die verschiedenen *Artemisia*-Arten, die auf den trockenen, karstigen Böden wuchsen. Darunter den, bis zu einem Meter hoch wachsenden, hellgrauen **Großen Steppenbeifuß** (*A. tridentata*, englisch *big sagebrush*), dessen Blattenden an drei Schneidezähne erinnern und der von den Indianern als Mittel bei Fieber und Magen-Darm-Beschwerden verwendet wird (Moerman 1999:101).

Vor allem war es ihm wichtig, mir den **Weißen Steppenbeifuß** (*A. ludoviciana*, syn. *A. gnaphalodes*) zu zeigen, den die Cheyenne *Hētăn' i wān' ōts* (*hētăn'*, »Mann«; *wān'ōts*, »Beifuß«), also »Männerbeifuß« nennen. Die weißen Amerikaner nennen diesen Beifuß *white sage* (»weißen Salbei«), *silver wormwood*, *western mugwort* oder einfach nur *sage*[7]. Für die Cheyenne ist es eine der heiligsten Pflanzen überhaupt. Sie wird in allen Zeremonien zur Reinigung und Weihung verwendet:

- In den zeremoniellen Hütten und Schwitzhütten werden seine Zweige auf dem Boden ausgelegt, sodass die Spitzen in Nord-Süd-Richtung und die Richtung des Feuers deuten. Die gesammelten Heilkräuter werden auf diesen Beifuß gebettet (Storl 2014a:162).
- Mit Büscheln aus Männerbeifuß wird das Wasser auf die glühenden Steine in der Schwitzhütte gesprengt.
- Vor dem Sonnentanz werden die Tänzer mit dem Kraut frottiert.
- Beim Fasten und der Visionssuche in den Bergen setzen sich die Männer auf Unterlagen aus diesem Beifuß.
- Sakrale Körperbemalung wird mit Büscheln dieses Krauts abgewischt.
- Mit den Zweigen wird, zur Verehrung der Geister, Wasser in die vier Himmelsrichtungen versprengt.
- Waffen, die getötet haben, werden damit abgerieben. Ebenso Pferde, die aus Versehen von einer Donnerlanze – damit wird auf magische Weise Blitz und Gewitter herbeigeführt – berührt wurden, oder Menschen, die ein Tabu verletzt haben, werden so behandelt.
- Mit dem Männerbeifuß wird geräuchert, um schlechte Träume oder böse Geister zu vertreiben. (Manchmal wird der Räuchermischung etwas getrocknetes **Christophskraut** (*Actea rubra*, Cheyenne *Motsi' iun*, »süße Medizin«[8]) beigemischt.

Als wir über das Vulkangestein beim Lake DeSmet liefen, entdeckte ich eine andere *Artemisia*-Art, die Tallbull einfach zu ignorieren schien.

»Was ist das für eine Pflanze?«, wollte ich wissen.

»Die geht uns gar nichts an«, sagte er. »Es ist *He' evano' estse*, der Frauenbeifuß. Eigentlich sollten wir ihn gar nicht anschauen; er ist nur für Frauen.«

Mehr wollte er nicht sagen. Als wir wieder in der Siedlung waren, fragte ich die Frau von Elkshoulder, was es mit dem hübschen Beifuß auf sich hatte.

»Woher weißt du etwas darüber?«, fragte sie, wobei sie im Gesicht rot wurde. »Wer hat dir darüber erzählt?«

»Bill Tallbull«, antwortete ich.

»Der Narr!«, war alles, was sie sagte.

Später erfuhr ich, dass der Frauenbeifuß, nicht nur bei den Cheyenne, sondern auch bei den Sioux, Omaha, Pawnee, Ponca und den Schwarzfußindianern wichtiger Teil der weiblichen Kultur ist.

7 Die englische Bezeichnung Sage bedeutet eigentlich »Salbei«. Der echte Salbei *(Salvia officinalis)*, ein Lippenblütler ursprünglich aus dem Mittelmeerraum, ist eine würzig aromatische Pflanze mit graugrünen Blättern. Da der Steppenbeifuß ebenfalls würzig duftet und graue Blätter hat, nannten die europäischen Siedler diese Artemisien *prairie-sage* (Prärie-Salbei). Nach einer Weile ließen sie *prairie* weg, und man sprach einfach von *sage* (Salbei). Das führte bei den Übersetzern der Indianerliteratur zu Missverständnissen; da hieß es dann plötzlich, die Indianer hätten mit Salbei geräuchert, dabei wuchs der Gartensalbei gar nicht in der Neuen Welt, es sei denn in den Gärten der europäischen Kolonialisten.

8 *Motsi' iun oswe (Motseyoef)*, »Süße Medizin« oder »Stehende Süßwurzel« ist auch der Name des Urschamanen und Kulturheros der Cheyenne, der von den himmlischen Wölfen herabgesandt wurde, um den *Tsistsistas* – »den wahren Menschen« – alles beizubringen, was sie für das Überleben in Würde brauchten.

Er wird als Tee zur Regulierung der Menstruation getrunken; auch als Badezusatz wird er von den Frauen verwendet. Zur Reinigung nach den vier Tagen in der abgesonderten Menstruationshütte wird die Frau mit dem Kraut beräuchert.

Andere Indianerstämme kennen den Frauenbeifuß als Hilfsmittel bei Erkältungen und Verdauungsbeschwerden. Die Chippewa räuchern Patienten damit, die an Krämpfen und Gallenkoliken leiden.

Auch die Mongolen, die den Frauenbeifuß *Agi Sharalj* nennen, räuchern – zusammen mit Quendel (Thymian) und Wacholder – mit diesem angenehm herb duftenden Kraut, um die Atmosphäre und die Seele zu reinigen und um gute Geister anzulocken. Orgilmaa erzählte uns, dass man die Räucherschale mit dem schwelenden Kraut drei Mal im Uhrzeigersinn um den Bauch (Solarplexus) kreisen lassen soll. Medizinisch verwendet man es auch bei abnormer oder unregelmäßiger Menstruation, als galletreibendes Mittel und bei Glieder- und Gelenkreißen. Auch bei Wurmbefall wird es angewendet.

Artemisia gmelinii (Synonyme oder Varietäten: *Artemisia sieversiana*, *A. sacrorum*, *A. racemilifera*, *A. hedinii*, *A. vestitas*): Der **Gmelin-Beifuß** oder **Heiligenbeifuß** (englisch *Russian wormwood*), der von dem Chemiker und Botaniker Johann Friedrich Gmelin (1748–1804) entdeckt wurde, fühlt sich in Sibirien und der Mongolei wohl. Der Zwergstrauch hat zarte, aromatische, fiederschnittige Blätter und blüht im August. Die Blätter werden in diesen Ländern als Gewürz verwendet und volksmedizinisch bei Leberproblemen, Kopfschmerzen und Bauchschmerzen eingesetzt. Die Droge wirkt wurmwidrig, antibakteriell, pilzwidrig und galletreibend. In Nepal wird mit dem getrockneten Kraut beim *Puja*, dem Ritual zur Verehrung der Götter, geräuchert. Der Rauch vertreibt auch Mücken und lästige Insekten.

Artemisia macrocephala (syn. *A. griffithiana*, *A. akbaitalensis*): Diese Beifußart fällt durch ihre großen Blüten auf, die einen kamilleartigen Duft haben. Der englische Name ist *large flowered wormwood*, der chinesische *da hua hao*; einen deutschen Namen scheint diese Pflanze noch nicht gefunden zu haben. In der Mongolei wird sie als heiß und bitter eingestuft und wird vor allem bei Halsentzündung, Bauchweh und Zahnschmerzen verwendet, auch bei Lungenerkrankungen und »Fieber, das von Tumoren kommt«. Auch sie hat eine wurmtreibende Wirkung.

Artemisia vulgaris (Unterarten: *Artemisia vulgaris* var. *mongolica*; *Artemisia integrifolia*; *A. argyi*, *A. chinensis*): Mehr als alle anderen *Artemisia*-Arten ist der **Gewöhnliche Beifuß**, wie auch seine vielen Unterarten, *das* Schamanenkraut schlechthin. Überall auf der Welt, wo er wächst, wird mit ihm geräuchert und gezaubert. Als Beispiel: Kein schamanisches Heilritual *(Chinta)* ist in Nepal möglich, ohne dass ein Strauß des heiligen Krauts mit auf dem Altar steht. Am oberen Teil des Stängels werden die Blätter schmal und spitz und nehmen die Gestalt eines Dreizacks an. Daher ist die Pflanze Shiva, dem Gott der Götter

Der Gewöhnliche Beifuß *(Artemisia vulgaris)* am Baikalsee.

(Mahadev) und Herrn der Schamanen geweiht. Der Dreizack ist übrigens in ganz Asien, auch in der Mongolei und in Sibirien, ein Symbol des Schamanentums.

Auch im germanischen Kulturkreis wurde das Kraut schamanisch verwendet. Im angelsächsischen Kräutersegen wird es als das »Älteste der Wurze« (also der Heilkräuter) angesprochen, »mit Macht gegen Drei und gegen Dreißig, gegen fliegendes Gift und gegen das Übel, das über das Land dahinfährt«. In den heiligen Festen dieser Völker, der Sommersonnwende und den Wintersonnwendnächten, spielt es eine zentrale Rolle. Es wurde beim Springen über das Mittsommerfeuer als Sonnwendgürtel getragen – deswegen heißt es auch »Gürtelkraut« oder »Sonnwendkraut« –, zu Weihnachten diente es als Räucherkraut (zusammen mit Wacholder) zur Reinigung und Weihung von Haus und Hof. Es wurde auch zum Würzen der Weihnachtsgans genommen, einer totemischen Mahlzeit – deswegen wird es vielerorts »Gänsekraut« genannt. Die Gans war für die Germanen, Slawen, wie auch die Sibirier ein Symbol der fliegenden Seele. Schamaninnen flogen meistens in Gänsegestalt in die Anderswelt hinaus.

Viele glauben, dass der Name Beifuß darauf hindeutet, dass das Kraut »bei Fuß« wächst oder in die Schuhe gelegt wurde, wenn die Füße beim Wandern müde wurden. Das ist volksetymologisch zwar interessant, stimmt aber nicht. Beifuß geht auf das althochdeutsche Wort *bîbôz* zurück, verwandt mit *bôzzen* (schlagen, stoßen), wie beim *anabôz* (Amboß) oder dem Butzen oder Butzemann (ein »Klopfgeist«). Es ist also das Kraut, mit dem die unholden Klopfgeister oder Poltergeister vertrieben wurden, und wie Jakob Grimm vermutet, wurden mit ihm Verhexte geschlagen, um sie vom Zauber zu befreien (Marzell 1943:434f). Beifuß wird auch Besenkraut genannt. Mit Besen fegte man nicht nur Staub und Dreck aus dem Haus, sondern auch die unguten Geister, die sich darin verstecken.

Die Pflanze ist aber nicht nur ein Schamanenkraut, sondern auch ein Hebammen- und Frauenkraut. »Weiberkraut« ist einer seiner vielen Namen. Es wird eingesetzt bei Unregelmäßigkeiten der Periode, zur Geburtserleichterung bei stockenden Wehen, es reinigt bei zu lange zurückgebliebener Nachgeburt und es wird ebenfalls bei Wechseljahrbeschwerden angewendet.

Auch in der ostasiatischen Medizin spielt *Artemisia argyi* (chinesisch *Ài yè*), eine Unterart der *A. vulgaris*, eine wichtige Rolle als uteruserwärmendes Frauenheilmittel. Es wird sogar bei instabiler Schwangerschaft und drohendem Abort eingesetzt (Hempen

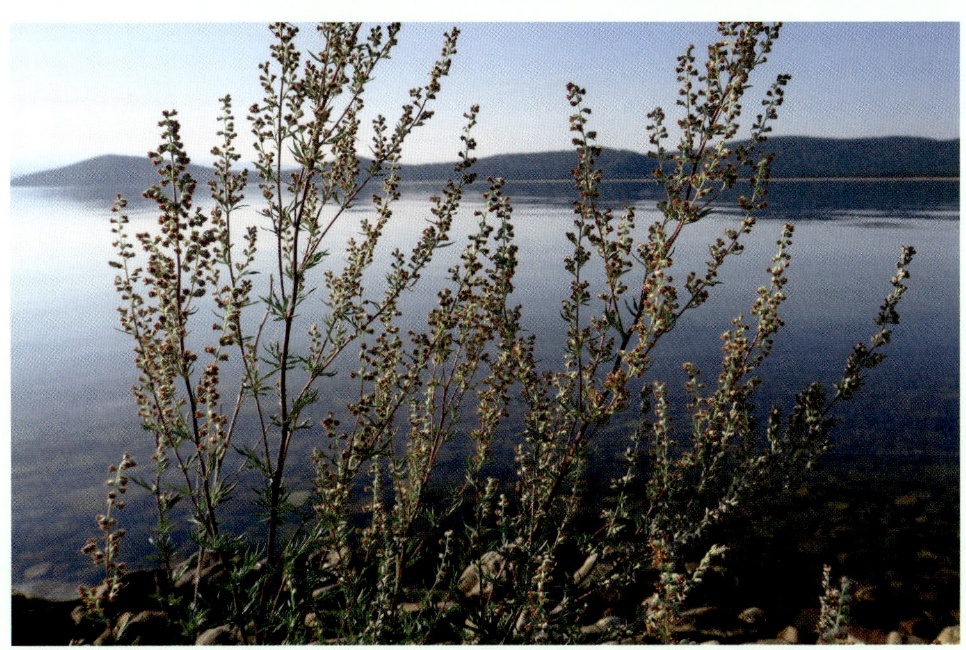

2007:597). Beifuß gilt als bitter, warm und scharf und wirkt bei Yang-Mangel in den Funktionskreisen von Leber, Milz und Nieren.

Bei einer Steißlage des Kindes erfolgt heutzutage die Geburt meistens durch Kaiserschnitt. Die traditionelle chinesische Heilkunde kennt jedoch eine Methode, das Kind in die richtige Richtung zu drehen, den Kopf nach unten, und zwar mithilfe des Beifußes. Eine Moxazigarre wird für zehn bis zwanzig Minuten an der Außenseite der kleinen Fußzehe, an den sogenannten *Zhijin*-Punkt (Blasenmeridian 67) gehalten, sodass es die Schwangere spürt. Dabei kniet sie und stützt sich auf die Ellenbogen. In mindestens der Hälfte der Fälle dreht sich das Baby.

Mit Beifuß lässt sich auch ein Kranker aus dem Koma holen. Dabei wird der Bauchnabel des komatösen Patienten mit Kochsalz gefüllt, darüber wird eine frische Scheibe Ingwerwurzel gelegt und darauf ein Beifußkegel angezündet. Der durch die Wärme ausgelöste Reiz bringt den Patienten wieder zu sich (Fazzioli 1989:79).

Oben: Owoo, eine schamanische Kultstätte.
Unten: Die Sibirische Hanfnessel.

Owoos und Kultstätte

Kurz nachdem wir die Hauptstadt in Richtung Norden verlassen hatten, entdeckten wir auf einer kleinen Anhöhe am Rande der Straße ein *Owoo*, eine Steinanhäufung, aus deren Mitte Äste und Stöcke ragten, die mit bunten, vor allem blauen Seidenstreifen umwunden waren. Das Blau der Stoffstreifen *(Chadak)* steht für den »ewig blauen Himmel«, den mächtigen, alles überspannenden *Tenger*, den Gefährten der Mutter Erde. Auch andere Farben waren vertreten: Rot für Erde oder Feuer, Weiß für die Wolken und die Reinheit, für Sonnenlicht oder Milch; Gelb für die Erde und die Weisheit, Grün für das Wasser und das Leben.

Um eine gute Reise zu haben, riet uns Orgilmaa, den Owoo drei Mal sonnenläufig zu umwandeln und drei Steine, einige Münzen oder eine andere Gabe daraufzulegen. Auf dem Steinhaufen lagen auch Schädel von geopferten Horntieren und Pferden, Wodkaflaschen, Zigaretten, zu Briketts gepresster Schwarztee sowie abgelegte Krücken und Bandagen. Für unkundige Touristenaugen sah es fast so aus wie eine wilde Deponie. Das Aufhängen von kleinen bunten Stoffstreifen brachte mir einen ähnlichen Brauch der Cheyenne-Indianer in den Sinn. Auch sie hängen solche »Decken für die Geister« an Bäumchen oder Zäune.

Genauso sehr wie die sakrale Kultstätte selbst faszinierten mich die Pflanzen, die da rund um den Steinhaufen wuchsen. Mir fiel als Erstes ein Kraut mit sattgrünen gefiederten Blättern auf, welche die hungrigen Weidetiere offensichtlich in Ruhe ließen. Als ich die Pflanze neugierig anfasste, biss sie zurück – Autsch! Es war eine Brennnessel, genauer gesagt, die **Sibirische Hanfnessel** *(Urtica cannabina)*. Die Mongolen essen die jungen Blätter als ein vitamin- und mineralstoffhaltiges Spinatgemüse oder in Suppen. Ebenso wie die Große Brennnessel *(Urtica dioica)* in Europa, verwendet man diese Nesselart in Sibirien und der Mongolei als Faserpflanze zur Herstellung von Garnen, Stricken, Netzen und sogar Textilien. Die Samen sind ölhaltig und können zu Kochöl oder Lampenöl gepresst werden.

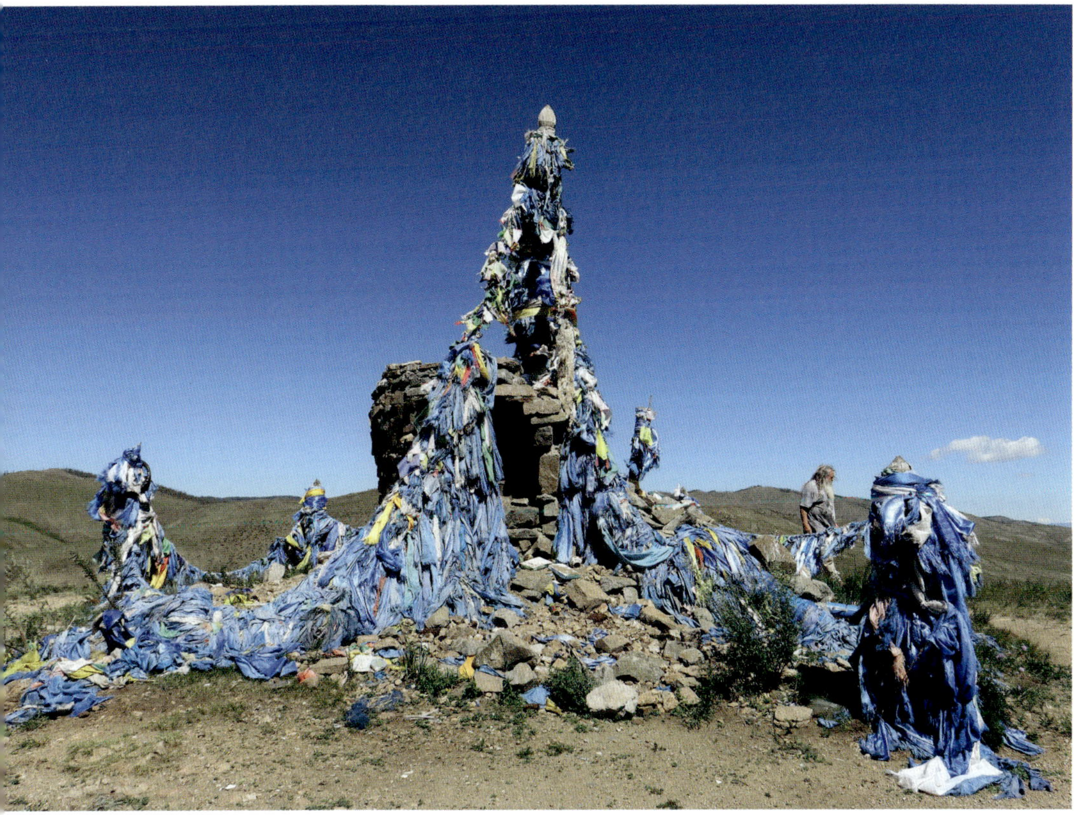

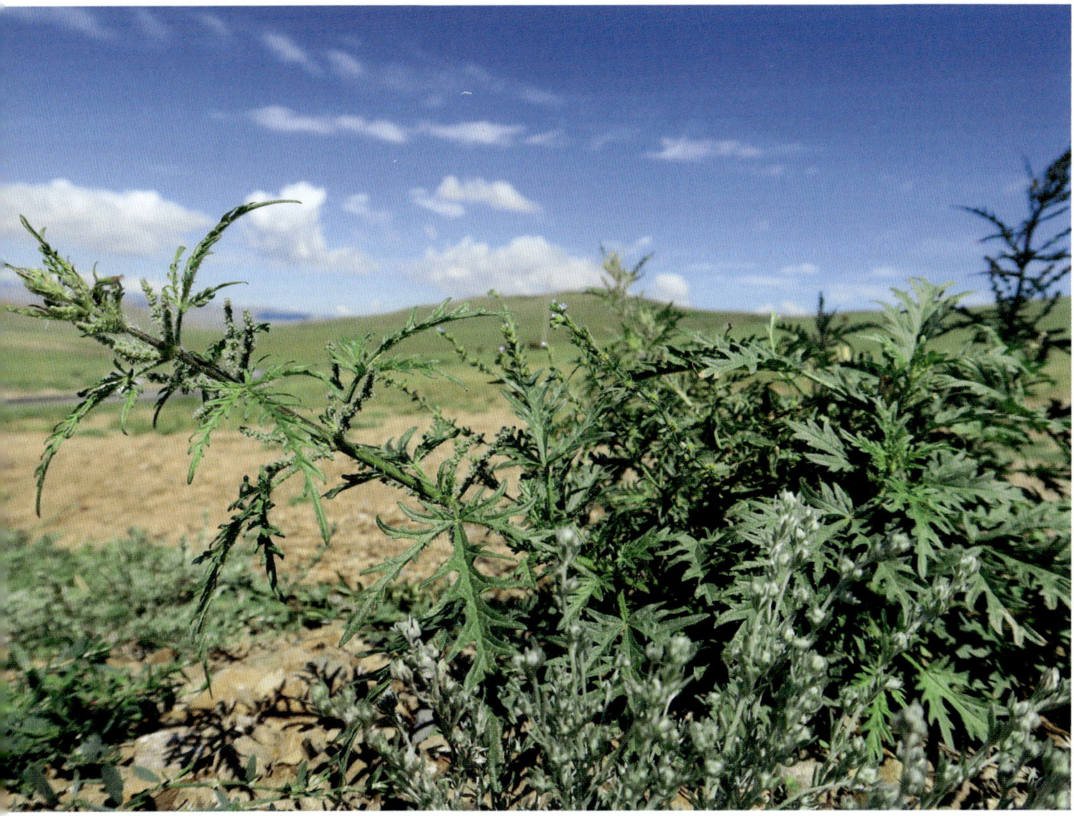

In der mongolischen Heilkunde gilt die als *Sugod* bekannte Pflanze als »heiß«, »ölig« und »bitter« im Geschmack. Sie gilt als wundheilend, blutstillend, harntreibend und wird bei Lymphschwellung und Zuckerkrankheit eingesetzt.

Auch **Salzkraut** (*Salsola* spp.) wuchs dort. Es war noch im grünen Zustand, aber wenn die Samen reif sind, vertrocknet es, bricht an den Wurzeln ab und rollt vom Wind getrieben als »Steppenroller« über die Erde, wobei es seine Saat ausstreut. Es ist das *tumbleweed*, das in manchen Cowboyfilmen (Western) geisterhaft über die Prärie rollt. Dabei ist die Pflanze gar nicht einheimisch in Amerika, sondern kam als Neophyt um 1870 mit einer Lieferung russischer Flachssamen in die Neue Welt. Der Medizinmann Bill Tallbull sagte mir, dass die Geister manchmal in den rollenden Gebüschen übers Land reiten.

Buddhistisches Heiligtum, zahme Rehe und Gewitter

Die Fahrt ging weiter in den Norden, über holprige, zerfurchte, von Geländewagenreifen gnadenlos ausgefräste, mehrspurige Pisten, durch eine endlos weite, aber auch völlig überweidete Grassteppenlandschaft. Pitt fragte sich, wie die Fahrer ohne Kompass, Landkarten oder Verkehrsschilder die so weit auseinanderliegenden Ziele fanden.

Offensichtlich hatte es lange nicht geregnet. Das Gras war kurz und sah recht welk aus. Wegen der Trockenheit wirbelten dichte Staubwolken hinter den Geländewagen auf. An einem etwa hundert Kilometer von Ulan Bator entfernten buddhistischen Heiligtum, dem Aglag-Tempel und -Kloster, machten wir Halt. Das Kloster, das sich auf einer von Kiefern und Lärchen bewaldeten Anhöhe befindet, war neu; es wurde erst nach dem Niedergang der kommunistischen Herrschaft von einem Künstler und buddhistischen Lama namens Gankhüügiin Pürevbat gegründet und aufgebaut.

Der Weg in den heiligen Tempelbezirk führte zuerst über eine kurze offene, mit grauem Beifuß bewachsene Strecke, zwischendrin ragten hier und da Türkenbundlilien, Feuerlilien und gelb blühende Kreuzblütler hervor. Die meisten unserer Gefährten eilten voraus, um das berühmte Kloster zu sehen; Marianne Ruoff, eine ethnobotanisch interessierte Ärztin aus Bern, und ich waren da viel langsamer; die Pflanzen hielten uns fest.

Der Pfad führte entlang eines knochentrockenen Bachbettes, an dessen Rändern Birken, Espen und einige Weiden wuchsen, weiter oben standen Lärchen. Auch dieser Hain war trocken; schneeweiße Stämme abgestorbener Birken lagen, wie erschlagene Krieger, verstreut auf dem Boden. Die Dürre hatte ihnen zugesetzt.

Als wir neugierig botanisierend den trockenen Bach entlangliefen, gesellte sich plötzlich ein hellfarbenes Reh zu uns. Das schöne Tierchen zeigte keine Angst; wie ein braves Hündchen folgte es uns den Berg hinauf zum Tempel. Sicherlich hatten es die Mönche gezähmt, denn Rehe haben im Buddhismus eine besondere Bedeutung. Sie symbolisieren den unruhigen Intellekt, das sprunghafte menschliche Denken (Sanskrit: *Vritti*), das unaufhörliche Kopftheater, welches das absolute Bewusstsein verhüllt und das man mittels Meditation unter Kontrolle bringen sollte. Ein zahmes Reh dagegen ist das Bild des gebändigten, zur Ruhe gekommenen Geistes. Rehe gelten den Anhängern Shākyamunis (Buddha) als besonders heilig, da – wie es in den *Jātaka*-Erzählungen heißt – Buddha selbst eine seiner früheren Inkarnation als Rehbock in Sārnāth, einem Hain nahe dem Ganges, verbracht hat. Am selben Ort, nicht weit von der Stadt Varanasi, hielt der historische Buddha seine erste Predigt und setzte »das Rad der Lehre *(Dharma-Chakra)* in Bewegung«.

Das Kloster, das von vielen Pilgern, auch von neugierigen Touristen aus der benachbarten chinesischen Volksrepublik besucht wird, machte mit seinen bunt bemalten Gebäuden und Götterstatuen einen heiteren Eindruck; es hatte etwas von einem buddhistischen Disneyland. Überall grüßten die in Granitgestein und -felsen gemeißelten mystischen Tiere und Gottheiten: Ein steinerner Gecko, ein Skorpion und der Adler Garuda hielten Wache; Krokodile, ein Einhorn, Schildkröten und andere Geschöpfe der Anderswelt verzauberten die Besucher.

In einem Teich neben dem Devotionalienladen tummelte sich eine Menge Frösche und viel zu dicke Fische; recht fette Enten und auch Gänse schwam-

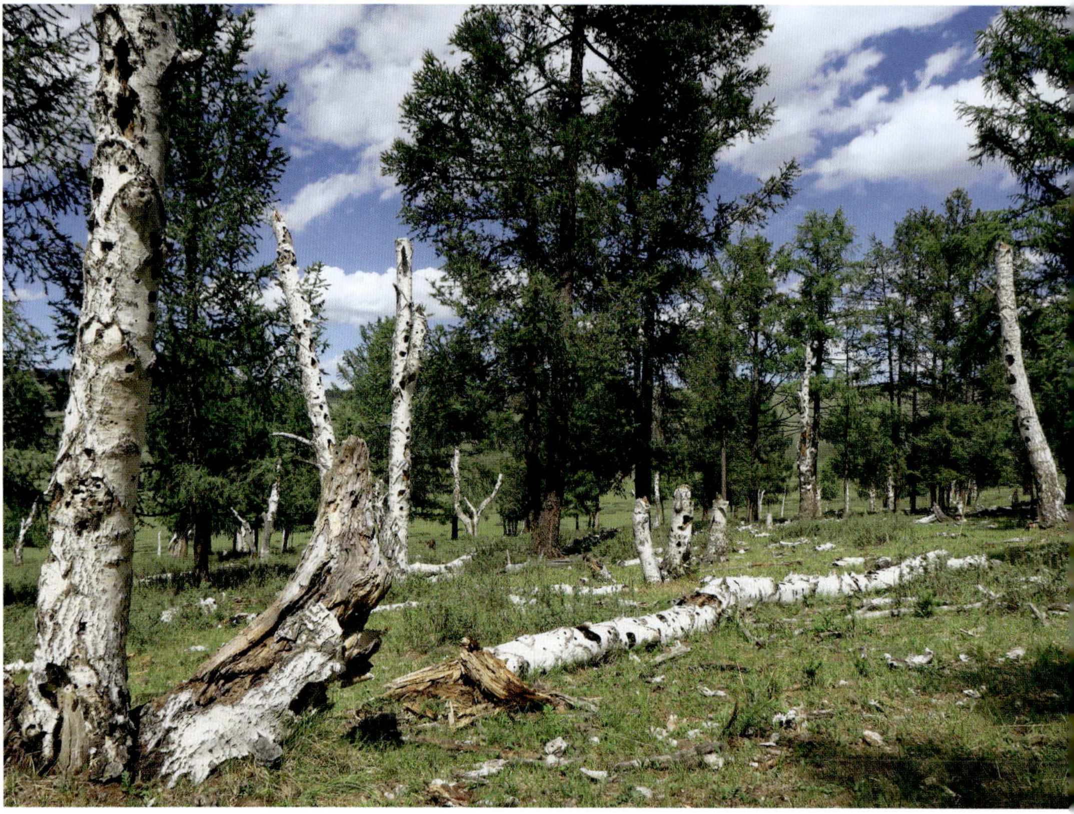

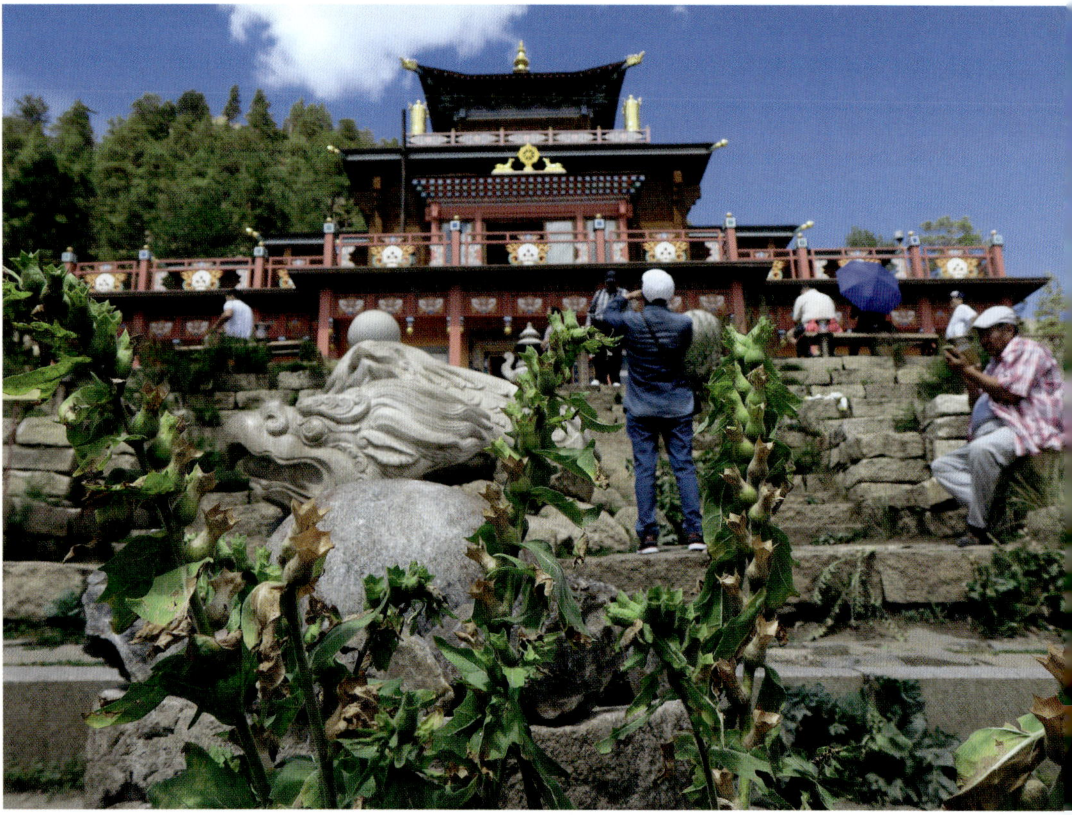

Oben: Abgestorbene Birken. Wie gefallene Krieger liegen sie da.
Unten: Bilsenkraut, mit dem Adler Garuda und einem Tempel im Hintergrund.

men ebenfalls in dem nicht mehr ganz so sauberen Wasser. Indem sie die Tiere füttern, können sich die Pilger in der Tugend der Mildtätigkeit üben, im Glauben, dadurch ihre eigene karmische Bilanz aufbessern zu können. Eigentlich taten mir die überfütterten Tiere leid. Offensichtlich fehlte bei den meisten Pilgern das Verständnis für das wahre Wesen dieser Geschöpfe. Die Fische und Vögel taten mir genauso leid wie die Katzen und andere fleischfressende Tiere, die überzeugte Buddhisten zur Tugend der Barmherzigkeit erziehen und karmisch unterstützen wollen, indem sie sie vegetarisch ernähren.

Weiter oben auf der Höhe, vor dem kunstvollen Haupttempel wucherten beeindruckend vitale, stattliche **Bilsenkraut**-Pflanzen *(Hyoscyamus niger)*. Verwendeten die Mönche dieses hochtoxische Nachtschattengewächs medizinisch? In der mongolischen Heilkunde soll es ja wegen seiner schmerzstillenden Eigenschaften und auch bei Gebärmutterleiden Anwendung finden. Oder benutzten sie die Samen etwa, wie die tibetanischen Bön-Schamanen, als Rauschmittel, um Kontakt mit wilden Geistern aufzunehmen, oder in tantrischen Ritualen? Vielleicht aber sind die vielen kräftig wachsenden Giftpflanzen auch Ausdruck des seelischen Giftes, das die Pilger dort abgeleget hatten.

Derweil hatten die Fahrer unten auf dem Parkplatz im Tal zwischen den Geländewagen Klapptische und -stühle aufgestellt und diese mit einer Plane überdacht. Der mitreisende Koch zauberte eine warme Mahlzeit herbei.

Ehe das Essen fertig war und alle eingetrudelt waren, legte ich mich abseits auf den trockenen, rissigen Boden, schaute hinauf in den Himmel und vergegenwärtigte mir Tenger (auch *Tengri*), die alles überspannende Himmelsmacht, die einst auch die Indoeuropäer als *Dyaus*, *Dios*, *Theos* und die Germanen als *Tius* verehrten. Während ich sinnend da lag, kam ein Wind auf. Er wurde immer stärker und trieb brodelnde Gewitterwolken herbei, die von einem Augenblick zum anderen dunkler wurden. Das Wetterleuchten, das den Horizont erhellte, rückte rapide näher. Es war, als würde ich fliegen, als berührte meine Seele die wirbelnden, grauschwarzen Wolken. Irgendwas in mir verlangte nach Regen. Himmelswasser sollte das ausgedörrte Land laben, durchtränken – wahrscheinlich war es die dürstende Erde selbst und die schmachtenden Gräser und Kräuter, deren Hoffnungen durch meinen Geist flossen. Die immer schwärzer werdenden Wolkengebilde nahmen die Gestalten von ringenden, sich windenden, schwarzen Drachen und Schlangenkreaturen an. Aus ihren Mäulern züngelten die Blitze als grelle Feuerzungen, die dann donnerkrachend auf die Erde einschlugen. Und dann, urplötzlich, begann ein wolkenbruchartiger Niederschlag. Im Nu pitschnass geworden, suchte ich Zuflucht unter der zwischen den Wagen gespannten Plane.

Der immer stärker werdende Sturmwind und der niederprasselnde Regen machte es für unsere Gruppe unmöglich, fertig zu essen. Die Plane flatterte wild und drohte davonzufliegen; die Teller und Becher fielen vom Klapptisch und rollten vom Wind gepeitscht über den Platz. Schleunigst suchten wir in den Fahrzeugen Schutz. Gerade als wir losfuhren, trommelte heftiger Hagel auf die Fahrzeugdächer. Im Nu bedeckte sich die rollende Steppenlandschaft mit einer Schicht eisiger Hagelkörner; die Hügel und Täler färbten sich winterlich weiß, derweil sich Nebelschwaden erhoben und geisterhaft über den Boden zogen. Schließlich verwandelte sich der Hagel wieder in einen wolkenbruchartigen Regen. Schlammige Sturzbäche rissen das überweidete Gelände auf, fraßen sich in die Erde hinein, tobten über die Lehmpisten hinweg und rauschten in die Täler. Wir kamen nicht weit. An einem braune Erde mit sich reißenden, wühlenden Sturzbach waren wir gezwungen anzuhalten. Man konnte nicht wissen, wie tief das vorbeiflutende Schlammwasser war. Zwanzig Meter weiter unten sahen wir einen leichten Pkw, den der Malstrom mitgerissen hatte. Unsere stoischen Fahrer beobachteten die Situation genau, fassten schließlich Mut, gaben Gas und schafften es ohne Probleme durch die reißende Flut. Das Zelten konnten wir an diesem Abend getrost vergessen, alles war viel zu nass, der vorgesehene Lagerplatz stand unter Wasser.

Merkwürdigerweise folgten uns Wetterleuchten, gelegentlicher Regen und Gewitter überall, wo wir uns in den nächsten Tagen aufhielten. Es war, als seien uns die Gewittergötter auf den Fersen. Aber wir freuten uns, es tat gut zu sehen, wie die Erde wieder lebendiger und grüner wurde.

Ulmen und Eschenahorn in Erdenet

Wir hatten keine andere Wahl, als auf einer der wenigen Asphaltstraßen weiter als geplant nach Norden zu fahren, und zwar in die Kupferbergbaustadt Erdenet, wo wir uns ein Hotel nahmen. Für die meisten von uns war der Hotelaufenthalt gar nicht so unwillkommen, denn da konnte unsere »lausige Gesellschaft« erst einmal duschen und etwas Geld wechseln. Am Abend dann gab es ein recht feudales Essen im Speisesaal, wobei jeder einen mit Spiritusflamme geheizten Topf mit Brühe bekam, in dem er sich nach Belieben Gemüse, Fleisch, Pilze und dergleichen garen konnte. Die kulinarischen Köstlichkeiten wurden mit Dschingis-Khan-Wodka und Dschingis-Khan-Bier heruntergespült.

Von Erdenet selbst sahen wir nicht viel, denn schon am nächsten Tag, gleich nach dem Frühstück, fuhren wir weiter. Unser Anliegen war ja die Natur und die Heilkunde und weniger Städtebesichtigungen. Dennoch bekamen wir einen Eindruck von dieser Stadt, die mit fast neunzigtausend Einwohnern die zweitgrößte Metropole des Landes ist. Die Stadt ist neu, und die Landflucht trägt dazu bei, dass die Bewohnerzahl rapide wächst. Erdenet wurde erst 1975 aus dem Boden gestampft, nachdem man dort unter der Erde riesige Kupfervorkommen entdeckte und der Abbau des Erzes als Joint-Venture zwischen der Sowjetunion und der Mongolischen Volksrepublik in Betrieb kam.[9] Eine Stadt vom Reißbrett: fantasielose Plattenbauten und andere unästhetische Betonkästen im sowjetischen Stil dominieren das Stadtbild. Am Rande der grauen Stadt befinden sich kleine Häuser mit bunten Dächern und einige Jurten. Riesige Abräumhalden, so groß wie Berge, überschatten die Stadt; dahinter befindet sich eine Mondlandschaft mit Aufbereitungsanlagen, die angeblich mit giftigen Schwermetallen belastet sind.

Die Frühaufsteher unter uns ließen es sich nicht nehmen, die wilde Vegetation auszukundschaften, die an Straßenrändern und in den staubigen Gassen

9 Noch heute werden hier jährlich 26 Millionen Tonnen Kupfererz abgebaut und 45 000 Tonnen Molybdän, das als Legierungsmittel in der Stahlherstellung, in der modernen Elektronik, in der Öltechnologie, der Atomenergie und dem Flugzeug- und Raketenbau eine Rolle spielt.

rund um das Hotel wuchs. Da entdeckten wir verschiedene Beifußarten, die Cannabisblättrige Brennnessel, den mongolischen Löwenzahn, verschiedene Gänsefußarten und einige gelb blühende Korb- und Kreuzblütler.

Die sozialistischen Stadtplaner hatten viele **Sibirische Ulmen** *(Ulmus pumila)*, auch als **Zwergulme** bekannt, zur Begrünung der Straßen angepflanzt. Dieser zähe, schnellwüchsige Baum erträgt das extreme Kontinentalklima der Mongolei, wo die Temperaturen zwischen minus vierzig Grad Celsius im Winter und plus vierzig Grad im Sommer schwanken können; auch Trockenheit ist für den zähen Baum kein Problem. Gegen das Ulmensterben ist er gefeit. Mir war diese zähe Ulmenart gar nicht unbekannt. In der Prärie im Westen der USA wurde sie nach den verheerenden Staubstürmen *(Dustbowls)* der 1930er-Jahre in breiten Bändern als Heckengehölz zum Windschutz angepflanzt. Ihre Aufgabe sollte es sein, weitere Winderosion zu verhindern; inzwischen jedoch wird die Pflanze als aggressiver Neophyt *(invasive alien)* eingestuft. Sie hybridisiert auch mit der amerikanischen Rotulme (*Ulmus rubra*, englisch *slippery elm*), was Naturpuristen verärgert. Im Mittelmeerraum ist das Bäumchen inzwischen ebenfalls gelegentlich anzutreffen; auch da bildet es Bastarde mit den dort einheimischen Ulmen.

In der traditionellen mongolischen Volksmedizin gelten die Blätter als harntreibend, fiebersenkend und, äußerlich angewendet, als erweichend bei Geschwülsten und Hautverletzungen. Das ist gut zu wissen, auch bei uns trifft man gelegentlich auf diese Ulme.

In Notzeiten aßen die hungrigen Menschen in Ostasien die unreifen Samen, die jungen Blätter sowie die Innenrinde (Phloem) des Baumes. Die Innenrinde, getrocknet und gepulvert, wird der Suppe beigegeben oder zum Strecken des Brotmehls verwendet. Das zu tun, war während der »großen chinesischen Hungersnot« gang und gäbe. In jenen drei Jahren zwischen 1958 und 1961 sind in der chinesischen Volksrepublik schätzungsweise bis zu vierzig Millionen Menschen verhungert. Die Partei schob die Katastrophe dem Wetter in die Schuhe. Aber es war weniger die Natur als vielmehr das Ergebnis einer verfehlten Planwirtschaft – Maos »Großer Sprung nach vorn« –, die Zwangskollektivierung der Bauern, der Versuch einer überstürzten Industriali-

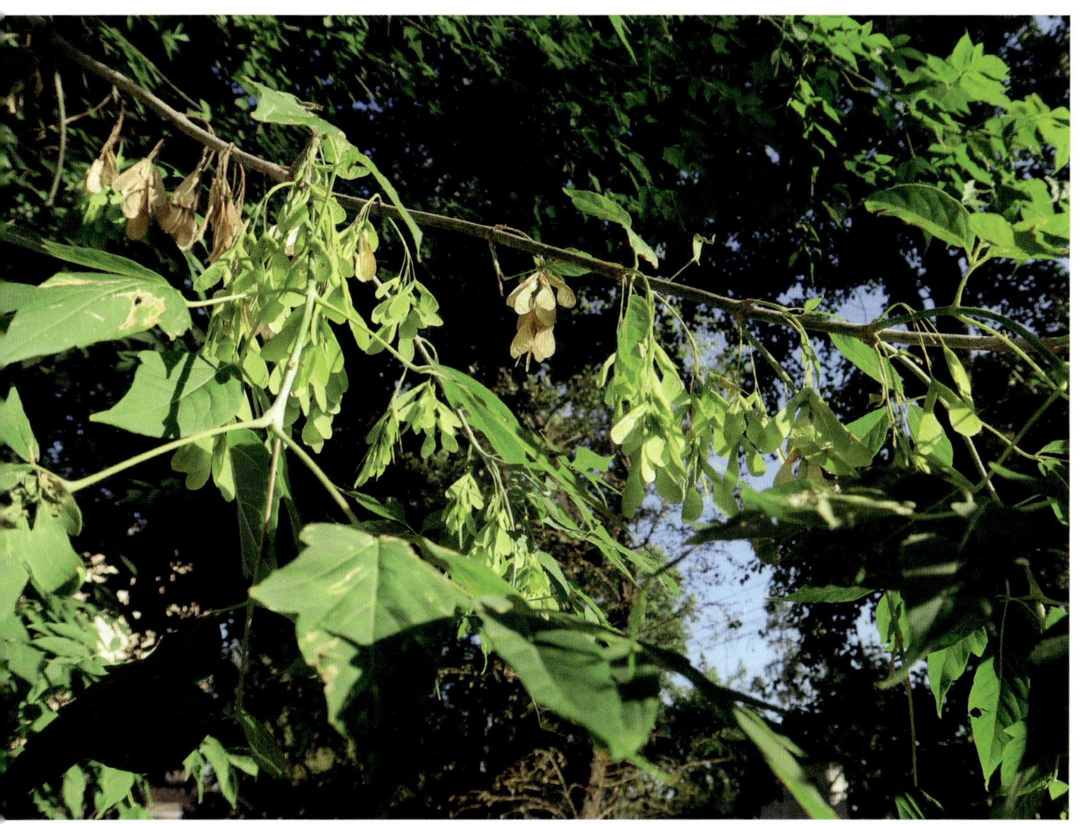

sierung des Landes durch das Bauen von Staudämmen und das Errichten von Stahlöfen in den Dörfern, was die Not verursachte. Die Hungernden fraßen die Bäume förmlich auf.

Einen weiteren Baum, den die sozialistischen Stadtplaner zur Begrünung Erdenets anpflanzten, war der **Eschenahorn** (*Acer negundo*, englisch *box elder*), den die Russen »amerikanischen Ahorn« *(Amerikansi Klyon)* nennen. Ihn dort zu sehen, war für mich wie eine Wiederbegegnung mit einem alten Freund. Der zweihäusige, eschenblättrige Ahorn ist nämlich in Nordamerika heimisch, und als Junge bin ich oft auf ihm herumgeklettert, musste aber aufpassen, denn seine Zweige brechen leicht. Da der Baum in Europa im 17. Jahrhundert zuerst als Parkbaum angepflanzt wurde und sich inzwischen zu einem erfolgreichen Neophyten entwickelt hat, wollen wir ihn hier kurz besprechen. Anders als bei anderen Ahornarten erstreckt sich sein Areal weit über das östliche Waldland bis in die Rocky Mountains.

Bei den Cheyenne gilt dieser Ahorn als heiliger Baum. Diese Indianer nutzen das helle Holz für ihre zeremoniellen Feuer bei der Herstellung von Zaubermedizin oder zum Rösten des Fleisches bei Festtagsessen. Das Eschenahorn-Holz ergibt eine gute, beständige Glut und liefert Holzkohle, die bei der Räucherung mit Steppenbeifuß, Mariengras *(sweet grass, Hierochloe odorata)* und Wacholder verwendet wird. Die Dakota-Indianer nutzen die Holzkohle dieses Baumes zum Aufmalen sakraler Zeichen auf die Tipis, zur Körperbemalung und zur Tätowierung. Bei den Cheyenne muss das Feuer beim Sonnentanz aus Eschenahorn-Holz bestehen, Trommelstöcke, Stiele für Medizinpfeifen und andere rituelle Gegenstände ebenfalls. Das Feuer, das während der Peyote-Zeremonie der Kiowa-Indianer auf dem Altar brennt, muss ebenfalls aus Eschenahorn sein. Fast alle Indianerstämme des Westens zapfen den Eschenahorn-Saft als Zuckerquelle an, denn der Zuckerahorn *(Acer saccharum)* gedeiht dort nicht. Eine bei den Cheyenne beliebte süße Schleckerei – ehe es käufliche Süßwaren und Schokoriegel gab – waren kleine Fleischspäne, die bei Schaben der Tierhäute abfielen und in Ahornsirup getaucht wurden (Storl 2012:255).

Auch die Bienen lieben diesen Baum. Er gehört zu den ersten blühenden Gewächsen und wird von den nektarsuchenden Insekten fleißig besucht. Der eschenblättrige Ahorn kann Trockenheit, extreme Hitze und Kälte sowie alkalische Böden gut vertragen. Er fühlt sich wohl in der Mongolei.

Vom Fleischessen

Eine Woche später waren wir wieder in Erdenet, diesmal, um die Stadt näher zu erkunden. Wir blieben nicht lange in dem mehrstöckigen, protzigen, modernen, eher langweiligen Einkaufszentrum, das uns gezeigt wurde und das mit teurem Schnickschnack und technischen Spielereien den wenigen Gewinnern des neuen Wirtschaftssystems dient. Um einige Essensvorräte einzukaufen, besuchten wir einen dem Wal-Mart ähnlichen Supermarkt und waren ganz erstaunt, dass ein Großteil der Ware mit original deutscher Beschriftung aus der Bundesrepublik kam.

Hinter den Betongebäuden gab es kleine Familienläden mit Kunsthandwerk, Kaschmirwolle und Kupfergegenständen. Das löste bei einigen unserer Truppe eine regelrechte Einkaufsorgie aus. Wie Süchtige auf Entzug, die dann doch schließlich an ihren Stoff kommen, stürzten sie sich auf die Sachen. Besonders Cécile und ihre charmante französische Mutter waren vom *faire du shopping* begeistert. In einem Laden kauften wir sämtliche Socken aus Kaschmir-, Yak- und Kamelwolle auf und auch alle kupfernen Armreife. Ein Glückstag für die Krämer! Die Kupferarmbänder sind ja nicht nur schön, sie sollen auch als Anti-Aging-Mittel wirken, das Immunsystem unterstützen, bei schmerzenden und steifen Gelenken und auch bei »Orangenhaut« (Cellulite) helfen. Auch den Mädchen oder alten Mütterchen, die vor den Läden ihre wildgesammelten Beeren für wenige Pfennige feilboten, kauften wir fast alles ab.

Interessanter als das moderne Einkaufszentrum war der große offene Markt, wo das einfache Volk einkaufte, was es brauchte. Das Gedränge, die Düfte und Farben erinnerten uns wieder daran, dass wir in Asien waren. Alles, was man sich denken konnte, gab es da, neu oder gebraucht: Sattel, Zaumzeug, Kugelschreiber, Motorroller, Schuhe, Klamotten, Hämmer, Nägel, Filzdecken, Schnaps, frischen *Airag* zum Trinken. In der Halle, wo Gemüse und Obst verkauft wurde, sah es hingegen recht erbärmlich aus. In den Kisten lagen einige verschrumpelte Kartoffeln, etwas Kohl, nicht besonders einladende Karotten und dann noch Zwiebeln und Knoblauch. Das war es.

Daneben, in der Halle der Metzger und Fleischverkäufer, sah es anders aus. Da stapelten sich ganze Haufen Fleisch von Hammeln, Ziegen, Rindern, Yaks, Kamelen und Pferden neben Behältern mit Fettschwarten, Knochen und Schädeln. Auch *Buus*, mit Fleisch gefüllte Teigtaschen, die an schwäbische Maultaschen oder Tortellini erinnern, gab es da. Beim Anblick der Fleischberge konnten einem gestandenen Vegetarier die Haare zu Berge stehen! Es war der totale Horror für alle obst-, nuss- und samenverzehrenden Fruganer (Frutarier), der Alptraum für brave Rohköstler und Veganer, die alle tierischen Produkte, auch Honig, Eier, Milch und Lederkleidung aus ethischen Gründen – aus Barmherzigkeit mit den leidfähigen Tierwesen und wegen der eigenen spirituellen Entwicklung – meiden. Und dann ist da ja auch noch der Klima- und Umweltschutz: Oder tragen die methanhaltigen Rülpse und Furze der Wiederkäuer etwa nicht zum Treibhauseffekt bei?

Tierherden in der weiten mongolischen Landschaft.

»Wie können solche Kadaverfresser überhaupt spirituell sein? Was ist das für ein schlimmes Karma, was die sich aufladen?«, könnte man sich fragen und dabei froh sein, dass man zu den guten, einsichtsvollen Menschen gehört, die realisiert haben, dass man alles, was Augen hat, nicht isst.

Selbstverständlich haben die Fleischgegner recht: Man schaue nur auf die eng eingepferchten, kranken, todunglücklichen Tiere in der Massentierhaltung. Sind sie nicht auch beseelte Wesen? Unsere Brüder und Schwestern? Sie werden mit importierten, genetisch verändertem Soja und Mais gemästet und mit Hormon- und Antibiotikagaben, insbesondere Tetrazyklinen, bis zur Schlachtreife lebendig gehalten. Diese Antibiotika steigern übrigens auch die von Agrarunternehmern gewünschte Gewichtszunahme ihrer Opfer. Hinzu kommen die langen, quälerischen Tiertransporte und auch das Abholzen der tropischen Urwälder, um Soja-Monokulturen und Weideflächen für Rinder, die dann als Fast-Food-Hamburger enden, zu schaffen. Sicherlich, all das ist verabscheuungswürdig. Das sind gute Gründe, auf den Fleischkonsum zu verzichten.

In der Mongolei ist es jedoch anders. Ohne ihre Tiere könnten die Menschen in der rauen Steppe gar nicht überleben.[10] Der karge Boden, die jahreszeitlich bedingten Temperaturschwankungen von bis zu zehn Grad Celsius, die Wetterstürze und plötzlicher Hagel, der die zarten Gemüsepflänzchen zerfetzt, all das macht den Anbau von genügend vegetarischen Nahrungsmitteln praktisch unmöglich. Den Weidetieren verdanken die indigenen Steppenbewohner alles, was sie brauchen: Felle und Wolle, die sie warm halten, Leder für Schuhe, Stiefel, Sattel und Riemen, Filz für die Wände der Jurten, Horn und Knochen, die zu Gebrauchsgegenständen verarbeitet werden, getrockneter Dung, der das Feuer im Herd brennen lässt, und selbstverständlich die Nahrung selbst, die reich an Fett und tierischen Eiweißen ist, die im harschen

10 Auch im hohen skandinavischen Norden oder in den Alpenländern, wie auch im Allgäu, wo ich lebe, ist wegen der Höhe und der kurzen Sommer der großflächige Anbau von pflanzlichen Nahrungsmitteln schwierig; Menschen können hier nur mithilfe der Tiere, vor allem der Rinder, überleben. Die Kühe können, dank der symbiotischen Mikroorganismen im Pansen, die für Menschen unbekömmlichen Gräser und Kräuter verwerten und in Milch, Käse und Fleisch verwandeln. Traditionell wurden auch hier deswegen die Kühe hoch verehrt, sie hatten eigene Namen und waren Teil der Familie.

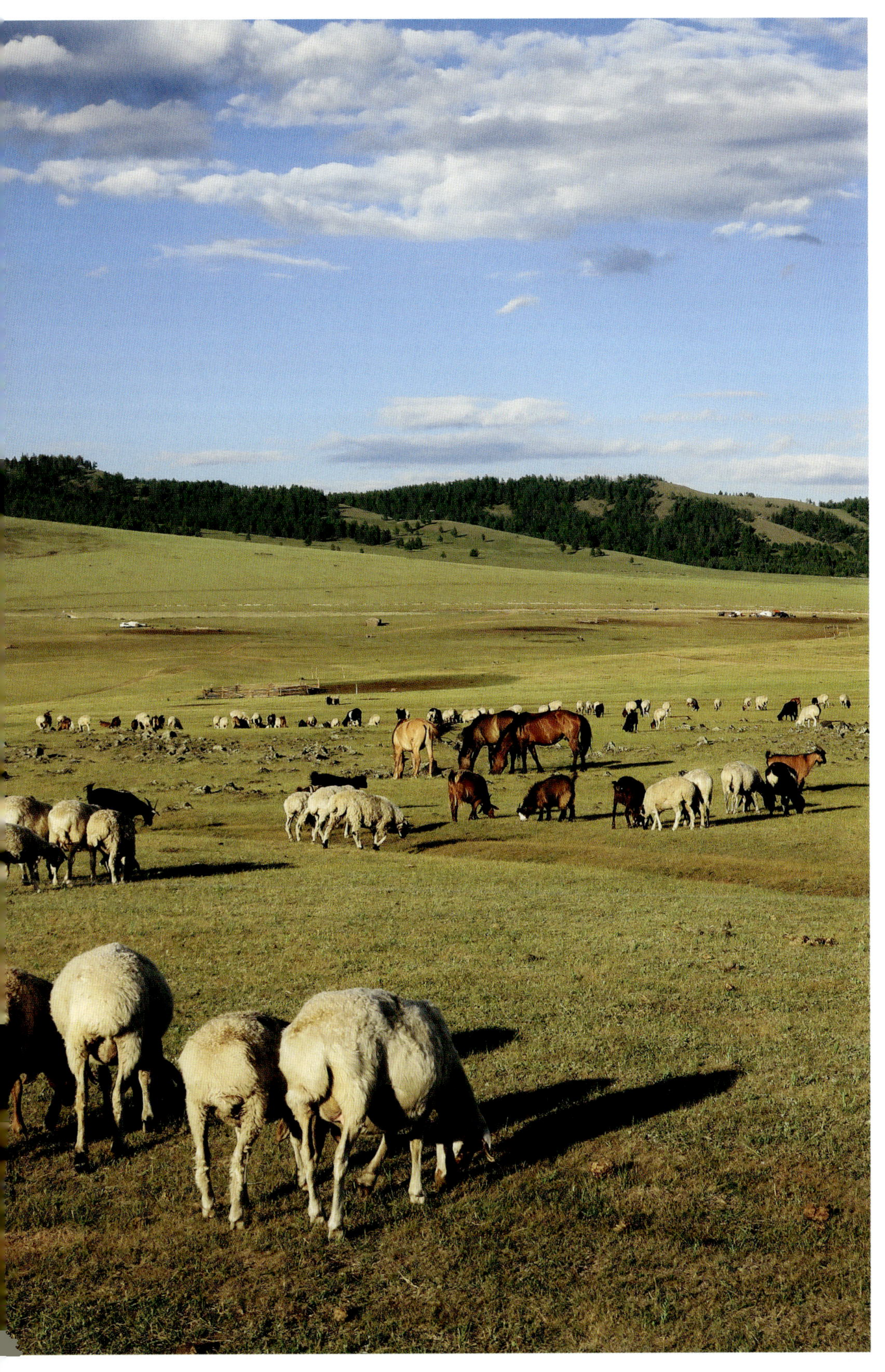

Auf dem Markt in Erdenet feilgebotene Räucherstoffe.

Klima gesund hält und Kraft gibt. Dank ihrer traditionellen Ernährung leiden die mongolischen Nomaden nicht an Krankheiten wie Übergewicht, Diabetes oder Bluthochdruck.[11] Die vergorene Stutenmilch und einige Wildkräuter und Beeren liefern die notwendigen Vitamine, die sonst vom Gemüse kommen würden.

Nein, gequälte Zucht- und Masttiere gibt es da nicht. Die Herden der Steppennomaden sind im Grunde genommen halb wild; sie werden weder eingezäunt noch vegetieren sie in Ställen oder engen Boxen. Sie bewegen sich frei, und wenn ein Gebiet abgegrast ist, ziehen sie weiter; die Wanderhirten ziehen mit ihnen. Mit ihren Herden bilden die Menschen eine symbiotische Lebensgemeinschaft. Wer Tiere kennt, weiß, dass diese Tiere zufrieden sind.

Die Lebensweise dieser Nomaden ist nur einen Schritt entfernt von derjenigen der altsteinzeitlichen Großwildjäger. Sie ähnelt auch der Lebensweise der einstigen indianischen Prärievölker. Auch sie folgten den frei sich bewegenden Herden der Bisons; auch sie waren völlig abhängig von den Tieren, was Behausung – die mit Büffelhäuten bedeckten Tipis –, Nahrung, Werkzeuge und Kleidung betraf; auch wurden ihre Kochfeuer vor allem durch getrocknete Büffelfladen in Gang gehalten.

Auch wenn sich die Mehrzahl der Mongolen zum Buddhismus bekennt, die meisten können sich eine Ernährungsweise, die Fleischgenuss ausschließt, einfach nicht vorstellen. Zwei Frauen unserer Gruppe, Cécile und Gabi, waren Vegetarierinnen. Manchmal, wenn das Essen serviert wurde und sie es bei Reis, Nudeln und etwas Gemüse beließen, dann ernteten sie fragende, fast mitleidige Blicke. Warum kein Fleisch? Litten sie an irgendeiner Krankheit? Fleisch gibt doch Hitze und macht stark.

11 Als die Prärieindianer ihre traditionelle Lebensweise als Bisonjäger aufgeben mussten, wurden auch bei ihnen Übergewicht, Zuckerkrankheit und Herz-Kreislauf-Beschwerden zum allgemeinen Problem.

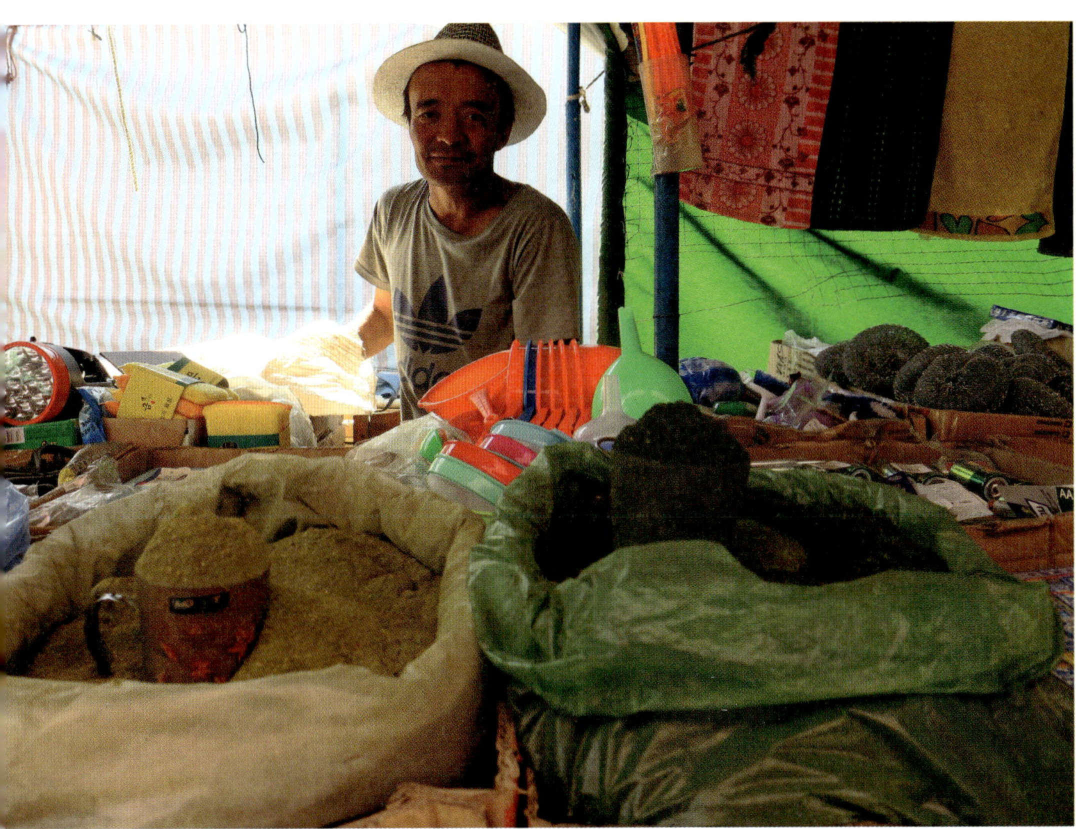

Pflanzen zum Räuchern

Auf dem großen Markt befand sich auch ein ganzer Block mit Ständen, die getrocknete Kräuter feilboten. Neben Heilkräutern gab es überall Tüten mit grünem Pulver. Wir rätselten, was es sein könnte – Gewürz? Doch dann erfuhren wir, dass es sich um fein gemahlene Zweige des **Wacholders** *(Juniperus communis)* oder auch des **Sadebaums** (*J. sabina*, mongolisch *Khasag Arts*, auch *Khonin Arts*) handelt, die zur Verehrung und Anlockung der guten Geister, der Ahnengeister *(Ongod)* und bei allen schamanischen Ritualen zum Räuchern verwendet werden. Das feine Pulver wird angezündet und beginnt zu glimmen, wobei ein gut riechender Rauch aufsteigt. Marianne kaufte einen Beutel des Pulvers und verstreute von da an bei jedem *Owoo* und jeder Kultstätte eine kleine Prise. Auch gemahlener Thymian, Beifuß, Tannennadeln und andere Räuchersubstanzen wurden verkauft.

Wacholder *(Juniperus communis)*, eine sakrale Räucherpflanze.

Wacholder (*Juniperus* spp.

Der Gemeine Wacholder ist ein lichtliebendes, kälteresistentes Zypressengewächs, das sich auch auf mageren, steinigen oder sandigen Böden wohlfühlt. Es ist in verschiedenen Unterarten vertreten, wie etwa als niederliegender Strauch, dem wir im Norden der Mongolei öfters begegneten: als **Zwerg-** oder **Alpenwacholder** (*Juniperus communis* subsp. *sibirica*, *alpina* oder *nana*). Die kleine Konifere ist im gesamten holarktischen (zirkumpolaren) Gebiet, von Grönland über Kanada, Sibirien, Himalaja bis Nordeuropa heimisch. Das duftende Nadelbäumchen gab es schon in der eiszeitlichen Mammutsteppe. Ethnobotaniker sind sich sicher, dass es schon die Jäger und Sammler der jüngeren Altsteinzeit als Heil- und Räuchermittel verwendet haben.

Wie jeder Mitteleuropäer oder weißer Amerikaner kannte ich die Anwendung der blauen »Beeren«[12] als Würze im Sauerkraut; auch der in Holland und Britannien beliebte Wacholderbeerenschnaps oder Gin war mir bekannt. Aber von der ursprünglichen Anwendung als Zauberpflanze erfuhr ich erst durch den Cheyenne-Medizinmann Tallbull. Als er uns einmal besuchte, boten wir ihm zum Schlafen ein Bett in einer alten Blockhütte aus der Siedlerzeit an. Tallbull konnte dort schlecht schlafen; ein unruhiger Geist spuke da herum, sagte er. Wir sollten mit trockenen Wacholderzweigen räuchern, damit dieser verschwindet.

Später erfuhr ich, dass fast überall, wo er wächst, mit *Juniperus* geräuchert wird, wenn es darum geht, ungute Astralwesen zu vertreiben oder die geistige Atmosphäre zu reinigen. Auch wir Europäer kannten das. Sterbehäuser wurden damit ausgeräuchert und in den heiligen Weihnachtstagen, in den Raunächten (Rauchnächten), insbesondere am Dreikönigstag, ist es in den Alpenregionen noch immer Brauch, Haus und Stall mit Räucherwerk aus Wacholder und anderen Kräutern, wie Beifuß und (in katholischen Regionen) mit Weihrauch, zu reinigen und zu weihen. Kräuterpfarrer Sebastian Kneipp räucherte die Zimmer der Kranken mit Wacholder, als eine Cholera-Epidemie in Bayern wütete. Er verlor keinen der 42 Patienten, die er behandelte. Auch die tibetanischen Bön-Schamanen und die nepalesischen *Jhankri*

12 Genau genommen handelt es sich dabei um kugelförmige weibliche Zapfen mit dicken, zusammengewachsenen, fleischigen Zapfenschuppen, die sich im zweiten Jahr ihrer Reifung blau färben und Vögel anlocken, die die darin enthaltenen Samen über ihre Darmausscheidungen verbreiten.

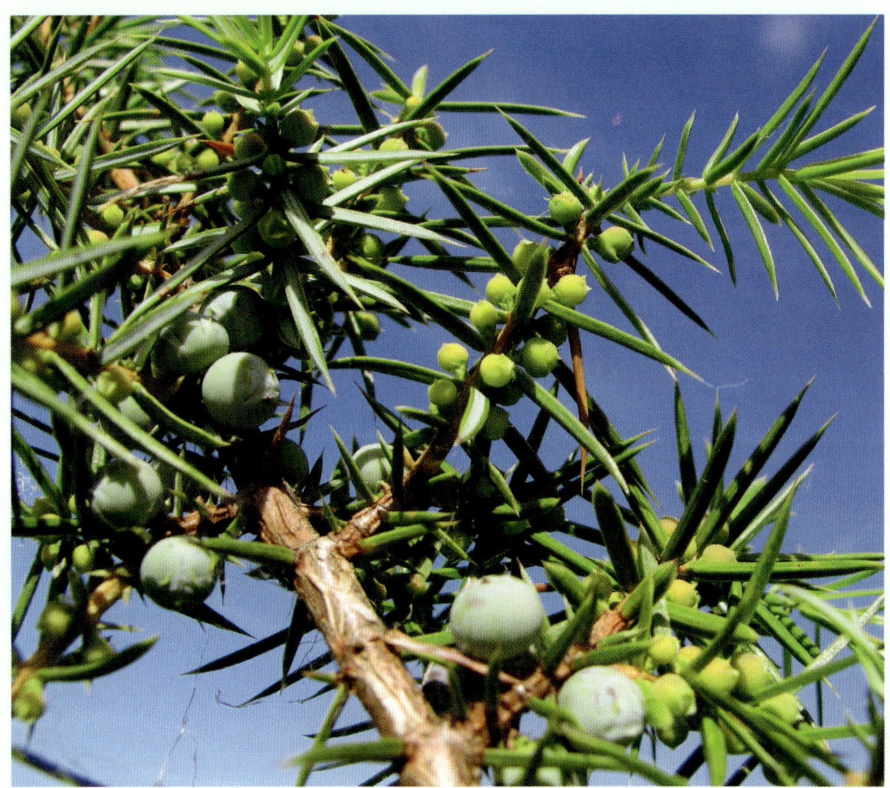

(Schamanen) bedienen sich des Wacholders, um ihre Trance zu verstärken oder um böse Einflüsse und Hexenwerk zu bannen.

Ein Dakota-Indianer erklärte mir, dass jede Räucherpflanze ihre eigene Wirkung hat: der Rauch des Beifußes (*Artemisia* spp.) stellt einen sakralen Raum her; das Mariengras oder *sweet grass (Hierochloe odorata)* zieht die positiven Geister in diesen ätherischen Raum hinein, und der Wacholder schützt diesen Raum vor üblen Energien und Wesenheiten.

Für die Indianer besteht eine Verbindung des Wacholders zum Himmel. Die Dakota und die Pawnee hängen Zweige in die Tipis, um sich gegen Blitzeinschlag zu schützen; die Schwarzfußindianer räuchern mit der Pflanze gegen Gewitter.

Auch die Mongolen kennen das. Unsere Begleiterin Bolo erzählte einmal nebenbei, dass man gut mit Wacholder, Beifuß und **Thymian (Quendel)** räuchern kann, um die Geister anzulocken und zu erfreuen. »An einem feinen Windhauch, der dann plötzlich auftritt, merkt man, dass die Geister gekommen sind«, fügte sie hinzu. Der hier infrage kommende Thymian ist der in der Steppe wachsende *Thymus serpyllum* subsp. *mongolicus* oder *altaicus.* Das altgriechische Wort *thymiama* bedeutet übrigens »Räucherung« oder »Räucherwerk«.

Es ist wahrscheinlich wegen dieser schützenden und harmonisierenden Wirkung, dass man auch in Europa einst die Toten mit dem Holz des Wacholders einäscherte. In dem von den Gebrüdern Grimm aufgezeichneten, plattdeutschen Märchen *Machandelboom*[13] kommt dieses archaische Motiv zur Sprache: Das Bündel mit den Gebeinen eines toten Jungen wurde unter den Wacholder gelegt. »Da fing der Baum an zu rütteln und zu schütteln. Eine Flamme schlug heraus, Rauch stieg auf, und auf einmal war ein Vogel (die Seele des Toten) da, der sich singend in die Lüfte erhob« (Storl 2014b:152).

Auch bei den Indianern spielt der Wacholder eine Rolle im Totenkult. Die Ojibwa flechten gespaltene Wacholderholzstreifen und legen sie auf die Gräber; die Salish in Britisch Columbia legen Juniperus-Zweige auf die Särge, um die Toten zu beruhigen; die Okanagan-Indianer räuchern nach Bestattungen, um unruhige Geister zu vertreiben. Aber auch aus Sibirien wird von dem Brauch berichtet, dass man Wacholderzweige in die Spuren legt, wenn ein Leichenzug vorbeigegangen ist.

Fast überall werden die *Juniperus*-Arten medizinisch verwendet. In Europa war der **Sadebaum** *(J. sabina)* eher verpönt. Er fand Anwendung als menstruationsförderndes und abtreibendes Mittel, aber auch gegen Hexerei. Kräutervater Hieronymus Bock (1498–1554) lässt uns wissen, »die Hetzpfaffen und alten Huren genießen den Seuenbaum am besten (...) gegen Donner und Teufel« (Beckmann/Beckmann 1997:40). In der Mongolei wird der Sadebaum als harntreibendes, fiebersenkendes und lymphtrocknendes Mittel verwendet, auch bei Arthritis, Lungenproblemen und »Nierenfieber« (WHO 2013:95). In Sibirien wird mit Sadebaum bei Epidemien geräuchert; die »Beeren« finden Anwendung bei Wassersucht und Harnverhalten.

Auch die Indianer kannten vielfältige Anwendungen der verschiedenen Wacholderarten, insbesondere der Virginianischen Zeder *(Juniperus virginiana)*. Auch sie nutzten die keimtötenden, aromatischen Beeren als Diuretikum oder, gekaut, bei Sodbrennen. Die Beeren, deren ätherische Öle leicht in Fett löslich sind, wurden in Bärenschmalz gesotten und bei Gelenkleiden und Rheuma eingerieben. Der Dampf der gekochten Zweige wirkt schleimlösend und antiseptisch und wurde bei Lungenleiden eingesetzt (Storl 2016:75). Auch kranke Pferde kamen in den Genuss der Heilkraft dieser Konifere, indem man sie mit Wacholderrauch beräucherte.

13 *Machandelboom* ist die niederdeutsche Bezeichnung für den Wacholder, der in der bayrisch-österreichischen Mundart Kranewitt genannt wird und im Alemannischen Reckholder.

Der lange Schatten des Schlaraffenlandes

Zum Abendessen wurden wir in eine schöne runde Holzhalle – angeblich ein Nachbau der Fürstenjurte des Dschingis Khan – neben dem Hotel eingeladen. Während wir uns den Magen mit köstlicher mongolischer Cuisine vollschlugen, spielten draußen im Gartenrestaurant des Hotels, auf eine riesige Leinwand projiziert, die neusten westlichen, vor allem angloamerikanischen Videoclips. Was hier mit ohrenbetäubender Lautstärke ablief, war geeignet, die wildesten, exotischen Träume zu beflügeln. In den reißerischen, sexualbetonten Kurzfilmchen wurden alle herkömmlichen Tabus umstandslos beiseitegewischt, die neuste Mode angepriesen und ein hedonistischer Lifestyle hemmungslos zur Schau stellt. Es war das absolute Gegenteil von der naturnahen, seit Jahrtausenden überlieferten Lebensweise der Steppennomaden.

Von Wodka beflügelt, fuhr die anwesende mongolische *Jeunesse dorée* auf den kulturellen Paradigmenwechsel ab. Als seien sie von einem blinkenden, surrenden Raumschiff entführt worden, schwirrten sie in eine Seinsweise jenseits des *Tenger*, des ewig blauen Himmels, jenseits der mütterlichen Erde. Sie waren, im wahrsten Sinne des Wortes, einer Faszination erlegen. Faszination, vom lateinischen *fascinare*, bedeutet ja nichts anderes als »verhext« oder »verzaubert« zu sein. Das Faszinierende lenkt vom Eigentlichen, vom Wirklichen ab. *Fascinum* hieß im alten Rom auch der Phallus, der erigierte Penis, der unverschämt alle Blicke auf sich zieht. Deswegen hingen die Römer den kleinen Kindern obszöne, phallusförmige Amulette um den Hals, um den neidvollen, bösen Blick vom Kind selbst abzulenken.

Ja, so macht man das, wenn man jemanden ausrauben will. Man fasziniert das einfache Volk, vor allem die Jugend, sodass sie ihre Wirklichkeit, ihre wirklichen Interessen (das Wort entstammt dem Lateinischen und bedeutet »mittendrin sein«) vergessen.

Während ich da saß, einen eisgekühlten Trank schlürfte und meine ethnografischen Beobachtungen machte – die meisten unserer Truppe waren gegangen, weil sie den Krach nicht aushielten –, da kam mir die deutsche Rockband Rammstein in den Sinn, wo der Barde, der Sänger und Dichter Till

In der Grassteppe von Bulgan Aimag tritt an mehreren Stellen heilkräftiges Wasser aus der Erde.

Lindemann, das Lied singt: »We're all living in America, Amerika ist wunderbar (...) nach Afrika kommt Santa Claus, und vor Paris steht Mickey Maus.« »Amerika«, als Ideologie, ist global, ist abgelöst von der Erde unter den Füßen und vom unmittelbaren blauen Himmel. Welcome Mongolia, welcome to Pizza, Hamburgers, Donald Duck, Lucky Strike, Coca-Cola, Pinball, Monsanto, Mondlandung, Marilyn Monroe, Google, Valentine's day, Startrek, E-Bay, Amazon, Facebook ... Nun leben wir alle in Amerika.

Heilquellen

Nach Erdenet fuhren wir weiter querfeldein – Straßen gab es nicht – durch eine endlose, in unseren Augen praktisch unberührte Landschaft. Die sanften Berge, die an ihrer Nordseite mit Espen-, Birken- und Kieferhainen bedeckt waren, erinnerten mich immer wieder an Wyoming und Montana. Ich fand den Gedanken interessant, dass die Mongolei auf dem Globus genau gegenüber von diesen Gebieten in Nordamerika liegt, als sei es ein Spiegelbild. Orgilmaa und Bolo, unsere beiden Reiseführerinnen, wollten uns die Heilquellen der Region Bulgan Aimag zeigen. Heilwasser spielt in der mongolischen Volksheilkunde eine wichtige Rolle.

In einer breiten Senke, mitten in der stark beweideten Grassteppe, kamen wir an den Ort, wo an mehreren Stellen das Wasser aus der Erde hervortrat. Auf dem Parkplatz befanden sich die Fahrzeuge vieler Besucher, die mit Kanistern, Eimern und Plastikflaschen zu den heilungsversprechenden Quellen pilgerten. Teilweise sprudelte das Heilwasser direkt aus der Erde, teilweise wurde es durch hölzerne Rinnen geführt und versickerte dann wieder in dem von Bachbunge, Wasserkresse, Sumpfschachtelhalm, Hahnenfuß und anderen wasserliebenden Pflanzen bewachsenen Morast. Schildchen wiesen aus, was die jeweiligen Wässerchen zu heilen vermochten: Da waren solche für schärfere Augen, für sexuelle Potenz oder einen klaren Kopf; andere wiederum gegen Diabetes, Magenschmerzen, Herzprobleme, Krebs, Kopfschmerzen und so weiter. Die einzelnen Quellen lagen sehr dicht beieinander, sodass man

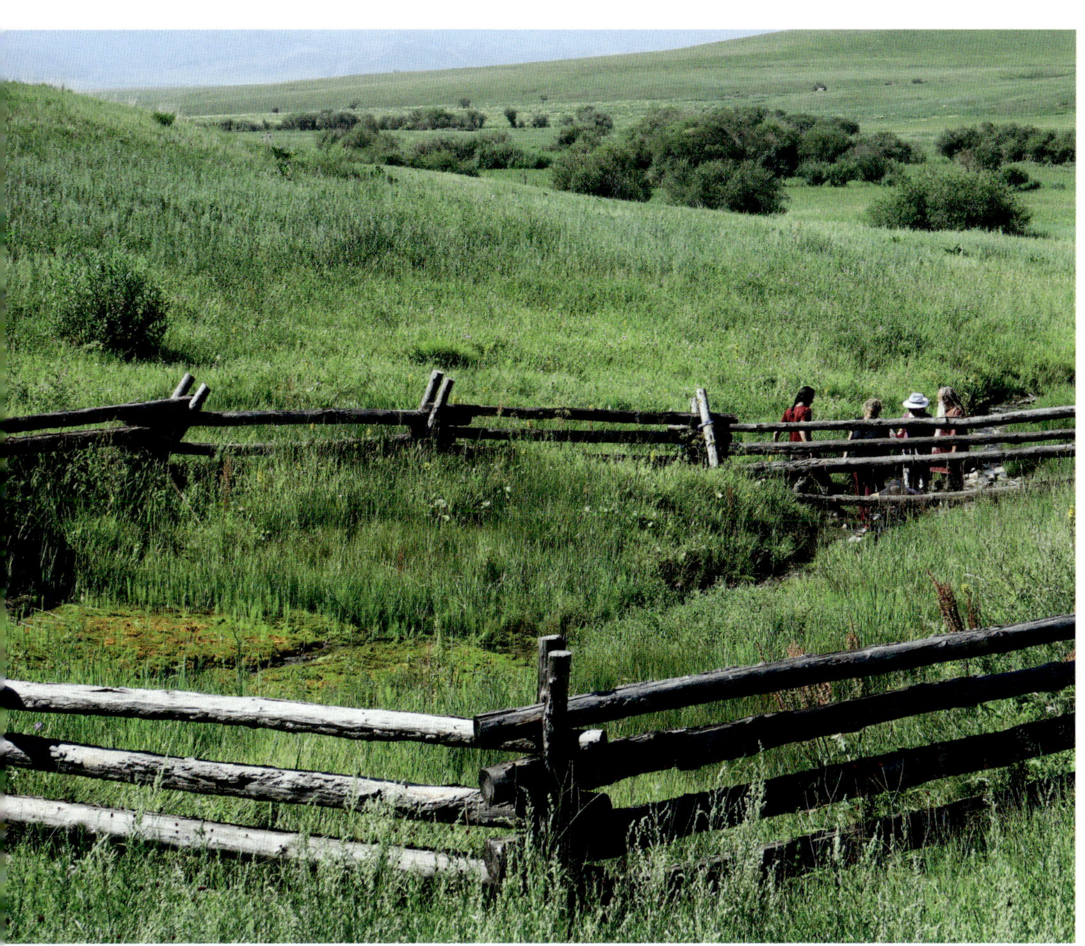

vermuten könnte, dass alle hervorsprudelnden Wässerchen denselben unterirdischen Ursprung hatten. Das hinderte uns dennoch nicht, fleißig alle Wasser zu probieren. Sie waren frisch und schmeckten gut. Theoretisch könnte man sich ja dadurch vor jeder möglichen Krankheit schützen.

Ich merkte, dass Pitt als Einziger kaum etwas von dem Labsal zu sich nahm. Er hatte sich nicht blenden lassen. So sauber könne das Wasser nicht sein, gab er uns zu bedenken, denn das Areal war gut beweidet, hier und da lagen Pferdeäpfel, Schafs- oder Ziegenköttel und Kuhfladen.

Traditionelle Mongolische Medizin

Ethnomedizinisch gesehen, hat jede Ethnie ihre eigene effiziente Form der Heilkunde, die den jeweiligen natürlichen Umweltbedingungen, dem Klima und der lokalen Lebensweise angepasst ist. Das ist in der mongolischen Steppe nicht anders. Hier daher einige Kernelemente der Heilkunde der Steppennomaden:

1. **Schamanismus**[14]: Im Mittelpunkt der mongolischen Heilkunde steht vor allem die schamanische Sitzung, in welcher der Schamane oder die Schamanin die Krankheitsdämonen, die in den Patienten eingedrungen sind, ausfindig macht oder auch verlorene Seelenteile wieder auffindet.

Siechtum verursachende zornige Ahnengeister oder Naturgeister können relativ leicht aus dem Körper des Kranken herausgesungen oder mit einem Fächer oder Kräuterwisch herausgewedelt werden; der Schamane kann sie auch heraussaugen oder -kneten. Es gibt aber auch stärkere, feindseligere Geister, bei denen es eventuell notwendig ist, dass ein Tieropfer gebracht wird und sich der Schamane in Trance begibt, um mit diesen Geistern zu verhandeln. Wenn sie nicht gehen wollen, kann er sie mit glühenden Eisen, Messern oder mit Pfeil und Bogen bedrohen; der *Böö* (Schamane) kann ihnen auch den Schamanenspiegel vorhalten, sodass sie sich vor ihrem eigenen Spiegelbild erschrecken und fliehen. Das ist keine einfache Sache, sondern erfordert viel Kraft und Energie. Oft springen diese Geister in den Schamanen; er wird sie dann los, indem er sie heftig herausrülpst, erbricht oder durch den Darm jagt. Er kann sie auch in eine Puppe oder einen Fetisch *(ongon)* einfangen und dann später in der Natur entlassen oder in die Unterwelt schicken.

Der Mensch hat drei Seelen (siehe Anhang, Seite 209). Wenn Seelenteile eines lebenden Menschen abgelöst werden, entweder durch einen geistigen Angriff (Verzauberung) oder durch ein physikalisches Trauma, dann folgt unweigerlich eine körperliche Krankheit oder geistige Verwirrung. Der Patient wirkt abwesend; er ist nicht bei sich und ähnelt einem Zombie. Der Zustand ist lebensgefährlich, weil der Körper so auf die Dauer nicht richtig funktionieren kann. Auch unsere modernen Ärzte fragen ihre Patienten noch immer: »Na, was fehlt Ihnen denn?« Manchmal lässt sich die Seele leicht finden, aber oft ist der Schamane gezwungen, bei seiner Suche auf eine lange Reise in die Unterwelt zu gehen. Das ist für ihn gefährlich, denn dabei befindet er sich selbst außerhalb seines Körpers und ist so für Feinde leicht angreifbar. Meistens hat er aber verlässliche Schutzgeister, die ihn bewachen; und auch die Angehörigen des Kranken geben ihm Energie.

14 Schamanismus ist keine Religion, er hat keinen einheitlichen Katechismus, keine einheitlichen Glaubenssätze und keine Rechtsgelehrten, wie etwa den islamischen Azhar-Rat oder das römische Kardinalsgremium, die sich um die rechtmäßige Auslegung der Schriften kümmern. Die Schamanen brauchen weder Priester noch Mönche; sie pflegen den unmittelbaren Verkehr mit den Geistwesen. Sie gelten als besondere Menschen, werden aber nicht als Heilige verehrt.

Schamane wird man nicht aus eigenem Wunsch. Es sind die Geister, Gottheiten oder Ahnen selbst, die den Schamanen berufen und ihn initiieren, wobei er schwerer körperlicher und auch seelischer Qualen ausgeliefert wird und sogar sterben kann, denn nur so, wenn er das Leid selbst durchgemacht hat, wird er andere in ihren Ängsten und Schmerzen verstehen, sie begleiten und ihnen helfen können. Jede Krankheit transformiert die Seele, lässt sie reifen; durch das Leiden wird man ein anderer, als man vorher war.

Das gilt vorerst für den Schamanen selbst. Seine Einweihungskrankheit ist eine Zuspitzung dieses seelischen Transformationsprozesses. Nach seiner Einweihung kennt er die wilden Geister, die Krankheiten bewirken. Es sind dieselben Dämonen, mit denen er sich während seiner schamanischen Initiationskrankheit auseinandersetzen musste. Sie sind es, die den Schamanenanwärter, während er in der »Anderswelt« herumirrte, gejagt, getötet, zerstückelt, im Feuer gebraten und sein Fleisch, seine Organe, gefressen hatten, ehe eine Vogelmutter seine Knochen aufsammelte, diese wieder in der richtigen Reihenfolge zusammensetzte und mit neuem Fleisch bedeckte. In ihrem Nest im neunstöckigen Weltenbaum hütete sie das »Vogeljunge« so lange, bis es flügge wurde und für seine Aufgabe als Schamane ausgereift war.

Durch ein derartiges lebensgefährliches Einweihungserlebnis ist der Schamane kein normaler Mensch mehr. Er hat nun spirituelle Flügel, mit denen er jederzeit in die »jenseitigen Dimensionen« fliegen kann. Er vermag aber nur jene Geister zu bezwingen, die bei dem Dämonenfest von seinem Fleisch gefressen hatten. Er kennt diese Krankheitsdämonen allzu gut, denn während der Fressorgie wurde sein abgetrennter Kopf auf einen Stecken gesteckt, sodass er seiner eigenen Zerstücklung zusehen konnte. Über sie hat er nun Macht, nicht aber über jene Dämonen, die bei dem wilden Festschmaus nicht anwesend waren.

Der Schamane ist eigentlich ein lebender Toter, er gehört zu beiden, zur hiesigen wie auch zur spirituellen Welt. Er kann in diese unsichtbare Welt reisen. Deswegen kann er nicht nur die Geister ausmachen, er kann auch verlorene oder von Magiern oder Dämonen geraubte Seelenteile ausfindig machen und zurückholen. Dabei helfen ihm verbündete Geistwesen oder Tiere.

Nicht nur die menschliche Gemeinschaft braucht den Schamanen, sondern auch die Geister und Ahnen, die ihn berufen und initiieren, denn nur er kann Ordnung und Harmonie in der seelischen Welt wie auch in der äußeren Umwelt wiederherstellen.

Für uns, die wir in einer sogenannten wissenschaftlich aufgeklärten Denkweise sozialisiert wurden, sind das alles lediglich fantasievolle Bilder, etwas, was man allenfalls psychoanalytisch deuten könnte, was aber keinen Anspruch auf empirische Realität hat. Traditionelle Kulturen, wie etwa die mongolischen Nomaden, Sibirier und Indianer, leben dagegen in einem beseelten Universum voller verkörperter und nicht verkörperter Wesenheiten, mit denen die Menschen in ständiger Wechselbeziehung stehen und mit denen sie auskommen müssen. Schamanen sind die Experten, was diesen Umgang mit den Wesen der anderen Dimensionen betrifft. Sie versuchen, die Krankheiten von innen her, auf der geistig-seelischen Ebene zu beheben und nicht nur auf der Ebene der äußeren Erscheinungen und Symptome. Das schließt aber nicht aus, dass zugleich rationelle, empirische Heilmethoden und -mittel Teil des therapeutischen Vorgehens sind.

Die Aufgabe des Schamanen, neben Wetterzauber und Jagdzauber, ist es, Menschen und Tiere zu schützen und die Harmonie mit der Geisterwelt herzustellen. Krankheit ist immer auch Disharmonie und Unordnung. Um seine Berufung auszuführen, stehen ihm verschiedene Werkzeuge zur Verfügung. Diese sind folgende:

- Das bunte **Schamanenkostüm**, in dem seine Hilfsgeister wohnen.
- Die **Rahmentrommel**, deren Rhythmus die Phasen der Trance kontrolliert. Zu Beginn der Séance wird die Trommel am Feuer erwärmt, um sie »lebendig« zu machen.
- Der **Geisterspiegel** *(Toli)* aus poliertem Metall, der auf der Brust, über dem Thymus, als Schutzschild gegen Geisterangriffe getragen wird und dessen Licht die Dämonen blendet. Der Spiegel nimmt auch kosmische Energie auf und lässt sie dem Schamanen zukommen. Der Gebrauch des magischen Spiegels entstammt dem chinesischen Kulturkreis.
- Der **Zauberstab,** der Geisterpferd, Reithirsch oder Rentier darstellt, mit dem der Schamane in die unsichtbaren Welten reitet. Der Stab entspricht dem Besen der früheren europäischen Schamaninnen (Hexen).
- Ein **Wedel**, Quast, Handbesen oder Fächer aus Federn oder Pferdehaar oder ein Pflanzenbüschel (etwa aus Birkengrün, Gagel, Fichte und so weiter), mit dem er ungute Energien oder lästige Geister vom Patienten wegwischen oder wegscheuchen kann.
- **Musikinstrumente**, wie die Maultrommel, Flöte oder auch Mundharmonika; aber vor allem die eigene Stimme.
- Bei der **Kopfbedeckung** der mongolischen Schamanen fallen vor allem die Fransen (Lederstreifen oder geflochtene Stoffstreifen) auf, die wie ein Vorhang das Gesicht bedecken und den Böö vor der Außenwelt abschirmen und vor äußeren Einflüssen während der Trance schützen. Federkronen, die an indianischen Kopfschmuck erinnern, oder auch Hörner verbinden ihn mit den Geistern der Krafttiere. Es werden teilweise auch echte Masken getragen, die – ähnlich denen der alemannischen *Fasnet*[15], der irokesischen Falschgesichter oder der tibetanischen Dämonenmasken – bestimmte Geistwesen darstellen.
- **Bewusstseinsverändernde Substanzen:** Tabak und Wodka spielen häufig diese Rolle, aber vor allem **Wacholderrauch**, der in dichten Schwaden das Schamanenzelt füllt und eine leichte psychedelische Wirkung

15 *Fasnet* oder Fasnacht ist ein alemannisch-schwäbisches Fest im Februar, das den Durchzug der wilden, fruchtbarkeitsbringenden Geister, des Gefolges der alten Göttin Percht oder des Zaubergottes Woudis (Wodan) darstellt.

entfaltet. Der Rauch erhöht die Energie des »Windpferdes« des Schamanen. Um Tiefentrance zu erlangen und dabei die Welt der Naturgeister und der Toten zu erkunden, kann der **Fliegenpilz** eingesetzt werden. Das geschieht aber nicht während der Séance selbst.

2. **Heilkräuterwissen**: Selbstverständlich spielten bei den schamanisch orientierten Heilern auch die lokal wachsenden Heilpflanzen eine wichtige therapeutische Rolle. Meistens werden sie im Alltag vorbeugend verwendet oder auch nach der erfolgreichen schamanischen Séance, um den Patienten auszuheilen. Jeder *Böö* hat seine eigenen Kräuter, die sozusagen seine pflanzlichen Verbündeten sind, und seine spezifische Pflanzenmischung *(zay)*, die zur Reinigung und Heilung des Patienten und zum Räuchern angewendet wird (Otgony/ Gurbadaryn 2006:264).

Um die sechshundert verschiedene Pflanzenarten werden in der mongolischen Volksmedizin angewendet. Es wird jeweils die ganze Pflanze, Wurzel, Blatt und Blüte, genutzt. Die Kräuter werden vor allem als Aufgüsse (Tees) oder Abkochungen (Dekokt) eingenommen. Nicht nur in Wasser, sondern auch in Milch, Molke oder im Harn von Kühen oder Pferden werden sie abgekocht. Ähnlich wie in Europa werden sie dann drei Mal am Tag getrunken. Auch als Pulver, Auflagen, Salben und Pillen kommen sie zur Anwendung.

Viele Kräuter werden mit Milchprodukten (Milch, Butter, Molke) verarbeitet. Die **Himalaja-Alpenscharte** (*Saussurea involcrata*, englisch *saw-wort*, *snow lotus*)[16] etwa wird in Milch gekocht, um Lungenleiden zu lindern. Beifuß-Kraut wird in Molke gekocht und dann als Brei bei Knieschmerzen aufgelegt. Aus anderen Kräutern wiederum, wie dem **Möhren-Erbsenstrauch** (*Caragana jubata*, syn. *Astragalus jubata*), wird eine Salbe mit Butterschmalz gemacht, um sie auf Entzündungen aufzutragen.

Als mystisches Vorbild für mongolische Kräutersammlerinnen und Kräuterheiler gilt Temudschins (Dschingis Khans) weise, naturkundige Mutter, Hoelun. Nachdem ihr Mann von Tataren vergiftet worden war, die Familie all ihren Besitz verloren hatte und sich in der Wildnis am Onon-Fluss verstecken musste, ernährte und heilte sie ihre Kinder mit Wildpflanzen und Wildkräutern. Im klassischen, um 1240 aufgezeichneten Buch *Die geheime Geschichte der Mongolen* wird erzählt: »... ihr Kleid fest geschürzt, lief sie den Fluss auf- und abwärts, las Ebereschen-Beeren und Traubenkirschen auf (...) grub mit Wacholderspan in der Hand die Wurzeln des Großen Wiesenknopfs *(Sanguisorba officinalis)* und die Wurzeln des Gänsefingerkrauts aus; auch Wildzwiebeln, Wildlauch, Feuerlilienwurzeln, Lauch suchte sie« (Meserve 2003:155).

16 Diese Alpenscharte, eine Verwandte der Disteln, wird in Nordindien mit *Brahma Kamal* identifiziert. Mit ihrer Hilfe soll Shiva einen Elefantenkopf auf den leblosen Torso Ganeshas transplantiert und ihn wieder lebendig gemacht haben. Es gilt auch als das Kraut, das der Affengott Hanuman aus dem Himalaja holte, um damit die Gefallenen in der Schlacht gegen den Dämonenkönig Ravanna wiederzubeleben. In der indischen Medizin kommt das Kraut bei schmerzenden Knochen, Verdauungsbeschwerden, Erkältungen und Weiterem zur Anwendung.

Hoelun, Dschingis Khans kräuterkundige Mutter.

Die kräftigsten Kräuter wachsen auf dem »lebendigen Land«, auf der »Haut der Erde«, nicht auf »totem Land«, also auf Erde, auf der Ackerbau betrieben wurde oder Häuser gebaut wurden, denn dort hat die Erde »ihre Haut verloren«.

Kräuter sind heilig. Nur wenn man sie unbedingt braucht, sollte man sie pflücken. Wer dagegen verstößt und mutwillig Pflanzen pflückt, gräbt oder ihnen schadet, dem schicken die Geister Krankheit und Unglück.

Pflanzen haben eine Seele, der Pflanzenkundige kann mit ihnen reden. Die Pflanzenseele ist nicht so fest an ihren Körper gebunden, sie vermag es, sich vorübergehend mit einem Tier oder gar einem Menschen zu verbinden oder als solche zu erscheinen. Für die Mongolen, wie auch die Sibirier und Indianer, ist das nicht nur eine Vorstellung, sondern eine (außergewöhnliche) Erlebnistatsache.

3. **Fleisch als Heilmittel**: Tiere stecken voller Lebenskräfte, und sie können die Heilkräfte jener Pflanzen vermitteln, die ihr Futter sind. Der Wolf gilt als weise und spirituell, deswegen gelten seine Organe und sogar das Fell als besonders heilkräftig. Ein Pulver, hergestellt aus einem Wolfsrektum, soll zum Beispiel bei Hämorrhoiden helfen. Das Fleisch von Schneehühnern soll entzündungshemmend wirken. Vor einer Operation – etwa im Krankenhaus in Ulan Bator – essen die Patienten gern Schneehuhn. Wildziegenfleisch hilft bei Lungenkrankheiten; das Blut von Hirschen hilft bei Herzproblemen, und das Herz eines Hasen wirkt gegen Wahnsinn. Ein noch warmer Pansen mit Grasinhalt wird bei Arthrose aufgelegt (GERMANN 2014:60ff).

Das Fleisch der Murmeltiere, insbesondere ihr Fett oder Öl unterstützt die Bildung der Geschlechtshormone und mildert Stresssymptome. Die Mongolen verwenden es bei Tuberkulose, reiben es ein bei Verbrennungen, Erfrierungen, Muskelzerrungen und geben es schwächelnden Kindern – ähnlich wie bei uns früher den Lebertran – zur Stärkung. Das macht Sinn, denn es enthält viele Steroidhormone. Nach dem langen Winterschlaf bauen diese Tiere ihre Muskeln und Organe mit ihren Fettreserven wieder auf. Auch in der alpenländischen Volksmedizin kennt man die Murmeltiersalbe, die bei Verspannungen, Gelenkschmerzen, Gicht und Rheuma oft Wunder wirkt.

4. **Moxibustion (Moxa) und Akupunktur:** Das Verglimmen kleiner Kügelchen des getrockneten Beifußkrauts *(Artemisia vulgaris, A. argyi)* auf bestimmten Akupunkturpunkten auf der Hautoberfläche wird

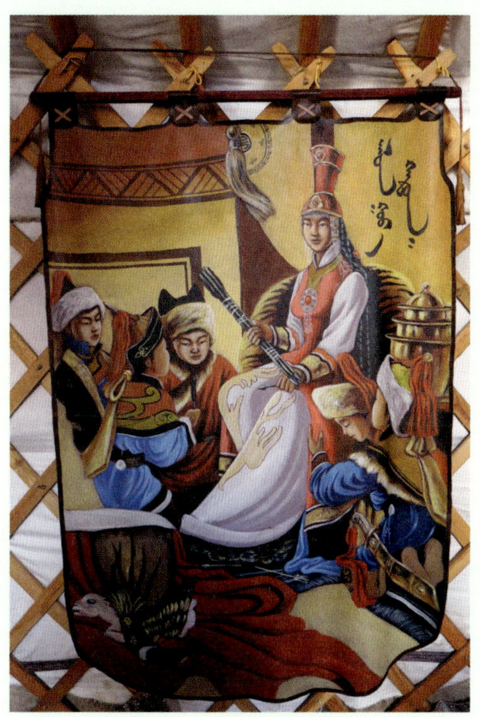

meistens mit der Traditionellen Chinesischen Medizin (TCM) in Verbindung gebracht. Ebenso die Akupunktur, das Stecken von Nadeln in vorgegebene Stellen in die Haut. Ethnomediziner jedoch sind der Ansicht, dass diese Therapieformen ursprünglich aus dem Norden kamen, aus der Mongolei und Sibirien.

Moxibustion wie auch Akupunktur sind bewährte Reiztherapieformen, deren Ursprünge in das jüngere Paläolithikum zurückreichen und die sich Mongolen und Sibirier mit den amerikanischen Eingeborenen teilen.[17] Die Heiler in der Alten Welt wie auch in der Neuen Welt verwendeten heiße Steine oder punktierten mit spitzen Knochen, Dornen oder Steinsplittern. Der Cheyenne-Medizinmann Elkshoulder arbeitete erfolgreich mit dem Auflegen erhitzter runder Kieselsteine. Bei Kopfschmerzen oder schmerzenden Körperteilen schieben die Kiowa-Apachen[18] dünne, angespitzte Beifußstäbchen *(A. ludoviciana)* in die Haut, zünden sie mit einer glimmenden Kohle an und lassen sie bis auf die Haut herunter abbrennen (Kindscher 1992:49). Die kalifornischen Chumash-Indianer benutzen Räucherbündel aus Beifuß (*A. vulgaris* var. *douglasiana*) als Moxa bei chronischen Krankheiten und gynäkologischen Problemen (Adams 2010). Die Indianer des östlichen Waldlandes, die Irokesen und Algonkin, benutzen zu ähnlichen Zwecken fingerlange Stückchen des getrockneten Holundermarks *(Sambucus canadensis)* – sogenanntes *Punk* –, um sie auf der Haut zu verbrennen.

Noch heute wird Moxibustion in der mongolischen Medizin angewendet, wobei sich die Stellen, die erhitzt werden, nicht unbedingt genau mit den chinesischen Akupunkturpunkten decken. Moxa wird vor allem bei »Wind«, bei »kalten« Krankheiten genutzt. Neben Beifuß wird auch,

17 Auch in Europa scheint die Akupunktur als gezielte Krankheitsbehandlung steinzeitliches Erbe gewesen zu sein. Zum Beispiel zeigt die ungefähr 5200 Jahre alte Gletschermumie »Ötzi« 62 Tätowierungsstellen, von denen die meisten exakt auf Akupunkturpunkten liegen. Es sind die Punkte für die Meridiane von Wirbelsäule, Gallenblase, Milz und Leber, eben jene Stellen, die ihm Beschwerden bereiteten (Rückenschmerzen, Gallensteine und Leberbeschwerden). Die Stichwunden wurden mit Kohlepulver eingerieben, sodass sie sich als Tattoos verfärbten (Bahr et al. 2015).

18 Die Apachen gehören zu der Sprachgruppe der Athabasken, Nachkommen jener Völker, die als letzte Gruppe vor rund 12 000 Jahren von Sibirien nach Alaska kamen und viele Elemente der paläosibirischen Kultur beibehalten haben.

Auch mit Edelweiß wird gemoxt.

vor allem in der Altairegion, mit getrocknetem **Edelweiß** *(Leontopodium leontopodioides)* gemoxt.

Die altmongolische Heilkunde kennt auch die sanfte Akupressur sowie das Auflegen von Beuteln mit Fenchel und anderen aromatischen Kräutern. Dabei wird der Beutel zuerst in heißer Butter erhitzt und dann auf die vorgesehene Stelle gelegt.

Moxibustion regt tatsächlich die Abwehrkräfte an und lässt die Hirnanhangsdrüse und die Nebennieren Hormone ausschütten. Laut der TCM regt es den Fluss des Qi an.

5. **Stutenmilch-Therapie**: Für alle nomadischen Filzzeltbewohner der asiatischen Steppen gilt *Airag* oder *Kumys* als Lebenselixier. Das ist auch kaum verfehlt. Die durch Milchsäurebakterien und Hefen zum Gären gebrachte Stutenmilch ist vitaminreich, regt den Stoffwechsel an, entgiftet die Leber, steigert die Manneskraft und macht rote Wangen. Eine Kumyskur ist angesagt bei chronischen Krankheiten, vor allem die der Lunge. Sie wird als Kur empfohlen bei Schwindsucht, Lungenentzündung und Blutarmut.

Die Therapie mit Stutenmilch ist inzwischen auch in Europa angekommen. Diese Milch hilft bei Hautproblemen, Stoffwechselkrankheiten, Gelenkbeschwerden, Wechseljahresbeschwerden, sie unterstützt Krebspatienten, besser mit Chemotherapie- und Bestrahlungsschäden zurechtzukommen, senkt den Blutdruck und verbessert die symbiotische Darmflora.

Eine weitere der vielen Anwendungsmöglichkeiten der Milch in der mongolischen Heilkunde ist folgende: Pferdemist, Kuhmist und Asche werden in der Milch zu einem Brei gemischt und als Kataplasma auf rheumatische Stellen aufgetragen.

6. **Wundbehandlung und Knochenrichten**: Die mongolische Heilkunde ist die Medizin der Nomaden und Reiterkrieger. Nicht nur gibt es viele verschiedene Wundheilkräuter, es gibt auch besondere Therapien für Wunden mit starkem Blutverlust. Die verwundeten Körperteile wurden zum Beispiel in frisch geschlachtete Rinder oder Kamele gebettet. Das warme frische Blut sollte den Heilprozess anregen.

Wie bei vielen Völkern gibt es bei den Mongolen hellsichtige Knocheneinrichter *(Bariach)*, die – ähnlich wie der ostfriesische »Knochenbrecher« Tamme Hanken –, von ihren Ahnen die Fähigkeit geerbt haben, Knochen einzurenken und Brüche zu heilen.

7. **Aderlass**: Aderlass wird von den Heilern angewendet bei »hitzigen« Erkrankungen (Yang-Überfluss), wie etwa

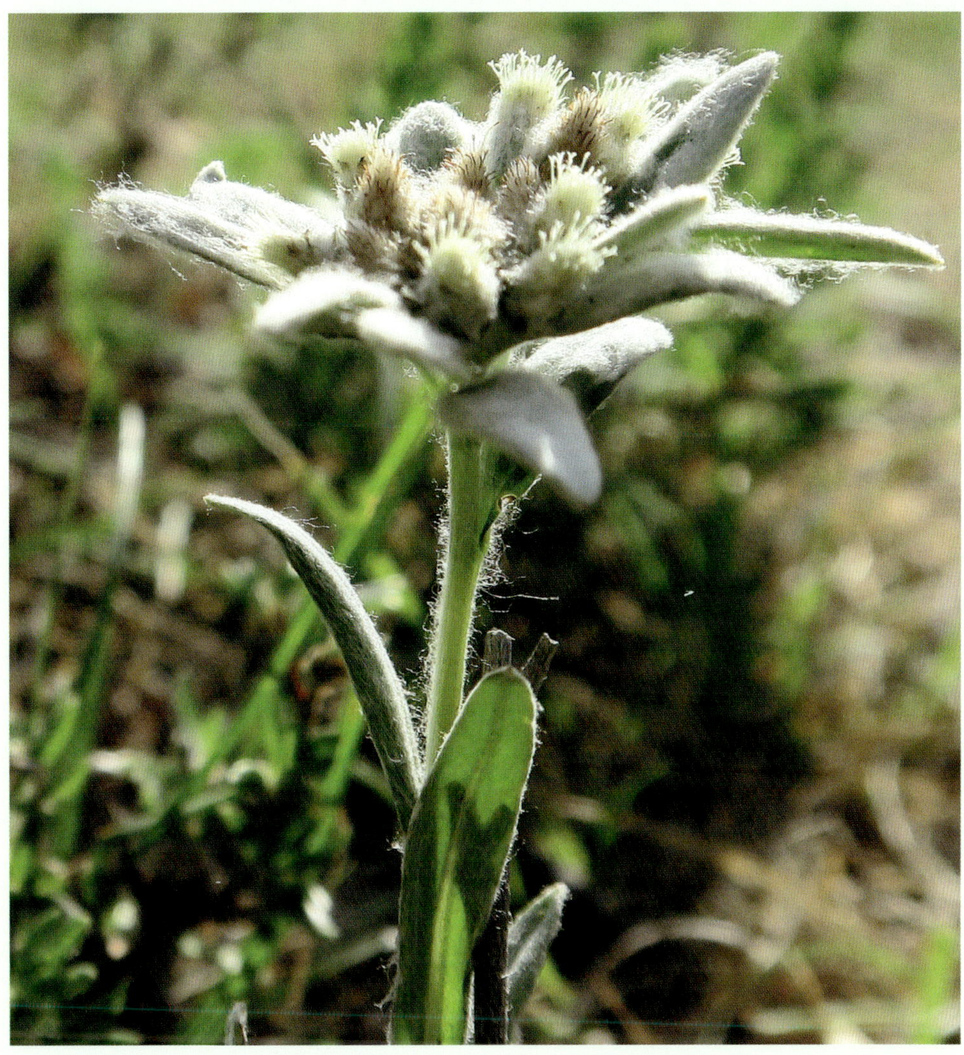

Geschwüren, Gicht oder Tuberkulose. Die Körperstelle, die angestochen werden soll, wird vorher einige Tage mit bitteren und adstringierenden Kräutern eingerieben. Farbe und Viskosität des Blutes haben diagnostischen Wert.

8. **Bäder und Heilwassertrinken**: Baden in heißen oder kalten Quellen bringt die drei Elemente im Körper – Wind *(hii)*, Feuer *(sar)* und Schleim *(badgan)* ins Gleichgewicht. Quellen gelten als Zugänge zur unteren Welt.

9. Für jede der **vier Jahreszeiten** gibt es verschiedene Heilmittel. Im Frühling isst man zum Beispiel das Fleisch der Ziegen, die frische Kräuter gefressen haben, um in den Genuss der Kraft der Frühlingskräuter zu kommen. In den drei Sommermonaten

wurden zumindest traditionell nur Milchprodukte gegessen; es war die »weiße Zeit«, eine Zeit der Reinigung.

Fremdkulturelle Einflüsse

Auch wenn sie auf alten Überlieferungen beruhen und den lokalen Naturgegebenheiten bestens angepasst sind, existieren indigene Heilsysteme nie in *splendid isolation.* Das ist auch so bei der altmongolischen Heilkunde. Der Einfluss der chinesischen Medizin, besonders nach der Eroberung Chinas im 13. Jahrhundert, ist offensichtlich. Dazu gehört die chinesische Pulsdiagnose; die Lehre der universellen Lebensenergie Qi, das durch die Meridiane fließt. Es gilt, überflüssiges Qi auszuleiten und zu wenig Qi wieder aufzufüllen. Wenn der Qi-Fluss stockt, kommt es zu Schmerzen und Krankheit.

Der Buddhismus, die Klostermedizin und die Idee des helfenden Medizin-Buddhas hielten vor allem im 16. Jahrhundert Einzug in die mongolische Heilkunde. Zum buddhistischen Einfluss gehört wahrscheinlich auch das angewendete *Contraria*-Prinzip, bei dem kalte Krankheiten mit heißen Mitteln und heiße Krankheiten mit kalten Mitteln behandelt werden. Wächst eine Pflanze zum Beispiel auf der kühlen, schattigen Seite des Berges, dann schreibt man ihre eine kühlende Natur zu und verwendet sie bei fieberigen Erkrankungen. Kräuter, die auf der Sonnenseite wachsen, heilen dagegen kalte Krankheiten. Abführende Kräuter sollen im Herbst gesammelt werden, wenn die Natur austrocknet; Brechmittel dagegen im Frühling, wenn die Pflanzen sprießen. In der Nähe von Klöstern und Tempeln verstärkt sich die Heilkraft von Pflanzen. Gebete und das Rezitieren von Mantras laden die Heilkräuter, die zu Salben, Aschen, Heilbutter, Ölen oder Tees verarbeitet werden, mit Kraft auf (Storl 2016:35f).

Die tibetanisch-buddhistische Medizin hat eine starke magische Komponente. Wenn zum Beispiel das benötigte Heilkraut nicht vorhanden ist oder der Lama es nicht dabeihat, genügt es, den Namen der Medizin auf ein Papier zu schreiben und den Patienten das zur Pille gerollte Papier schlucken zu lassen (Meserve 2003:162).

Die Klostermedizin kennt 84 000 gesundheitliche Störungen, die zu 404 ernsthaften Erkrankungen führen können. Davon sind 101 Krankheiten ohne erkennbare Ursachen – sie sind karmabedingt und schwer in Griff zu kriegen. Weitere 101 Krankheiten werden durch Geister verursacht und durch Exorzismus oder schamanisch behandelt. 101 weitere Krankheiten sind im gegenwärtigen Leben erworben und können sehr gut medikamentös behandelt werden. Und dann gibt es 101 Krankheiten, deren Ursache eine falsche Lebensführung – ungesunde Ernährung, schlechte Gewohnheiten – ist. Diese können durch eine Lebensveränderung geheilt werden. Zur Heilung gehören Gebet, Meditation und Mantra, denn diese wirken auf den feinstofflichen Körper.

Seite 80/81: Blick vom Kraterrand des Vulkans Uran Togoo.

Der magische Vulkan

Nachdem wir die Heilquellen verlassen hatten, fuhren wir durch relativ ungestörte, scheinbar menschenleere Gebiete, bis wir zu einem lang erloschenen Vulkan, den *Uran Togoo*, dem »Runden Berg« kamen, der ein Heiligtum der indigenen Schamanen ist. Die Geländewagen quälten sich den steilen Hang hoch und frästen dabei den Boden auf. Mir taten die Pflanzen, die sie dabei zermalmten, leid. Schließlich hielten wir in einem lichten, mit Espen und Birken durchsetzten Lärchenwald; wir befanden uns in einem ethnobotanischen Paradies. Die Baumstämme waren teilweise schwarz angekohlt, denn irgendwann muss ein Feuer über den Hang gefegt sein. Keine hungrigen Weidetiere hatten hier gegrast, die schönsten Blumen – blaue Glockenblumen, rote Feuerlilien, gelbe Jakobskräuter und andere Schönheiten – leuchteten uns entgegen.

Ein schmaler Pfad wand sich ein paar hundert Meter zum Krater empor. Einige unserer Expeditionsteilnehmer machten sich auf den Weg hinauf, anderen war es wohl zu steil. Da es ein heiliger Berg ist, zog ich meine Schuhe aus. Gern laufe ich barfuß, besonders an heiligen Plätzen; das erdet und verbindet. Wir heutigen Menschen haben vergessen, dass die Fußsohlen Wahrnehmungsorgane sind, dass sie viele Nervenenden haben, die die Schwingungen und Energien der Erde aufnehmen.

Wie immer waren die meisten Gefährten viel schneller. Die Pflanzen hielten mich zurück. Zum Glück hatte es auch Marianne nicht so eilig. Sie kennt sich nicht nur in der europäischen Heilkräuterkunde aus, sondern auch in der Traditionellen Chinesischen Medizin, daher hatte sie manche Anwendungen sowie die chinesischen Namen parat. Besonders der Löwenzahn hatte es ihr angetan. Kein Wunder, denn sie hatte ja gerade das preisgekrönte Buch *Löwenzahn und Löwenkraft* (Ruoff 2017) veröffentlicht. Was für mich oder jeden anderen wie der gewöhnliche **Löwenzahn** aussah, war für sie ein *Taraxacum ceratophorum* oder ein *T. dissectum* oder ein *T. mongolicum* oder ein *T. printzii* oder ein *T. erythrospermum* oder gar ein *T. leucanthum.* Da gab es was zu tüfteln. Die Unterschiede waren oft minimal. *Taraxacum dissectum* war einfacher zu erkennen, da die Blätter schön regelmäßig eingeschnitten sind.

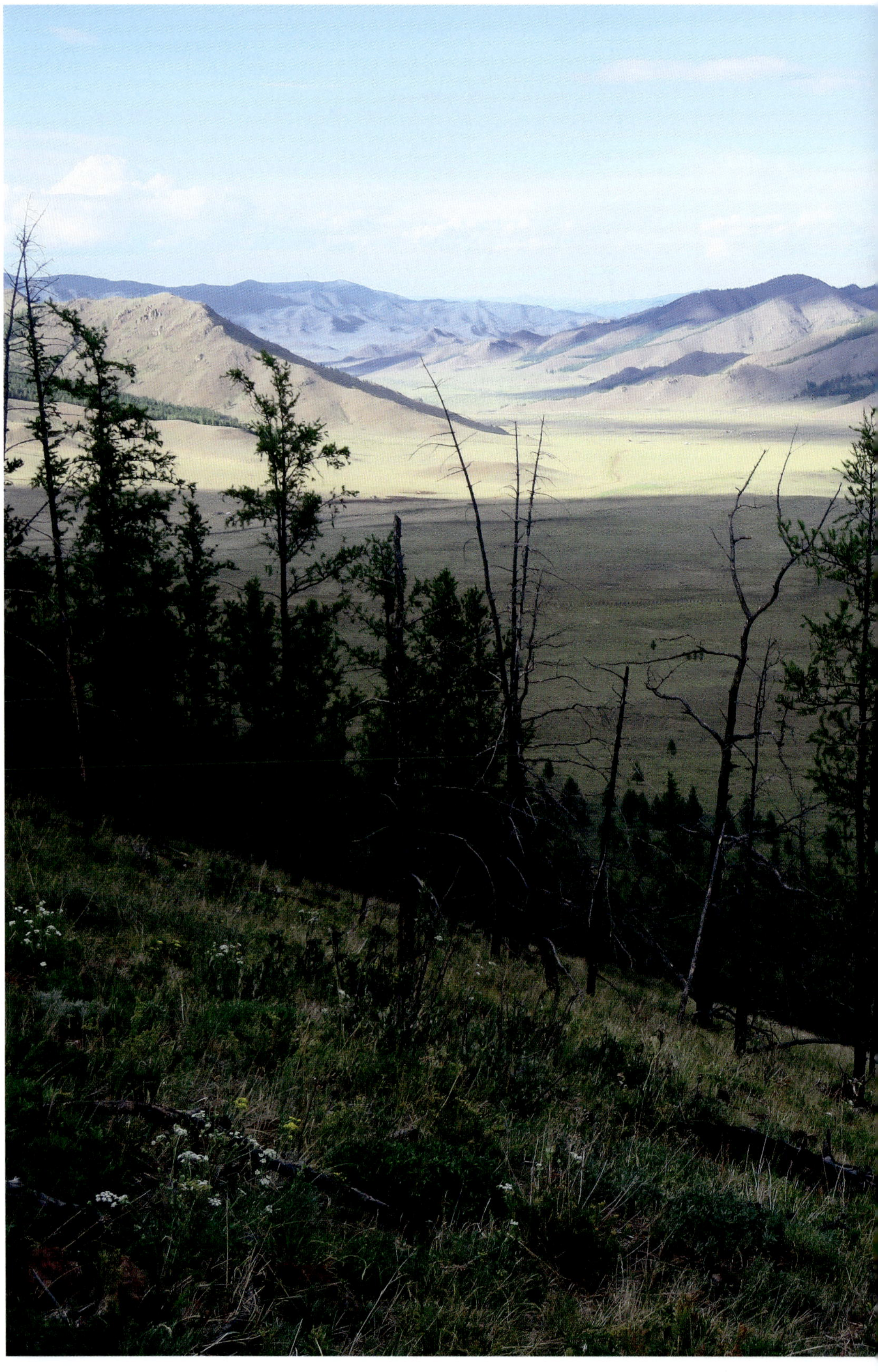

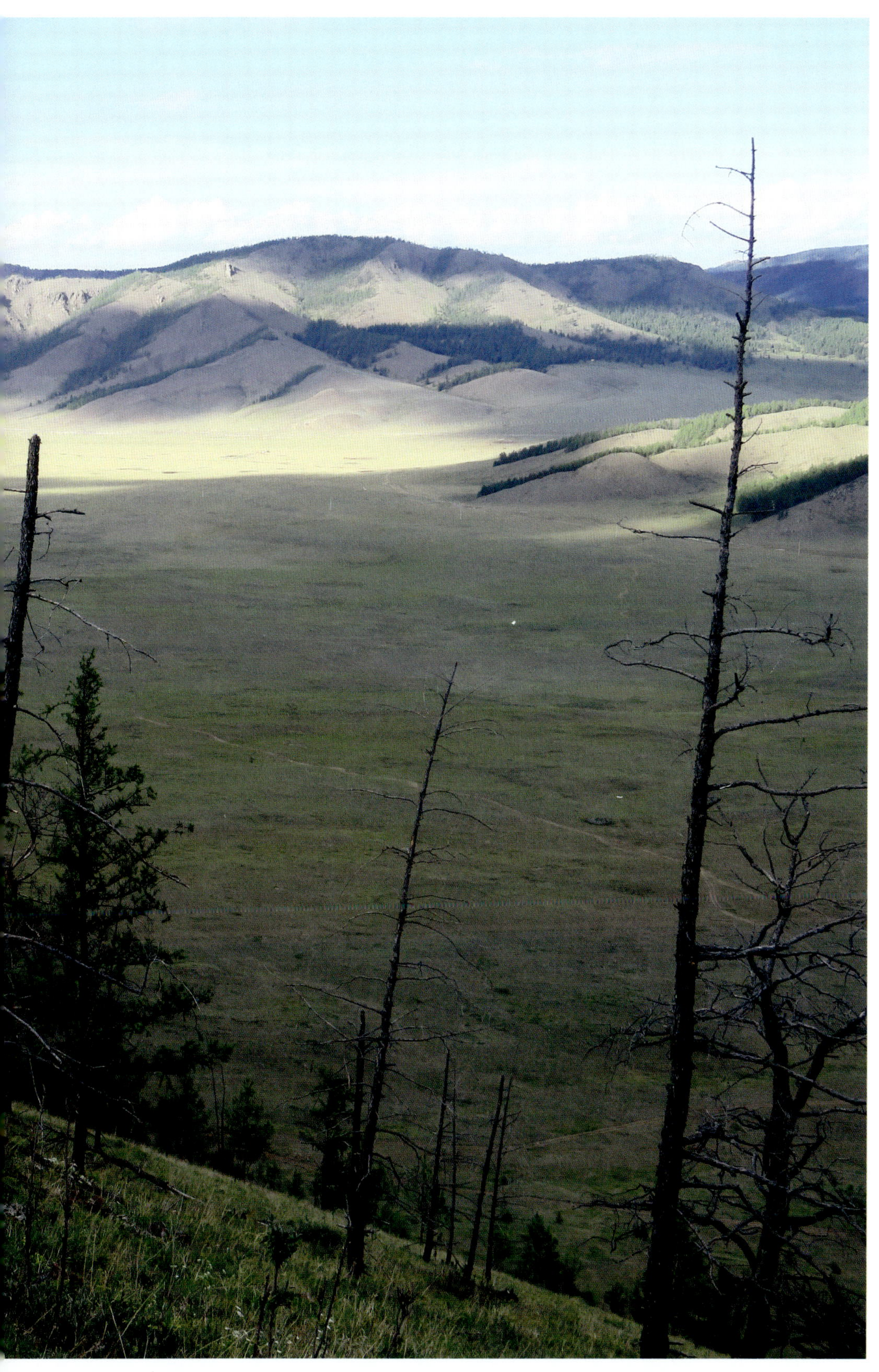

Oben: Mongolischer Löwenzahn *(Taraxacum mongolicum)* mit Hummel.
Unten: Wild wachsende Feuerlilien *(Lilium pumilum)*.

Der Löwenzahn (mongolisch *Bagvaakhai*) gilt als bitter und kühl und wird, wie in unserer Volksheilkunde, als galletreibendes, entgiftendes Mittel bei chronischen Leberproblemen und Verdauungsbeschwerden eingesetzt, aber auch bei Tuberkulose und Nierenerkrankungen. Übrigens bezweifle ich, dass die mongolische Volksheilkunde die einzelnen, nah verwandten Arten unterscheidet.

Der Blick von oben, von dem 1686 Meter hohen Berg – atemberaubend! Unberührte Natur, wo man auch hinblickte. Rollende Hügel, Grassteppe und Waldinseln, die sich in endloser Ferne bis zu den blau leuchtenden Bergen des Khangai-Gebirges verlieren. Nirgendwo eine Spur menschlicher Aktivität – kein Tagebau, keine Häuser, keine Straßen. Das tat der Seele gut. So muss die Welt unseren fernen Ahnen erschienen sein.

Wir liefen die sechshundert Meter lange Strecke um den Kraterrand herum. Barfuß auf dem lockeren Vulkangestein zu gehen, war eine ziemliche Herausforderung. Owoos mit blauen Tüchern markierten die vier Himmelsrichtungen auf dem Kraterrand, unten im Krater selbst war ein kleiner, smaragdgrün leuchtender See.

Wir waren so vertieft in die Schönheit der Landschaft und der Pflanzen, die den heiligen Berg zierten, dass es spät wurde, ehe wir wieder im Tal waren. Die meisten waren schon zum vorgesehenen Zeltlager weitergefahren, aber einer der Geländewagen wartete auf uns.

Hier einige der Pflanzen, die auf dem Uran-Togoo-Vulkan wuchsen:

- **Schmalblättriges Weidenröschen** *(Epilobium angustifolium)*: Auch für Mitteleuropäer ist das Weidenröschen keine fremde Pflanze. Das hübsche rot blühende Nachtkerzengewächs *(Onagraceae)* ist eine zirkumpolar wachsende Pionierpflanze. Die Amerikaner nennen es *fireweed* (Feuerkraut), da die Samen schnell keimen, nachdem ein Feuer über den Boden hinweggegangen ist.[19] Auch in deutschen und französischen Mundarten ist die

19 Nach dem Ausbruch des Vulkans St. Helena (Oregon) 1980 war das Weidenröschen die allererste Pionierpflanze, die aus der Asche hervorwuchs; ebenso erschien sie massenhaft in dem Schutt und den Bombentrichtern im Zweiten Weltkrieg.

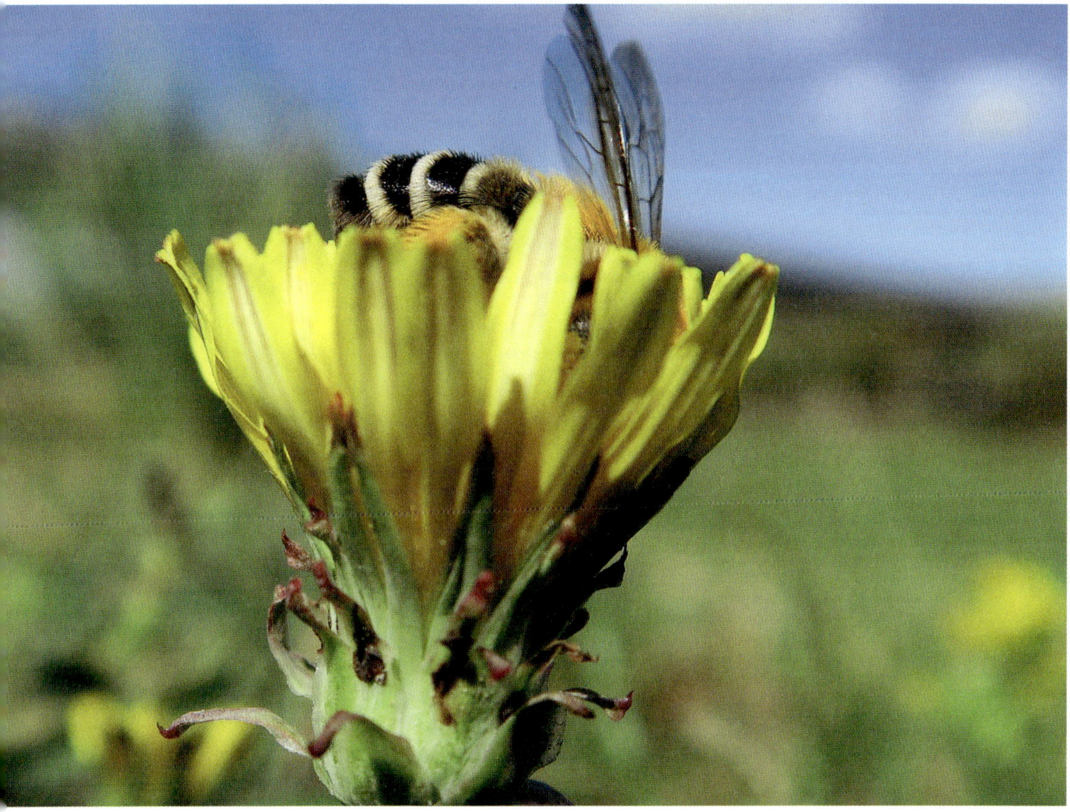

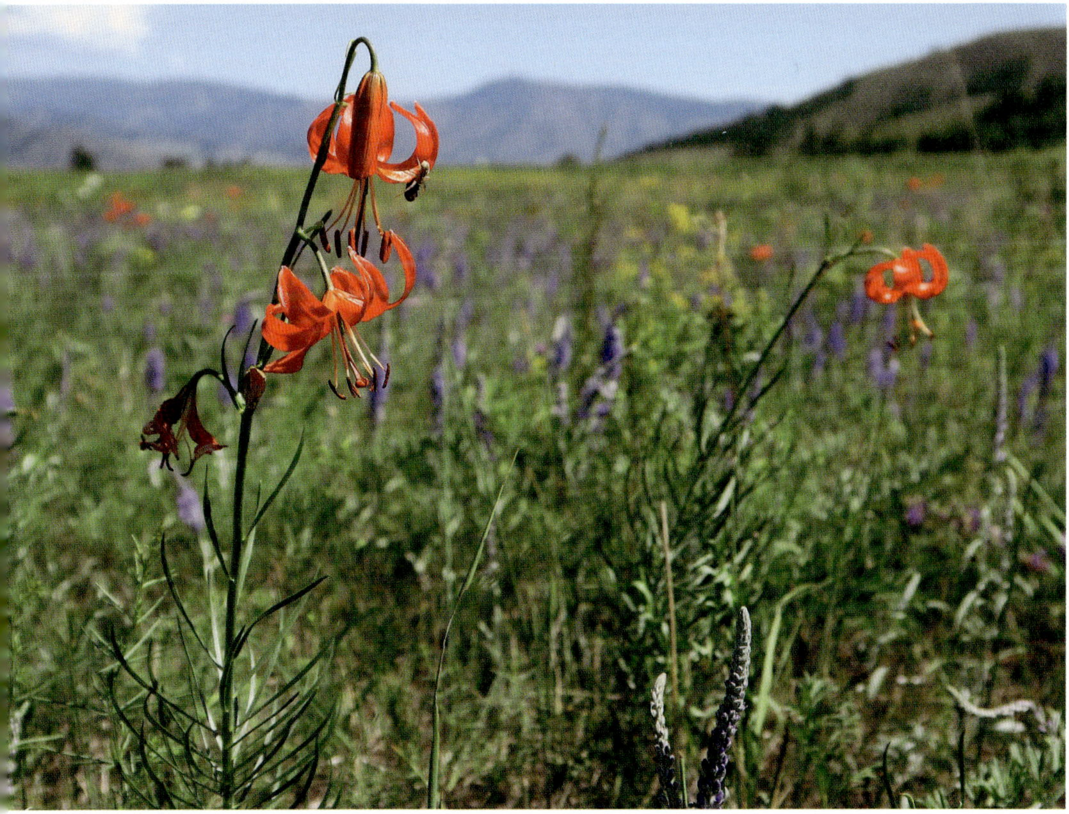

Pflanze als Brandkraut, Feuerblume, Feuerkraut oder *feu-sauvage* (wildes Feuer) bekannt. Überall werden die jungen Triebe – sie enthalten Vitamin C und Provitamin A – als Frühjahrsgemüse gegessen. Auch brühen die Mongolen und Sibirier aus ihnen einen Tee, der ähnlich wie Schwarztee schmeckt (siehe Iwans Chai, Seite 183).

- **Rosenwurz** *(Rhodiola rosea)*: Es ist gar nicht so lange her, dass die alternative Gesundzeitszene die Rosenwurz als *die* Powerpflanze für gestresste Leistungsträger entdeckte. Das Dickblattgewächs wirkt, als Tee oder Tinktur, gegen Depression, Burn-out, Stress und chronische Müdigkeit, indem es den Serotoninspiegel erhöht; es hilft, Blutzucker zu stabilisieren, steigert die sexuelle Potenz, unterstützt die Genesung und ist für Sportler ein legales Doping. Kein Wunder, dass dic Pflanze eine Blitzkarriere in gesundheitsbewussten Kreisen machte. In Russland, Sibirien und der Mongolei waren diese Eigenschaften schon lange bekannt. Die Mongolen essen Stängel und Blätter der als *Yagaan Mugez* oder »goldener Schweiß« bekannten Pflanze als Wildgemüse; die Rhizome werden medizinisch verwendet bei Lungenentzündungen, fieberigen Erkrankungen und Knochenbrüchen. Die Rosenwurz ist eine holarktische Pflanze, die von Island über Eurasien bis Nordamerika wächst.
- **Akeleiblättrige Wiesenraute** *(Thalictrum aquilegifolium)*: Das delikate Hahnenfußgewächs, das auch bei uns in Mitteleuropa wächst, war einst ein Erstbesiedler der eiszeitlichen Steppe. Medizinisch wird die Wiesenraute wenig verwendet.
- **Rhabarber** *(Rheum compactum, R. undulatum, R. rhabarbarum)*: Wie überall in der Steppe wuchs der wilde Rhabarber auch auf dem alten Vulkan. Zentralasien ist die ursprüngliche Heimat der rund fünfzig Arten dieser Gattung. Die Chinesen verwendeten die gelbe Wurzel *(Da Huang)* dieses Knöterichgewächses seit Jahrtausenden. Sie gilt als kalt, sauer, bitter und wirkt auf die Funktionskreise Milz, Leber, Magen, Dickdarm und Herz. Gekoppelt mit Helmkraut *(Scutellaria)* wirkt sie Wunder bei chronischer Verstopfung. Arabische Händler brachten Rhabarberwurzel – der Name bedeutet übrigens »Wurzel der Barbaren« – nach Europa, wo sie zu Wucherpreisen

verkauft wurde. Wegen ihrer laxierenden Wirkung war sie hoch begehrt. Erst Anfang des 17. Jahrhunderts wurden die eingeschmuggelten Samen der mysteriösen Barbarenwurzel das erste Mal in Europa, im botanischen Garten von Padua, ausgesät. Als im 18. Jahrhundert der Zucker billiger wurde, fing man an, in der kargen Jahreszeit, ehe es anderes Obst gab, Rhabarberkuchen zu backen und Rhabarberkompott zu kochen.

In der mongolischen Volksmedizin wird Rhabarberwurzel bei Verstopfung und Vergiftung eingesetzt; die trockenen, gerbstoffhaltigen Samen dagegen bei Durchfall und anderen Leiden. Die Wurzeln des Kleinen Rhabarbers *(R. nana)* sind übrigens auch die Hauptnahrung des inzwischen sehr selten gewordenen Gobibären.

- **Feuerlilien** *(Lilium dauricum*[20], *L. pensilvanicum, L. pumilum)*: Wie die Türkenbund- sind auch die Feuerlilien in Europa als Wildpflanze heimisch, nur leider sind sie durch moderne landwirtschaftliche Praktiken – tief Pflügen, Mineraldünger und vor allem Herbizide – fast ausgestorben. Umso mehr erstaunt die Häufigkeit der prächtigen flammenroten Blumen in Teilen der Mongolei. Die Wurzelknollen werden dort als »weiße Kartoffeln« gern gesammelt und verspeist. Marianne erzählte, wie sie in der chinesischen Volksmedizin verwendet werden: Bei Halsweh nimmt man eine Birne, entfernt das Kerngehäuse und füllt dort Feuerlilienzwiebeln hinein, kocht beides und verzehrt es.
- **Gelber Eisenhut** *(Aconitum barbatum)*: Das hübsche, gelb blühende Hahnenfußgewächs ist wie alle Eisenhutarten eine hochgiftige Pflanze. Die Diterpen-Alkaloide bewirken, allein schon durch Berührung – besonders bei dünner oder aufgeschürfter Haut – Übelkeit, Erbrechen und Flattern im Kopf; ein paar Gramm bringen Herzversagen und Atemstillstand. Aus diesem Grund wurden Eisenhutarten einst als Giftköder für Wölfe oder als Pfeilgift verwendet. Trotz der extremen Toxizität wird der Eisenhut in der TCM und TMM (Traditionelle Mongolische Medizin) gegen »schädigen-

20 Die spezifischen Pflanzennamen *dauricum* oder *dahurica* gehen auf Daurien (Dahurien), auch Transbaikalien genannt, zurück und beziehen sich auf den kleinen mongolischen Volksstamm der Daur, die in der Region siedelten.

Baikal-Helmkraut *(Scutellaria baikalensis)*.

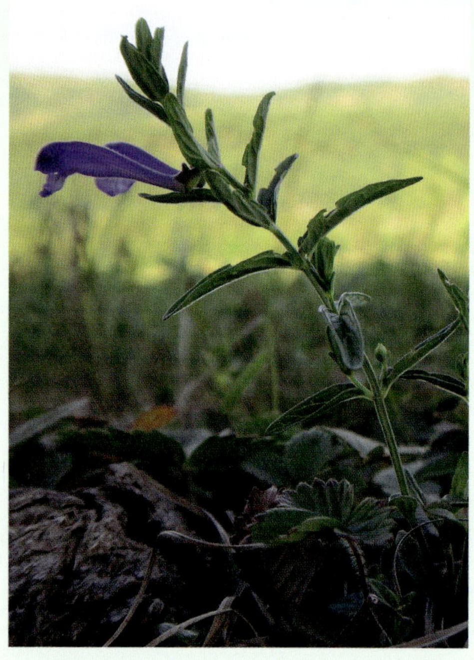

Helmkraut

Die Namen für das Helmkraut – englisch *skullcap* (Schädeldecke); französisch *scutellaire casquée* (behelmt), lateinisch *scutellaria* (Schale) – deuten auf den Kopf oder die Schädeldecke hin. Tatsächlich ist der hübsche, himmelblau blühende Lippenblütler, der keine ätherischen Öle enthält, eines der besten Mittel für Kopf und Nervensystem. Das bitter schmeckende Helmkraut – ein halber Teelöffel der zu Pulver verriebenen Droge – hilft wunderbar, wenn man zu lange am Rechner gesessen hat und dermaßen verspannt und aufgezogen ist, dass man nicht schlafen kann. Überall, wo es wächst, wird es als Pulver oder Tee verwendet bei hysterischen Zuständen, Nervenerschöpfung und Depression, Muskelzucken, bei vormenstrualen Spannungen (PMS), Wechseljahresbeschwerden sowie zur Unterstützung bei Drogen- und Alkoholentzug.

Zwei Arten des Helmkrauts sind bei uns erhältlich: das einheimische **Sumpfhelmkraut** *(S. galericulata)*, das auf sumpfigen Marschböden wächst, sich aber auch gut im Garten auf feuchten Humusböden vermehrt, und das größere **Amerikanische Helmkraut** *(S. lateriflora)*. Beide Arten sollen ähnlich wirksam sein. Persönlich bevorzuge ich das delikatere einheimische Sumpfhelmkraut.

Man kann die Droge als Pulver einnehmen (Dosierung: 1 Messerspitze vor dem Schlafengehen) oder als Teeaufguss (Dosierung: ½ Teelöffel pro Tasse. 10 Minuten ziehen lassen. Meistens genügt eine Tasse).

den Wind« – partielle Lähmungen, Kopfschmerzen, Schwindel – angewendet. Die Toxizität wird teilweise durch längeres Erhitzen aufgehoben (das nur zur Kenntnis; als Laie sollte man wortwörtlich die Finger davon lassen!).

- **Baikal-Helmkraut** *(Scutellaria baicalensis)*: Das hübsche, blau blühende Helmkraut (mongolisch *Guum-Khokh*) gilt in der mongolischen Medizin als krampflösend, leberschützend und krebswidrig. Der bitter schmeckend Tee wird auch bei Fieber getrunken. In der chinesischen Medizin als *Huang qin* bekannt, gilt es als Hitze ausleitend, entgiftend und Schwellungen zerteilend. In der modernen chinesischen Phytotherapie findet eine Abkochung des Krauts Anwendung bei Leukämie, Lungen- und Darmkrebs, sowie chronischer Hepatitis (Tagesdosis: 10 bis 30 Gramm; Kochzeit 20 Minuten) (HEMPEN/FISCHER 2007: 244). Ich war erfreut, die Pflanze in der Mongolei zu entdecken, denn unser einheimisches Helmkraut *(Scutellaria galericulata)* ist eine meiner Lieblingspflanzen.
- **Goldrute** *(Solidago dahurica)*: Diese Goldrute ist eine Unterart der bei uns im mittleren Europa einheimischen Echten Goldrute *(S. virgaurea)*, einer Pflanze, die ich gut kenne und zu meinen persönlichen pflanzlichen Verbündeten rechne. Ein Aufguss des hübsch gelb blühenden Korbblütlers ist, wie die Kommission E[21] betätigt, geeignet zur Durchspülung bei entzündlichen Erkrankungen der ableitenden Harnwege, vor allem der Niere, bei Harnsteinen und Harngrieß. Die Pflanze kann aber mehr als das: Sie wirkt entzündungshemmend, analgetisch, harntreibend, pilzwidrig (etwa bei Candida, Nagel- und Fußpilz) sowie auch tumorhemmend. In der Mongolei und auch in der TCM wird sie vor allem bei Grippe und Halsschmerzen eingesetzt. Eine derartige Anwendung kannten auch die nordamerikanischen Indianer bei den dort vorhandenen *Solidago*-Arten.
- **Sibirische Engelwurz** *(Angelica dahurica)*: Die Stängel der Sibirischen Engelwurz, wie auch die der nah verwandten Waldengelwurz *(A. sylvestris)*,

21 Die Kommission E war eine wissenschaftliche Sachverständigenkommission des deutschen Bundesgesundheitsamts, das zwischen 1978 und 1994 die Wirkung der Heilpflanzen untersuchte und Monografien als Grundlage für die gesetzliche Zulassung erstellte.

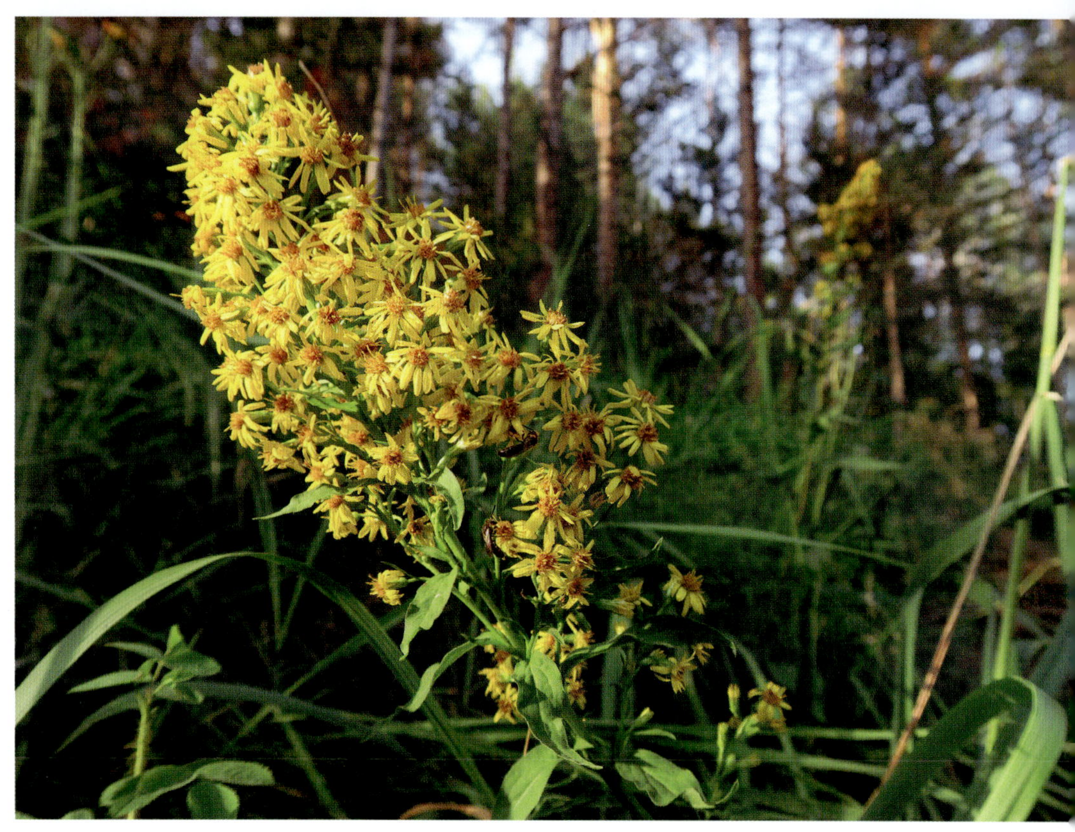

die in unseren Wäldern wächst, werden im Frühjahr auch in der Mongolei gern roh oder als Gemüse gekocht gegessen. In ganz Sibirien wird die Wurzel als Abkochung oder Pulver gegen epidemische Krankheiten, etwa bei Cholera, prophylaktisch angewendet. Auch bei Husten und Lungenerkrankungen, bei Erkältungen, Durchfall, Blähungen und Bauchgrimmen ist die Wurzel eine bevorzugte Medizin. Diese Anwendungen kennen die Indianer Nordamerikas ebenfalls für die verwandte *Angelica atropurpurea.* Es handelt sich wieder einmal um steinzeitliches Heilpflanzenwissen, das die Paläosibirier mit in die Neue Welt nahmen (Wolters 2000:15). Die finno-ugrischen Stämme kochen die noch nicht aufgegangenen Blütendolden in Rentiermolke und bewahren diese für ähnliche medizinische Notfälle auf (Kobert 1889:172). In der TCM gilt die Wurzel der *A. dahurica* (chinesisch *Baizhi*) als warm, scharf, Wind ausleitend und Feuchtigkeit trocknend und wird vor allem bei Schnupfen eingesetzt. Die nahverwandte *A. sinensis* (chinesisch *Dang quai*), die meist genutzte Heilpflanze in China, gilt dagegen vor allem als ein Mittel für die Frauengesundheit.

- **Türkenbundlilie** *(Lilium martagon)*: Die prächtige Türkenbundlilie hat eine goldgelbe Wurzelknolle, deswegen heißt sie auch in verschiedenen

Die Goldrute ist ein beliebtes Nierenheilmittel.

deutschen Mundarten Goldapfel, Goldwurzel, Goldknopf oder Schmalzwurz. In der Mongolei, wo sie »Gelbe Wurzel« genannt wird, isst man die Knolle gern zur Blütezeit. In der europäischen Volksheilkunde trinkt man die in Milch gekochten Wurzeln als Mittel gegen Bauchgrimmen (Kolik). In Franken hängte man kleinen Kindern die Wurzel um den Hals, um das Zahnen zu erleichtern. Kühen gab man die gelben Knollen zu fressen, damit die Butter schön gelb werde.

- **Waldgreiskraut** *(Senecio nemorensis)*: Das Waldgreiskraut, ein gelb blühender Korbblütler, gibt es auch in unseren Wäldern. Bei schwärenden, eitrigen Wunden machte man Umschläge mit dem gesottenen »heidnisch Wundkraut« – »heidnisch«, da man im Mittelalter glaubte, dass schon die Heiden die Kraft der Pflanze kannten. Innerlich wurde es bei heftigen Abortblutungen als Blutstiller verwendet, wobei man heute davon abrät, denn das Greiskraut enthält leberschädigende Pyrrolizidin-Alkaloide. Die Pflanze hat dennoch vielen Frauen das Leben gerettet. Von Anwendungen in der mongolischen Heilkunde ist mir nichts bekannt.
- **Rote Schafgarbe** *(Achillea asiatica)*: Sie sieht wie unsere Schafgarbe aus, nur sind die Blüten hellrot. Diese schöne Garbe hat dasselbe Heilpotenzial wie unsere *A. millefolium*: Sie wirkt wundheilend und blutstillend, ist ein Lebertonikum und Frauenkraut und hat eine antivirale Wirkung. In der Mongolei gilt die Rote Schafgarbe, *Tajiin-Tolgoch* genannt, als bitter und heiß und wird vor allem bei andauerndem Fieber angewendet und äußerlich als blutstillendes und entzündungshemmendes Mittel. *Tolgoch* hat mit dem Wahrsagen zu tun, es ist ein Wahrsagerkraut. So wurde die Schafgarbe übrigens auch in China verwendet: Mit fünfzig Schafgarbenstängeln wurde das I Ging ausgelegt. Im alten Europa benutzten Mädchen das Kraut als Orakel, wenn sie wissen wollten, wer ihr Herzallerliebster sein würde (Storl 2009:198).
- **Knäuelglockenblume** *(Campanula glomerata)*: Diese Glockenblume, die auch in Mitteleuropa zu Hause ist, ist ein Augenschmaus. Die himmelblauen Blüten sind in dichten Knäueln gefasst. In der russischen Volksmedizin wird sie als Mittel für die Nerven und bei Inflammationen verwendet.

- **Schattenblume** *(Maianthemum bifolium)*: Auch dieses kleine, mit dem Spargel verwandte Liliengewächs gab mir das Gefühl, zu Hause zu sein, denn es wächst im Allgäu im dunklen Fichtenwald. Die unscheinbare, zirkumpolar wachsende Waldpflanze mit nur zwei herzförmigen Blättern blüht im Mai und verströmt einen zum Wonnemonat passenden, bezaubernd süßen Duft. Leider ist sie giftig; ihre roten Beeren enthalten Cyanidin-Glykoside.
- **Hirschzungenfarn** (*Asplenum scolopendrium*, syn. *Phyllitis scolopendrium*, *Scolopendrium vulgaria*)[22]: Dieser Farn war vor allem für Pitt interessant, der gerade an einem Buch über die Heilkunde von Hildegard von Bingen schrieb. Für die heilkundige Benediktinerin galt die *hirzeswzunga* als warm, feucht und hilfreich gegen »Kälte der Lunge und Unreinheit der Eingeweide«; sie tat sie in ihren *luterdranc* (Gewürztrank); das Pulver des Farns »geleckt nach dem Essen, beseitigt Kopf- und Brustschmerzen«, schrieb sie. Ähnlich in der TCM, da wird der Farn bei chronischer Leberkrankheit verschrieben; er reinigt und stärkt, so heißt es, die Leber und Bauchspeicheldrüse, aber auch die Lunge. Die alten Griechen verwendeten ihn bei Milzleiden.

Das sterbende Schaf

Auf unserer Reise zelteten wir, schliefen in Jurten, Bauernhäusern oder, in den größeren Ortschaften, in Gasthäusern. Nach dem Besuch des Vulkans schlugen wir unsere Zelte an einem klaren Bach auf, der sich sanft durch die grüne Weidelandschaft schlängelte. Nicht allzu weit entfernt auf der anderen Seite sah man das Jurtenlager einer Familie Wanderhirten.

Neben unserem Lagerplatz, in einer Schleife des dahinströmenden Gewässers, lag am schlammig-sandigen Ufer ein Schaf. Es hatte sich von der Herde abgesondert und war offensichtlich krank. Ein paar Mal erhob es sich und versuchte auf wackeligen Beinen einige Schritte, ehe es wieder, schwer atmend, hinfiel. Von Mitleid bewegt, überlegten die Frauen in unserer Gruppe, ob sie

22 *Scolopendrium* bezieht sich auf den Skolopender, den Tausendfüßler, da die Unterseite der Blätter eine Ähnlichkeit mit diesem Gliederwurm haben soll.

dem armen Tier irgendwie helfen könnten. Sie waren ja alle irgendwie Heilerinnen von Beruf. Hatte jemand Rescue-Tropfen dabei oder kannte irgendwelche Kräuter?

»Wieder das typische Helfersyndrom«, nörgelte ich halblaut. »Gutmenschen-Egoismus. Man kann doch sehen, dass das Schaf in den letzten Zügen ist. Tod gehört nun mal zum Leben!«

Solche Spöttelei lernt man eben an der Uni; »kritisches Hinterfragen« nennt man das. Den hilfsbereiten Heilerinnen gefielen meine eher zynischen Bemerkungen jedoch nicht. Barbara, eine warmherzige Dozentin für Naturheilkunde, fühlte sich verletzt und sagte es mir offen ins Gesicht. Ich sah ein, dass das Mitempfinden mit der Not anderer, sei es Mensch oder Tier, etwas Edles ist, eine Tugend, die nicht jeder besitzt. Barmherzigkeit hat ja etwas mit einem warmen Herzen zu tun. Es ist übrigens auch ein Kernthema der christlichen Ethik: Beim Weltgericht, am Ende der Zeit, erscheint der Menschensohn (Jesus) und hält Gericht. Er trennt die Guten von den Bösen, die Schafe von den Böcken. Zu den Guten sagt er: »Ich war nackt und ihr habt mich bekleidet, ich war krank und ihr habt euch meiner angenommen, (...) denn was ihr für einen dieser Geringsten getan habt, das habt ihr mir getan« (Matthäus 25:31–46). Und die Barmherzigen kommen dann in den Himmel, während die Hartherzigen ihrer verdienten Strafe übermittelt werden.

Die Buddhisten haben eine ähnliche Ethik: Ein Bodhisattwa, der die Erleuchtung erreicht hat und sich somit nicht mehr in das leidvolle Dasein inkarnieren muss, verweigert trotzdem das Nirwana (das Erlöschen) und gelobt, solange zurückzukehren und sich in Barmherzigkeit zu üben, bis alle Kreaturen von ihrem Leid erlöst sind.

Etwas anderes war es bei den chinesischen Taoisten. Sie halfen den Kranken, weniger weil sie Mitleid hatten, sondern weil kranke Kreaturen die Harmonie des Seins stören. Der taoistische Weise half, damit er ungestört im Einklang mit der Natur leben und über das Tao meditieren konnte.

Alle Völker haben eine Kultur, aber nicht alle sind zivilisiert (lateinisch *civitas*, »Stadt«), das heißt, nicht alle folgen den Normen einer städtischen Gesellschaft mit all ihren Raffinessen. Bei naturnahen Völkern, wie eben den

Ein Murmeltier. Sein Fleisch gilt als kräftigende Delikatesse.

mongolischen Hirtennomaden, ist alles – Leben und Tod – unmittelbarer. Wenn ein Schaf oder Rind geschlachtet wird, geschieht das nicht in einem abgeschotteten Schlachthof, sondern unmittelbar neben der Jurte; die ganze Familie, auch die kleinen Kinder sind mit dabei und schauen zu. Wölfe und Raubkatzen reißen Herdentiere. Nachbarstämme machen einem die Weideplätze streitig, ein strenger Winter kann die Herde, die einem den Lebensunterhalt gibt, schnell dezimieren. Da ist wenig Raum für weiche Sentimentalität, da sind Gleichmut und Zähheit gefragt.

Murmeltier

Nachdem jeder sein Zelt aufgestellt hatte und dem Himmel, der Erde den Geistern des Ortes und den Ahnen *(Ongod)* einige Tropfen Milchschnaps als Opfergabe zugeschnippt wurden, wurde gegessen. Die »Silberäpfel« – getrocknete, schon silbrig gewordene Pferdeäpfel –, die die Fahrer gesammelt hatten, wurden angezündet, um die Mücken zu vertreiben.

Plötzlich, wie aus dem Nichts, kam ein Nomade angeritten. Er war neugierig, wer die Fremden waren, die da lagerten. Cécile und einige andere der Frauen interessierten sich für das Pferdchen, er ließ sie sogar darauf sitzen und eine Runde drehen, ehe er sich zu den Fahrern und dem Koch begab, die etwas abseits sitzend Zigaretten rauchten und plauderten. Überhaupt rauchen oder schnupfen die mongolischen Männer viel Tabak.

Irgendwann erschien auch ein Kräutermann namens Bold, der uns die nächsten vier Tage durch die Landschaft führen und uns die Heilpflanzen zeigen würde. Bold kam mir vor wie ein Naturgeist; er war nicht besonders groß, hatte lustig-listig funkelnde, etwas verschmitzte Augen. Seine Haut hatte einen eher dunklen, kupfernen Teint, sodass man ihn, hätte man ihn in Amerika getroffen, für einen Indianer gehalten hätte. Nachdem er uns vorgestellt wurde, setzte sich der Pflanzenmann, der etwas schüchtern zu sein schien, zu der Männerrunde.

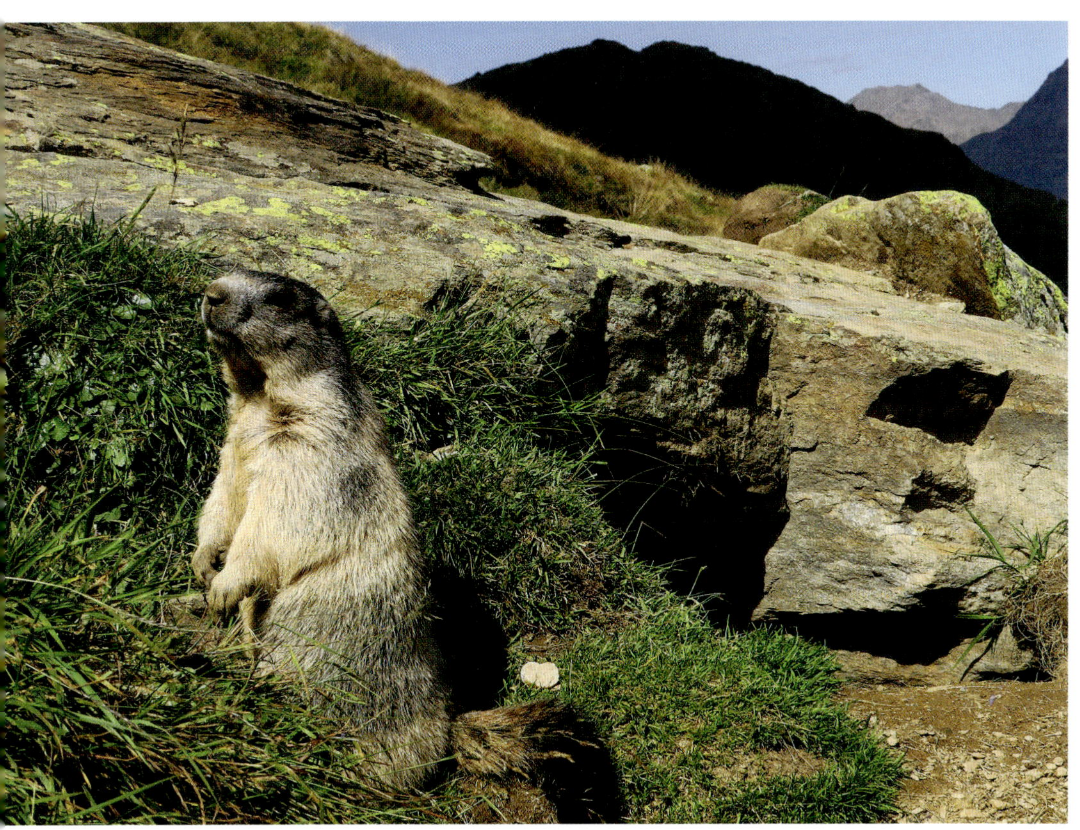

Wie selbstverständlich machte auch der Chinggis-Khan-Wodka einige Runden, und die Mongolen begannen zu singen. Auch wir zeigten, dass wir singen können, und sangen einige alte deutsche Volkslieder, die ich gelegentlich mit der Mundharmonika begleitete. Ich war ganz erstaunt, dass meine Mitreisenden sogar viele der Strophen kannten.

Am nächsten Morgen, als ich aus meinem Zelt kroch und in die aufgehende Sonne blinzelte, sah ich, wie ein großer, wolfsähnlicher, mongolischer Hund das kranke Schaf, das er von seinem Leiden befreit hatte, genüsslich ausweidete. Auch das ein friedliches Bild. In einem Halbkreis liegend, ungefähr zwanzig Meter entfernt, warteten andere Hunde auf ihren Anteil des Fraßes. Auf einem Weidenbaum saßen einige Raben, auch sie erhofften sich einen Teil des Festschmauses. Ein Milan schwebte über der Fundstelle und drehte seine Kreise.

Der Reiter, der sich am vorhergehenden Abend zu uns gesellt und mit uns gegessen hatte, kam am frühen Morgen wieder auf seinem Pony angeritten. Er hatte eine Schüssel unter dem Arm. Darin war eingedickte süße Milch oder Sahne, *Urum* genannt. Er ließ jeden davon kosten. Ein köstlicher süßer Leckerbissen, der mich an das indische *Burfi* erinnerte, das ebenfalls aus eingedickter

Milch besteht. Es muss sein Dank für unsere Gastfreundschaft gewesen sein, denn kurz darauf galoppierte er wieder zurück über die rollende Grassteppe in sein eigenes Lager.

Die Nomaden, die auf der anderen Seite des Baches lagerten, ließen unsere Fahrer wissen, dass sie gerade ein Murmeltier geschossen hatten und bereit wären, es uns zu verkaufen. Das wollten sich die Fahrer nicht entgehen lassen. Das kräftige Murmeltierfleisch sei gut, erklärten sie – besonders für Männer. Die Fahrer luden mich ein mitzukommen, wenn sie das Murmeltier kauften. Sie stiefelten los über die abgegraste Weide, und ich lief barfuß, sorgsam Disteln meidend, hinter ihnen her. Auf einem wackeligen Steg, nahe der Stelle, wo das Schaf gelegen hatte, überquerten wir den Bach. Vom Schaf waren inzwischen nur noch einige Knochen und Teile des Balgs übrig.

Vor dem Eingang der Jurte befanden sich Gestelle, auf denen runde Plätzchen aus Quark trockneten. Die Luft der Steppe war trocken genug, sodass Quark oder auch Fleisch ohne Weiteres luftgetrocknet werden konnte. Auch das erinnerte mich an die Prärieindianer, die ihr Fleisch auf ähnliche Weise trocknen.

Die Großmutter lud uns in die Jurte. Vorsichtig, um nicht die Schwelle mit den Füßen zu berühren – denn da befinden sich die Hausgeister – trat ich in die gemütliche Wohnung. Die alte Frau reichte uns zur Begrüßung eine Schale vergorene Stutenmilch und gab uns danach, wie der Brauch es will, getrocknete Hüttenkäseplätzchen zum Knabbern. Ich nahm sie, wie die Etikette es fordert, mit der rechten Hand entgegen, derweil ich mit der linken meinen rechten Ellenbogen berührte, nahm Platz auf der Bank, trank den köstlich schmeckenden, säuerlichen Labtrunk und kaute an den steinharten Plätzchen.

Die Alte guckte ganz erstaunt, als sie merkte, dass ich barfuß war. Sie fragte: »Ist der Fremde so arm, dass er sich keine Schuhe leisten kann?«

Die Fahrer beruhigten sie. Ich glaube, ich verstand, was sie sagten: »Der hat schon Schuhe; der hat nur 'ne Macke!«

Mit dem Barfußlaufen war es dann auch bald vorbei. Ich muss auf etwas Scharfes getreten sein, denn plötzlich war da ein Riss unter den Zehen, der sich entzündete. Glücklicherweise wuchs in der Gegend eine Art Wegerich, den ich dann zu Brei zerstampfte und auf die schmerzende Stelle pflasterte. Mit Wegerich hatte ich immer gute Erfahrungen bei Schnittwunden und Entzündungen gemacht (STORL 2018: 227). Das war auch bei dieser, von Sibirien bis hinunter in den Himalaja wachsenden Art der Fall. Die Blätter des **Himalaja-Wegerich** (*Plantago depressa*, syn. *P. tibetica*, *P. sibirica*, chinesisch *Ping che qian*), der aussieht wie ein eher mickriger Breitwegerich, wird in der Mongolei als Wildgemüse gegessen und als kühlendes Wundheilmittel verwendet. Die Samen sind schleimhaltig (30 Prozent Schleimstoffe), die bei Darmproblemen helfen.

Gruß der Geier

Eine lange Reise über holprige Pisten führte uns immer höher in die Berge, in ein Naturreservat nördlich des melodisch dahinschlängelnden Selenge-Flusses, wo der Kräutermann uns die botanischen und phytotherapeutischen Schätze der Nordmongolei zeigen wollte. Es war eine ziemlich wilde, naturbelassene Gegend. Hier und da lagen die bleichen Gerippe und Schädel von Rindern, Schafen, Pferden oder auch Rehen und Hirschen. Wölfen, Füchsen und Raubvögeln hatten sie als Nahrung gedient. Irgendwie tat es gut, das zu sehen, denn wenn bei uns in Mitteleuropa ein Tier verendet, dann sind die Fahrzeuge der Schinder oder Abdecker sofort zur Stelle, um den Kadaver zu beseitigen. Ein Freund, der bei mir im Allgäu seinen sterbenden alten klappdrigen Gaul – den er liebte – auf der einsamen Alpweide lassen wollte, um ihn dem Himmel und der Mutter Erde wieder zurückzugeben und den Geiern einen Schmaus zu bereiten, hatte keine Chance. Schließlich gibt es ein EU-weites Tierkörperbeseitigungsgesetz; man muss ja der Seuchengefahr vorbeugen, außerdem sind Kadaver Rohstoffe, die zu Tiermehl und Tierfett verarbeitet werden, zu Dünger, Industriefett, Seife, Biodiesel und so weiter. Geier gibt es sowieso nicht mehr, die würden in unserer Landschaft auch verhungern.

Umso mehr freuten wir uns, als wir auf dem Weg Geier am Himmel kreisen sahen. Wildnis und wilde Tiere zu erleben, tut der Seele gut, es erzeugt

Mönchsgeier sind Aasfresser,
die die natürliche Umwelt sauber halten.

eine Resonanz mit den tiefen Schichten unseres stammesgeschichtlichen Bewusstseins und verbindet uns mit unseren fernen Ahnen, die einst innig mit der Wildnis verbunden waren.

Und dann plötzlich, hinter einer Kurve, von ganz nahe, sahen wir eine Gruppe von Mönchsgeiern auf dem Erdboden hocken. Als wir uns näherten, erhoben sich die edlen braun befiederten Tiere. Das berührte mich sehr, denn in Indien habe ich am Ufer des Ganges monatelang jeden Tag mit diesen wunderschönen Vögeln meditiert, hab sehen können, wie sie innerhalb einer Viertelstunde ein angeschwemmtes totes Rind, einen Wasserbüffel oder auch eine menschliche Leiche skelettieren; sie fliegen so hoch – höher als ein Adler –, dass sie im Blau des Himmels verschwinden und man den Eindruck hat, sie nehmen die Seele des gestorbenen Wesens mit. Die indischen Geier waren meine Lehrmeister: Über das Werden und Vergehen sprachen sie (Storl 2015:56). Ökologisch sind Geier ganz wichtig, denn sie verhindern Seuchen und Krankheiten, die vom verwesenden Aas ausgehen könnten. Ihr Kot ist schneeweiß und absolut keimfrei.

Ein paar Jahre später, als ich an den Ganges zurückkehrte, um mir eine Geierfeder für meine Räucherrituale zu holen, gab es keine Geier mehr. In ganz Südasien sind schätzungsweise zwanzig Millionen der edlen Vögel in kürzester Zeit ausgestorben. Denn als das entzündungshemmende Schmerzmittel Diclofenac auf den Markt kam und bei Menschen und Rindern angewendet wurde, verursachte es ein Massensterben unter den aasfressenden Vögeln, die ja Endkonsumenten in der Nahrungskette sind.

Immer ursprünglicher und wilder wurde die Landschaft, durch die wir fuhren. Da in dem geschützten Naturgebiet Bayangol keine Weidetiere die Pflanzen bis auf einen kurzen Rasen abgrasen, befanden wir uns plötzlich in einem Paradies voller prächtiger Bäume und endlosen Kräuter- und Blumenwiesen. Aber nicht nur für Pflanzen ist das Land ein Refugium: Bären, Wölfe, Hirsche und Raubkatzen finden hier ein Rückzugsgebiet.

Mitten in einer von Lärchen umgebenen, mit roten Lilien, Türkenbund, Engelwurz, Beifuß und vielen anderen duftenden, blühenden Kräutern bewachsenen Lichtung wollten Bold und die Reiseleiter unsere Zelte aufschla-

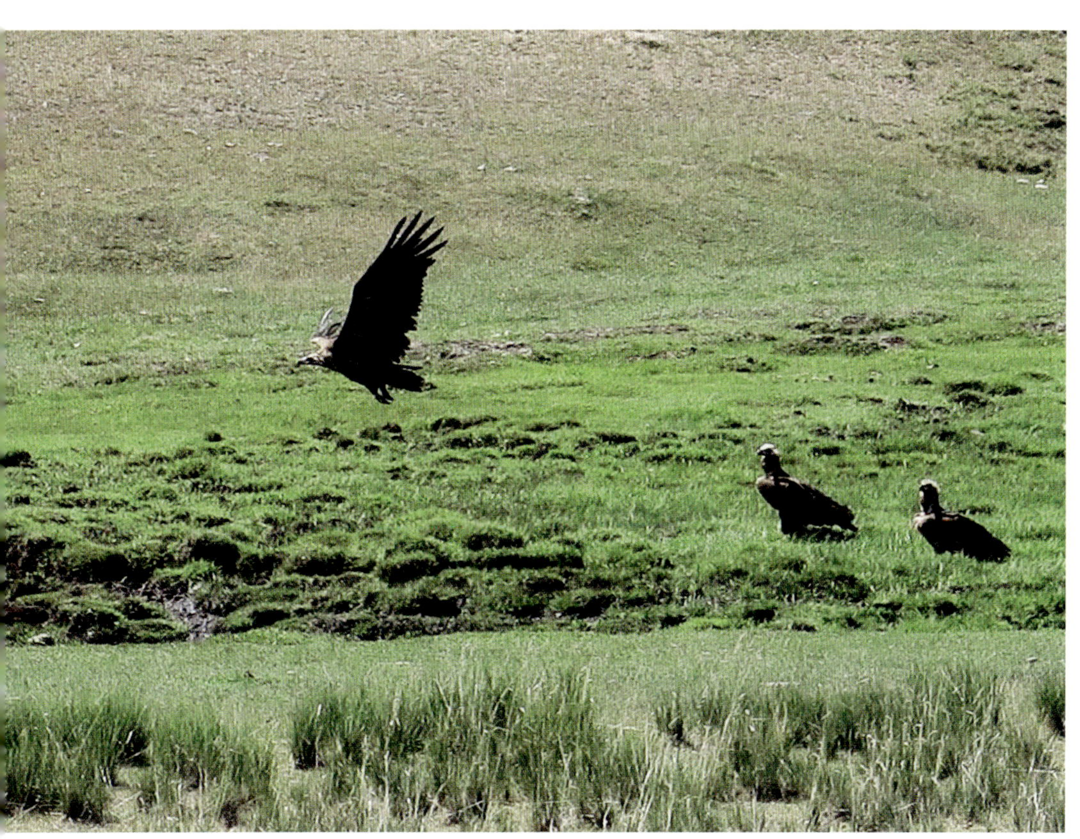

gen. Einige von uns waren nicht glücklich darüber, denn dort würden wir die schützenswerte, einmalige Vegetation niedertrampeln.

Aber dann hörten wir auf einmal Motorengeräusche und aus dem Dickicht erschien plötzlich ein Jeep mit drei uniformierten Rangern. Sie kannten Bold, der, wie wir hörten, die Erlaubnis hatte, hier seine Heilkräuter zu sammeln. Eine gegabelte, menschenförmige (anthropomorphe) Wurzel, die er gerade ausgegraben hatte und uns zeigen wollte, entschwand schnell wieder den Blicken. Könnte das eine Ginsengwurzel gewesen sein, die sagenhaft teure und begehrte *Ren-shen*-Wurzel *(Panax ginseng)*? Wächst die überhaupt in diesen Wäldern?

Bold erklärte uns später, dass die Pflanzenwurzel die *Saposhnikovia divaricata* war; das Umweltministerium hat vor Kurzem verboten, die Wurzel zu sammeln, da sehr viel nach China exportiert wird. Als einheimischer Kräutermann war es ihm jedoch erlaubt, einige davon zu Heilzwecken auszugraben. Marianne bestätigte, dass sie eine Heilpflanze der TCM ist, ein Schirmblütler *(Apiaceae)* **Fáng Feng**, zu Deutsch **Windschutzwurzel** (oder Ledebouriella-Wurzel), die inzwischen von westlichen Gesundheitsfreaks als Anti-Aging-Mittel entdeckt wurde. Sie sei »Wind-Kälte zerstreuend und kommt bei Erkältung,

Fieber, Herzrhythmusstörung, Migräne, Gliederreißen und Arthritis zum Einsatz«.

Die Aufseher waren freundlich, aber sie ließen sich nicht überreden, sie verwiesen uns des Ortes. Wir sollten weiter unten, am Rande des Gebiets unsere Zelte aufschlagen. Wo würde man hinkommen, wenn sich jeder das Recht nehmen würde, hier im Naturschutzgebiet zu zelten? Irgendwie war ich froh, denn auch mir hätten die Pflanzen leidgetan.

Wir stiegen wieder in die Geländewagen. Bold legte eine stattliche Türkenbundlilie, die er ausgegraben hatte und von der er schon einige Wurzelknollen verspeist hatte, mit in den Kofferraum. Auch einige Plastiktüten mit frisch gepflückten schwarzen Johannisbeeren, die die Ranger angeblich illegalen Sammlern abgenommen und uns – zum Trost? – geschenkt hatten, wurden in den Jeep gereicht. Richtige **Schwarze Johannisbeeren** *(Ribes nigrum)*, wie sie in den Gärten wachsen, waren es nicht; viele waren rötlich, und sie schmeckten ziemlich sauer. Es war wohl eine Mischung von verschiedenen Arten (*Ribes fragrans*, *R. triste*, *R. diacantha* usw.).

An der Grenze des Naturschutzgebiets stießen wir auf eine heruntergelassene Schranke, die uns den Weg versperrte. Da das Ausführen von Pflanzen und Tieren aus dem Naturreservat strikt verboten ist und bestraft wird, meinten wir, es wäre klug, die Beeren schnellstens zu verspeisen. Sorge machte uns auch Bolds angebissene Türkenbundlilie. Es dauerte jedoch eine Weile, bis endlich eine junge, uniformierte Wächterin erschien und uns erst einmal ausfragte. Die Frau untersuchte flüchtig die Fahrzeuge und erklärte, wir müssten Eintrittskarten kaufen. Dann konnten wir weiterfahren.

Die Vorsicht der Behörden ist durchaus angebracht. Immer wieder gibt es Probleme mit Beerensammlern, die ihr Sammelgut in den Städten verkaufen; auch mit Biogen-Räubern, die das Erbgut seltener Pflanzen stibitzen wollen. Ein weiteres Problem sind die vielen, als Touristen getarnten chinesischen Ginsengsammler, die die Wurzeln des **Sibirischen Ginsengs** (*Acanthopanax senticosus*, syn. *Eleutherococcus senticosus*, chinesisch *Wu Jia Shan*), der angeblich hier wachsen soll, wildern. Wie der echte Ginseng wirkt diese sogenannte Taigawurzel als Verjüngungsmittel, Potenzstärker und Stressminderer; sie stärkt das

Qi und balanciert das Yin-Yang-Verhältnis. Auch ganze Säcke »Zedernnüsse«, die Samen der **Sibirischen Zirbelkiefer** *(Pinus sibirica)*, würden sie bei Nacht und Nebel wegschleppen, wenn man nicht eingreifen würde. Die Rothirsche, die hier leben, seien ebenfalls in Gefahr, gewildert zu werden, denn in der Traditionellen Chinesischen Medizin gilt deren junges, noch wachsendes Geweih *(Cornu Cervi, Lu Jiao)* als eines der besten Mittel, um das Yang zu stärken und das Nieren-Jing zu aktivieren, was etwa bei Dysfunktionen der Fortpflanzungsorgane helfen soll.

Mit dem Kräuter-Bold unterwegs

Wir fuhren also weiter. Wir ließen die Bäume hinter uns und kamen in eine prächtige Prärie, in der das hohe Gras blühte und reifte. Nahe eines von Weiden, Pappeln und Birken beschatteten Bachufers machten wir Halt, um unsere Zelte für ein paar Tage aufzuschlagen. Als wir die Kräuter und Beifuß-Stauden niedertrampelten, um Platz für die Zelte zu machen, stieg ein wunderbarer würziger Duft auf. Und plötzlich, von ganz nahe, heulte ein Wolf. Wir konnten ihn zwar nicht sehen, aber es schien, als hieße der Hüter des Landes uns willkommen.

Orgilmaa begrüßte, wie immer, wenn wir an einen neuen Ort kamen, und ebenfalls, wenn wir ihn verließen, Himmel und Erde, die Ahnen und die Geister des Ortes, indem sie ihnen mit den Fingerspitzen etwas Wodka oder Milchschnaps zuschnippte.

An dem Abend briet der Koch das von den Wanderhirten erstandene Murmeltier. Traditionell wird ein Murmeltier, das als Delikatesse gilt, mit heißen Steinen im Bauch, von innen her gegart. Diesmal wurde es aber einfach in der Pfanne zubereitet. Das Fleisch hatte einen recht starken, eher wilden, leicht ranzigen Geschmack. Bold erklärte, dass besonders die Männer dieses Fleisch mögen. Da schien was dran zu sein, ich fand den Geschmack eher aufregend, die Frauen der Gruppe mochten es weniger oder ließen es beiseite.

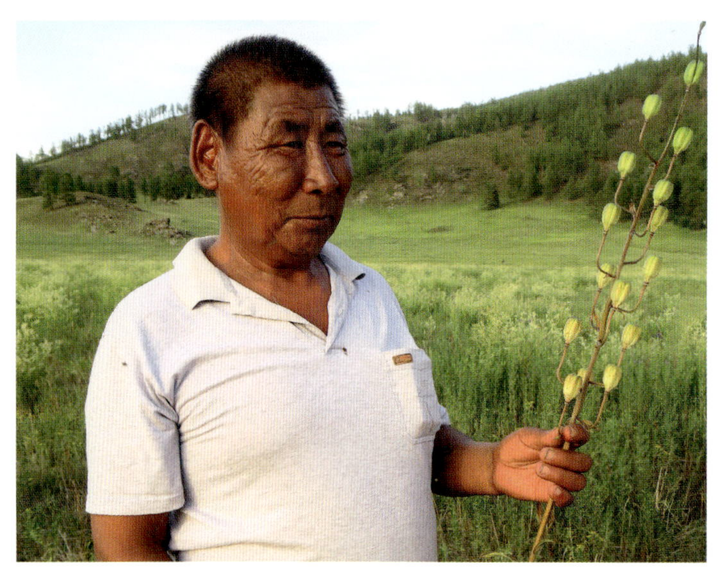

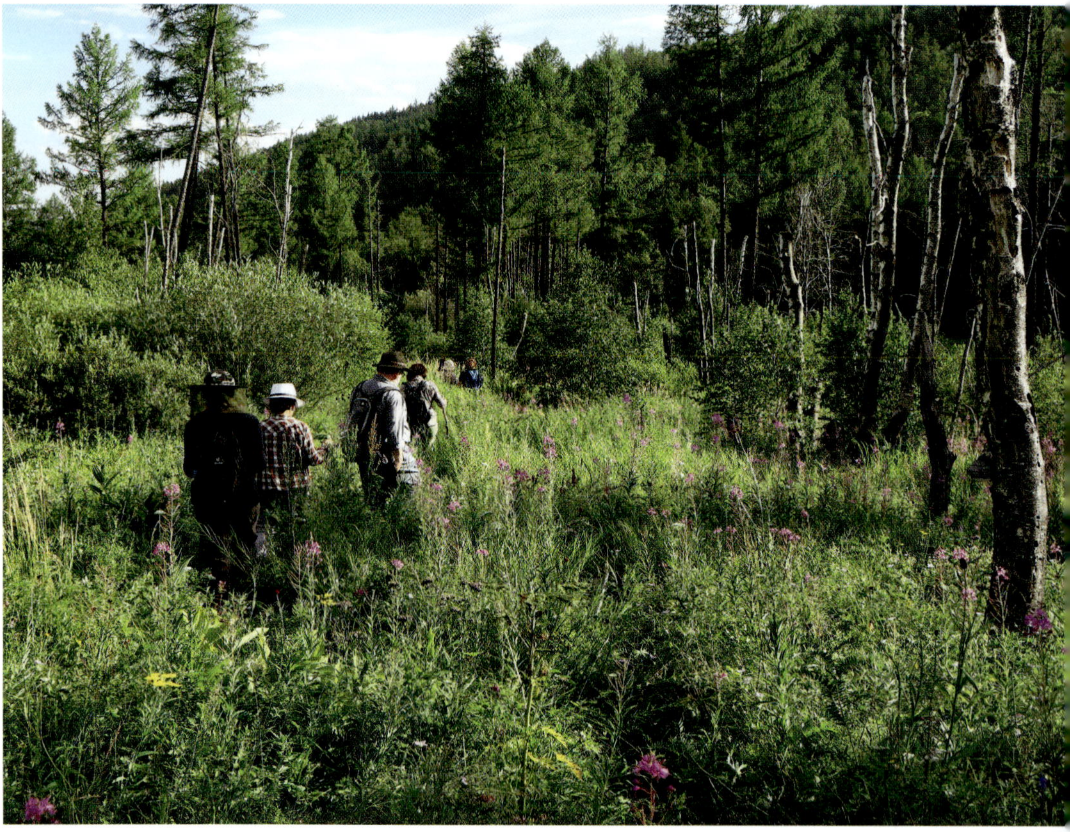

Oben: Kräutermann Bold mit einer verblühten Türkenbundlilie.
Unten: Auf Expedition mit Bold in der mongolischen Wildnis.

Murmeltier, erklärte Bold, sollte man im Sommer essen, das hitzige Pferdefleisch dagegen nur im Winter und Ziegenfleisch im Frühling: Da die Geißen dann schon die ersten grünen Kräuter knabbern, kommt man auf diese Weise in den Genuss der Heilkraft des frischen Grüns. Wöchnerinnen gebe man Schaffleisch zu essen, denn das hat viel Kraft.

In den nächsten Tagen führte uns Bold durch die Wildnis, um uns die endemischen Heilpflanzen zu zeigen. Die Flora ist der unserer Voralpen sehr ähnlich. Viele der Pflanzen waren für mich wie alte Bekannte.

Bold lief, wie fast immer, mit entblößtem Oberkörper herum. Wie ein junger Hirsch sprang er durch die Landschaft und schien mit ihr zu verschmelzen. Wir konnten kaum mithalten. Im Laufschritt zeigte er auf diese oder jene Pflanze und gab flüchtig die Indikation an. Diese sind oft ganz anders, als man sie bei uns in Europa kennt:

- Vom **Rhabarber** *(Rheum undulatum)* zum Beispiel nimmt man die rote Haut vom unteren Teil des Stängels, etwa vier Zentimeter über der Erde, trocknet und pulverisiert sie und nimmt sie gegen Krebs und Diabetes ein.
- Das **Edelweiß** *(Leontopodium leontopodioides)* wird jung geschnitten, getrocknet, in Kissen gestopft und unter den Kopf gelegt, um Bluthochdruck und »Gehirndruck« bei Säuglingen zu lindern.
- **Johannisbeeren** *(Ribes diacantha)*, die er *Techin-shegg* nannte, seien ein gutes Nierenmittel. Für Männer sollten sie in der Höhe, auf den Bergen gesammelt werden; für Frauen unten im Tal.
- Die dunkelvioletten Blüten der **Kuhschelle** oder **Küchenschelle** (*Pulsatilla dahurica*, syn. *P. ambigua*, *Pasque involcra*) helfen bei Halsschmerzen. Dabei soll man sieben Blüten pflücken und kauen. Bold ergänzte, dass auch das Fleisch von Ziegen, die – im Frühling – viel Pulsatilla gefressen hätten, eine ähnliche Wirkung hätte.
- Die goldgelbe Wurzelknolle der **Türkenbundlilie** *(Lilium martagon)* wird gern gegessen. Bold erklärte, dass die Wurzel, gekocht und getrunken, gegen Rückenschmerzen hilft.
- Die Blüten des **Süßklees** (*Hedysarum* spp.), eine Stunde im Wasser mazeriert, soll gegen Schmerzen helfen. Süßklee, der auch in den Alpen wächst,

enthält, ähnlich wie der Steinklee, viel blutverdünnendes Kumarin; wenn verletzte Tiere es fressen, können sie verbluten.

- Auch die Wurzelknollen der **Feuerlilie** *(Lilium pumilum, L. pensylvanicum)*, im Herbst gesammelt, hätten medizinische Eigenschaften. Die in Milch gekochte, süß schmeckende Wurzel hilft Menschen, die in der Stadt oder an schattigen Orten leben. Sie gilt als süß und kühl und wird als anti-asthmatisch, schleimlösend, tonisch und beruhigend beschrieben. Sie hilft, wenn man wegen der Stadtluft nicht gut atmen kann, oder auch bei Unruhe, die zu Schlaflosigkeit führt. Die roten Blütenblätter sollen blutstillend sein.
- Der **Rittersporn** *(Delphinium)*, ein Hahnenfußgewächs mit giftigen Alkaloiden, wurde einst in der europäischen Volksmedizin innerlich als »Blutreiniger« und als Wurmmittel verwendet; äußerlich zur Wundheilung und als Haarwäsche zum Töten von Läusen. In der mongolischen Volksmedizin werden bei Kopfweh die Haare mit Rittersporntee gewaschen, das wirke beruhigend.

Vieles, was Bold erzählte, konnte ich nicht gut nachvollziehen. Selbstverständlich wusste er nichts von den in den Pflanzen enthaltenen Wirkstoffen. Manchmal gab er ganz unvermutete Indikationen an, die sich nicht mit der Wirkstoffanalyse deckten; im Westen glauben wir ja fest daran, dass es die molekularen Verbindungen sind, die den Heilungsprozess voranbringen. Womit hatten wir es also bei seinen Anwendungen zu tun? Placeboeffekte? Nein, sagte Marianne, die in TCM bewanderte Ärztin aus Bern, jenseits ihrer Inhaltsstoffe wirken Kräuter auf Energieflüsse und Blockaden, auf das Qi.

Bold kannte nur die Pflanzen, die ihm und seinen Leuten helfen. Ich war zum Beispiel ganz erstaunt, dass er mit dem **Baldrian** *(Valeriana officinalis, V. alternifolia)*, der überall in den feuchten Niederungen wuchs, nichts anfangen konnte.[23] Im vorindustrialisierten Europa galt der Baldrian als »Liebesmittel«,

23 Dennoch ist der Baldrian (mongolisch *Emiin bambei*) in der Traditionellen Mongolischen Medizin als bitteres, kühles, schmerzstillendes und blutdrucksenkendes Kraut bekannt und findet Anwendung bei Fieber, Vergiftungen und der Behandlung von Tumoren (WHO 2013:226). In Russland und Sibirien wird Baldrian vor allem bei Fieber eingesetzt.

das in Wein eingenommen »gut Freundschaft zwischen Mann und Frau fördert«. Erst im Maschinenzeitalter, mit zunehmender Urbanisierung, wurde Baldrian vor allem bei stressbedingten Schlafstörungen, Spannungs- und Erregungszuständen, Depression und vegetativer Dystonie eingesetzt. Christoph Wilhelm Hufeland, ein Freund Goethes und Begründer der modernen Naturheilkunde (Makrobiotik), nennt den Tee aus der Wurzel »eines der besten Nervenmittel« (Storl 2011:174). Vielleicht war der Baldrian für Bold uninteressant, denn weder er noch die anderen seiner Landsleute schienen besonders verspannt oder stressgeplagt zu sein.

Interessant fand ich Bolds Aussage, dass die Mongolen, ähnlich wie es in der nordeuropäischen Heilkräutertradition Brauch ist, ihre Kräutertees drei Mal am Tag trinken: morgens, mittags und abends. Das unterscheidet sich von anderen Traditionen, etwa der traditionellen chinesischen Heilkunde, wo der morgens aufgebrühte Tee den ganzen Tag über schluckweise getrunken wird, oder von der indianischen Praxis, in der vor allem Abkochungen verwendet werden (Storl 2016:28).

Chaga

Als wir durch einen lichten Birkenhain liefen, sprach Bold von der Heilwirkung des Birkensafts. Wie bei den Sibiriern wird der Saft im Frühling angezapft und frisch getrunken, er klärt die Haut und heilt Beschwerden der Harnorgane. Auch werde frische Birkenrinde bei Mastdarmkrampfadern (Hämorrhoiden) direkt aufgelegt.

Er kannte auch den als rissige schwarze Wucherung an einem Birkenstamm wachsenden **Schiefen Schillerporling** *(Inonotus obliquus)*. Dieser parasitäre Pilz wurde schon lange in der russischen wie auch sibirischen Volksheilkunde als immunstimulierendes Krebsmittel, als Heilmittel bei Darmentzündung und zum Schutz der Leber und Bauchspeicheldrüse verwendet. Diese Wirkungen wurden klinisch geprüft und bestätigt. Inzwischen macht der Pilz, der auch bei uns in Europa vor allem auf Moorbirken wächst, unter dem Namen Tschaga

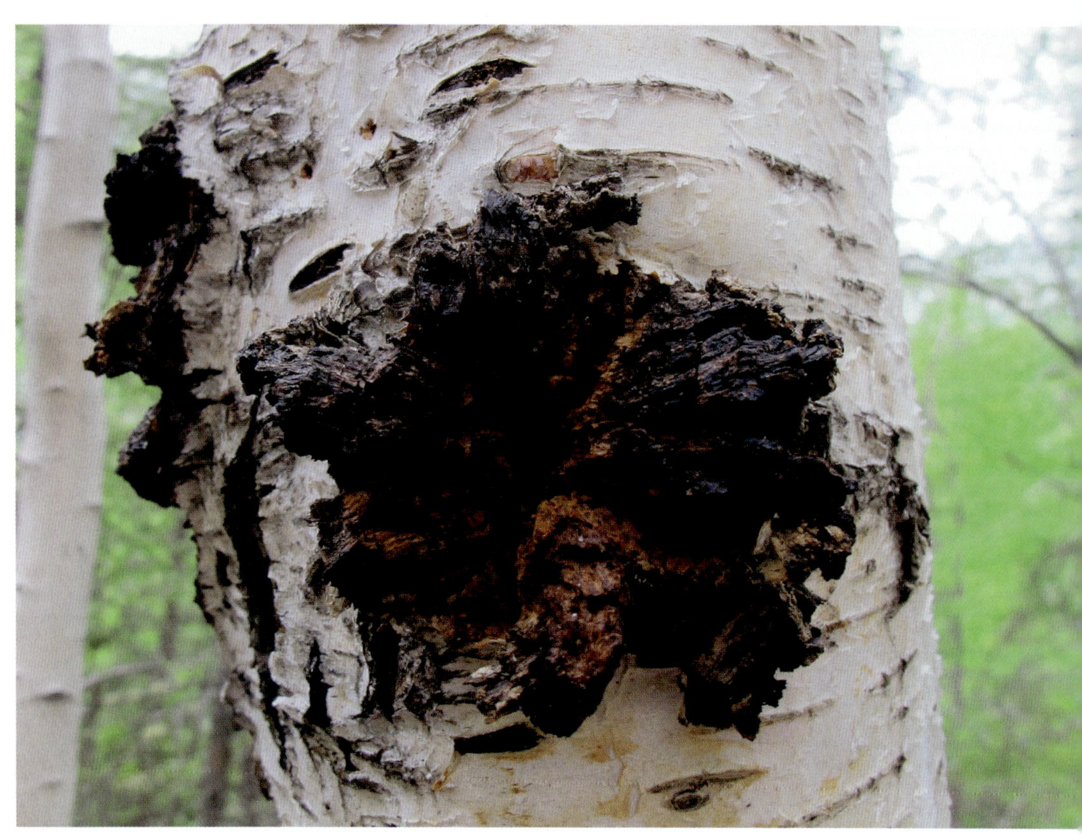

(Chaga) gegenwärtig eine steile Karriere in der alternativen Gesundheitsszene. Der Name Chaga kommt übrigens aus der Sprache der Ostjaken (Chanten), einem sibirischen Volk von ehemaligen Rentierhirten. Der Chaga soll nicht nur Tumore schrumpfen lassen und bei Schuppenflechte, Darmerkrankungen, Autoimmunerkrankungen und Borreliose helfen, das Immunsystem stärken und den Körper entgiften, sondern – wie mich einige Gesundheitsfreaks überzeugen wollten –, er stimuliert dank des hohen Melatoningehalts die telepathischen Fähigkeiten des Menschen. Deswegen vermögen es die sibirischen Schamanen, miteinander ihre Gedanken, auch ohne Handy, über weite Entfernungen auszutauschen.

Bold erläuterte, der Pilz sollte im Schatten getrocknet werden und dann, bei Bedarf, in kleinen Portionen wie Kaffee oder Schwarztee aufgebrüht werden. Den Tee müsse man – drei Mal am Tag, dreißig Tage lang – heiß trinken. Man sollte ihn nicht aufbewahren, sondern immer frisch aufbrühen. Auch solle man nicht sehr große Portionen auf einmal trinken, denn dann wirke er entwässernd.

Die Russen kennen den Chaga-Heilpilz schon lange. Sie bevorzugen einen Warmwasserauszug (48 Stunden) und trinken ihn drei Mal am Tag, jeweils

Ein am Birkenstamm wuchernder Schiefer Schillerporling.

30 Minuten vor einer Mahlzeit. Kurmäßig wird er bis zu drei Monate getrunken, wobei immer wieder Pausen von sieben bis zehn Tagen eingelegt werden.

Hanf und andere Unkräuter

Nach vier Tagen brachten wir den Kräutermann nach Hause, in die kleine Stadt – oder eher das große Dorf –, in der er wohnte. Die kleinen Holzhäuser mit ihren Dächern, die in den verschiedensten Farben – rot, blau, gelb, grün – leuchteten, waren umgeben von eingezäunten Parzellen, in denen Ziegen, Schafe und vor allem die kleinen Pferdchen weideten.

Die lange Fahrt dorthin führte durch Gebiete, in denen die freie Steppe in riesige Felder umgewandelt wurde. Raps und schütter wachsendes Getreide erstreckten sich fast bis zum Horizont. Bold erzählte, dass diese Feldwirtschaft auf die sozialistische Zeit zurückgehe, wo man versuchte, Kollektivfarmen nach sowjetischem Vorbild anzulegen. Heute sind es vor allem Investoren aus China, die die instabilen Steppenböden aufpflügen lassen, um »Rohstoffe« für den Weltmarkt anzubauen. Beim Vorbeifahren konnten wir sehen, wie kleine Windböen oder die Traktoren, die aus der Entfernung wie kriechende Insekten aussahen, den Staub der trockenen Böden aufwirbelten. Dieser Staub ist fruchtbarer Löss, der durch die Pflugkultur für immer verloren geht. Die Szene erinnerte mich an die Staubstürme *(Dustbowls)* im Westen der USA in den 1930er-Jahren, wo in den Steppen über vierhunderttausend Quadratkilometer fruchtbarer Mutterboden verweht wurde. Pfluglandwirtschaft unter solchen ökologischen Bedingungen zu betreiben, ist eigentlich ein Vabanquespiel: Es regnet wenig und unregelmäßig, im Winter ist es zu kalt für Winterweizen, und da es kaum eine schützende Schneedecke gibt, ist der Boden ungeschützt.

Am Rande der Pisten, die durch die Felder führten, wuchsen verschiedene Ackerbegleitkräuter: die üblichen »bösen Jungs« wie die einjährigen Gänsefußarten, Rispenhirse *(Panicum miliaceum)*, der Zurückgebogene Fuchsschwanz *(Amaranthus retroflexus)*, ein Neophyt aus Nordamerika, Ackerkratzdisteln und Gänsedisteln, Beifuß, Estragon, Zweizahn *(Bidens cernua)*, Windenknöterich

(Polygonum convolvulus), Tatarischer Buchweizen *(Fagopyrum tataricum)*, Quecke, Flughafer, Ackerhellerkraut, Besenrauke und der wildwachsende **Hanf** *(Cannabis ruderalis)*, der ursprünglich in Zentralasien beheimatet ist. Shen Nung (Shennong)[24], der mystische Kaiser, der – so die Legende – alle Heilkräuter, Giftpflanzen und Gegengifte entdeckt hatte, erwähnt Hanf im ältesten medizinischen Text der Chinesen, dem *Shen Nong Pen Ts'ao Ching*. Es hätte uns wirklich interessiert, was Bold zur Hanfpflanze zu sagen hätte. Neben der Tatsache, dass die weiblichen Hanfblüten einen visionären Rausch erzeugen können, ist diese Pflanze ja eine der wichtigsten und ältesten Heilmittel der Menschheit. Moderne wissenschaftliche Untersuchungen bestätigen die schmerzstillende, krampflösende und muskelentspannende Wirkung der Cannabispflanze. Medizinisch kann sie bei diversen Leiden eingesetzt werden, bei ALS, multipler Sklerose, Epilepsie, Morbus Crohn (in der Traditionellen Chinesischen Medizin werden Cannabissamen bei Störungen des Dickdarm-Funktionskreises eingesetzt), bei motorischen Tics (Tourette-Syndrom), Glaukom (Grüner Star), Migräne, Menstruationskrämpfen (die britische Königin Victoria nahm Hanföl zur Linderung des Prämenstruellen Syndroms), Wehenschmerzen, Depressionen (der entthronte Kaiser Wilhelm rauchte Hanf aus diesem Grund im holländischen Exil) und vielen anderen Leiden (Grinspoon 1994).

Der Kräutermann Bold schüttelte nur den Kopf. Nein, die Pflanze sei ihm unbekannt, beteuerte er. Unser Fahrer Bagi zwinkerte jedoch mit den Augen und machte die Geste, als rauche er einen Joint. Aber gleich danach verzog er sein Gesicht und signalisierte, dass das nicht gut sei. Ich vermute, dass Bold den wilden Hanf sehr wohl kennt und ihn wahrscheinlich auch gern raucht, aber das würde er nicht zugeben, denn Cannabiskonsum ist in der Mongolei verboten.

24 Shennong wird ikonografisch dargestellt mit einem Kraut im Mund, mit Stierhörnern auf dem Kopf und einem Gewand aus dichtem Fell. Das deutet auf seine archaischen steinzeitlichen Wurzeln. Die Götter der Jäger und Sammler der Altsteinzeit waren, neben der Höhlenfrau, immer gehörnte Wesen (Hirsch- oder Stiergottheiten). Shennong gilt auch als Entdecker der Moxibustion, des Kräutertees und der Akupunktur (Storl 2016:31).

Gefährdete Umwelt

Die Mongolei ist fast viereinhalb Mal so groß wie die Bundesrepublik, hat aber nur drei Millionen Einwohner und dazu siebzig Millionen Rinder, Schafe, Ziegen, Yaks und Kamele. In Sowjetzeiten wurden die frei herumwandernden Nomaden gezwungen, sich als Viehzuchtkollektive zu organisieren, das Land wurde verstaatlicht, und das Vieh wurde Volkseigentum. Durch Heubereitung für den Winter, Brunnenbau und umfangreiche veterinärmedizinische Maßnahmen versuchte man die früher häufige Gefahr des Viehsterbens, vor allem im Winter, einzudämmen.

Nach der politischen Wende 1992, hin zu Marktwirtschaft und Demokratie, wurden die Staatsbetriebe und Kollektive aufgelöst und die Herden kamen wieder in Privatbesitz. Da jede Nomadenfamilie versuchte, durch eine Vergrößerung der Herden ihren Profit zu maximieren, verdreifachte sich die Anzahl der Weidetiere. Resultat war, dass das Land seither stark überbeweidet wird. Die Überbeweidung führt dazu, dass der Boden bei starken Gewitter- und Sturzfluten weggeschwemmt wird und Erosionsschäden hinterlässt.

Ein weiterer Grund, warum weite Teile der Mongolei in Gefahr sind, Wüste zu werden, ist nicht nur zu viel Vieh oder der Versuch – trotz kurzer Vegetationsperiode und wenig Niederschlag – großflächig Ackerbau zu betreiben, sondern dass inzwischen ganze Landstriche von multinationalen Bergbaukonzernen, wie Rio Tinto oder Ivenhoe Mines, in Beschlag genommen werden und deswegen immer weniger Grassteppe den traditionellen Hirtennomaden zur Verfügung steht. Großmaschinen, Raupen und Bagger wühlen große Flächen des Landes auf, verseuchen das Wasser der Flüsse und hinterlassen Mondlandschaften, um Kupfer, Gold, Kohle, Nickel, Molybdän, Zink, Wolfram, Kobalt und Seltenerdmetalle zu fördern, die vor allem für die moderne Elektronik, für Windräder und Elektroautos gebraucht werden.

Mit den angeblich so sauberen, umweltfreundlichen Elektrofahrzeugen ist das so eine Sache. Die Umweltzerstörung wird damit nur ausgelagert in jene Länder – Kongo, China, Mongolei –, in denen die Mineralien (Kupfer, Kobalt, Lithium) abgebaut werden, die für die Herstellung der schadstofffreien

Statue des Medizin-Buddhas *(Bhaisajyaguru)* mit einer Schar Tauben.

Elektromobilität notwendig sind. Dabei kommt es immer wieder zu Ausbeutung und Menschenrechtsverletzungen. Die Herstellung der Batterien und der leichten Aluminiumkarosserien verschlingen zudem enorme Mengen an Energie. Und überhaupt, wo kommt der Strom für die Akkus der Elektrofahrzeuge her? Können Windräder und Solaranlagen den immensen Energiebedarf des neu konzipierten Transportsystems decken? Oder müssen französische Atomkraftwerke und gigantische Kohlekraftwerke die Lücke füllen? Auf solche Fragen kommt man, wenn man vor Ort sieht, was der Bergbau in den Ländern anrichtet, die die Rohstoffe liefern.

Schamanen und Lamas

Wie gesagt, bei der Exkursion bewegte sich Bold so leichtfüßig und schnell, dass Marianne und ich, die wir uns die Pflanzen genauer anschauen und mit dem Buch, das uns Pitt geliehen hatte, genauer bestimmen wollten, bald den Anschluss verloren. Mehr über Pflanzen erfuhren wir von Bolo, die zusammen mit Orgilmaa unsere Reiseführerin war. Auch Bolo sprach fließend Deutsch, denn auch sie wurde, gerade vor der Wende, in den sozialistischen Bruderstaat DDR, nach Leipzig zum Studium geschickt. Vom Sozialismus und seiner materialistischen Philosophie war bei ihr nicht viel hängen geblieben. Ihr Bruder war Schamane, und sie half ihm als Assistentin bei seinen Trancesitzungen, auch beim Übersetzen, wenn die Geister durch ihn sprachen.

Schamanentum, erzählte sie, sei die ursprüngliche Form der Spiritualität der Mongolen. Man war im direkten Kontakt mit dem alles überspannenden Himmel *(Tenger)* und der alles tragenden Mutter Erde, mit den Geistern der Berge, Flüsse und Quellen, mit den Geistern der Tiere, der Pflanzen und der Ahnen *(Ongod)*. Dafür brauchte man keine Tempel und Gebäude. Himmel und Erde, das Ur-Paar, wurden auch nicht in menschlicher Gestalt dargestellt. Es gab zwar heilige Quellen, Felsen und Bäume, wo die Geister besonders nah waren, aber in Wirklichkeit hatte alles seine spirituelle Dimension, alles in der Natur war heilig.

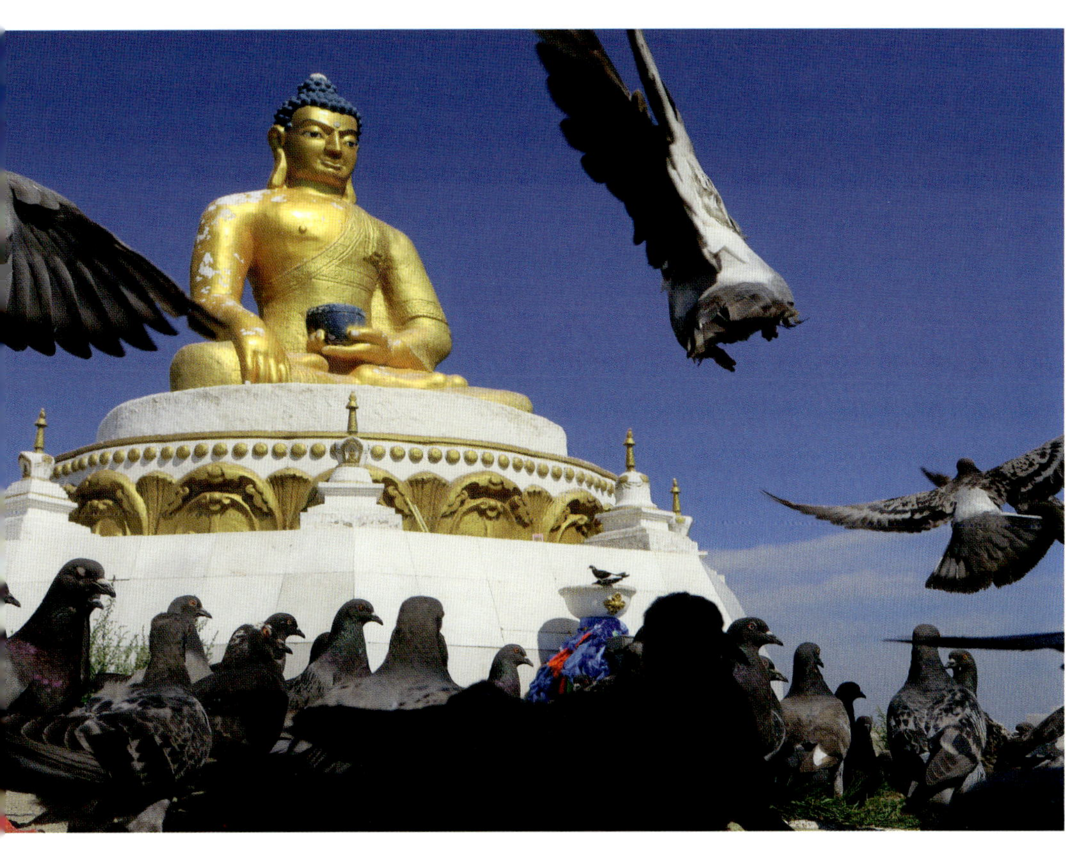

Viele Schamanen wurden in jüngster Zeit wiedergeboren, obwohl das Schamanentum nach der Machtübernahme der Kommunisten in den 1920er-Jahren fast ausgelöscht wurde. Für die Marxisten-Leninisten galt der Schamanismus wie auch der Buddhismus als eine unwissenschaftliche Irrlehre, als ein ideologisches Mittel der Herrschenden, um die arbeitende Bevölkerung besser unterjochen und ausbeuten zu können – also »Opium des Volkes«, wie es Karl Marx ursprünglich formuliert hatte. Geister und Götter gebe es nicht, und wenn der Mensch tot ist, dann bliebt nichts als die zu entsorgende Leiche vom ihm übrig. Im Zuge der Säuberungsaktionen gegen den reaktionären Aberglauben und die Relikte der dekadenten Feudalgesellschaft wurden achthundert buddhistische Klöster niedergebrannt, die Schamanen wie auch die Lamas, derer man habhaft werden konnte, wurden erschossen oder in Arbeitslager gesteckt. Es kam sogar vor, dass man Schamanen mit ins Flugzeug nahm und verhöhnte: »Ihr gebt vor, fliegen zu können. Dann fliegt mal schön!«, ehe man sie hinausstieß.

Beim Besuch des dreihundert Jahre alten Amarbayasgalant-Klosters wurde uns erzählt, dass um die achtzehntausend Mönche während der sozialistischen Zeiten in der Mongolei hingerichtet wurden. Auch dieses Kloster sei teilweise zerstört worden, die *Thangkas* (Rollbilder) und Schriften, die man vorher nicht verstecken konnte, wurden verbrannt. Aber nun fand, dank der Unterstützung des Dalai Lamas, eine starke buddhistische Missionierung statt. Neue Klöster wurden gebaut, und die Zahl der Mönche nahm wieder zu.

Nicht alle waren jedoch mit der »Re-Buddhisierung« einverstanden. Nach Ansicht Bolos war auch der Buddhismus ein Fremdkörper in der mongolischen Steppe. Sie erzählte, dass im 16. Jahrhundert der Mongolenherrscher Altan Khan eine Weltanschauung jenseits des individualistischen Schamanismus suchte, eine, die es ermöglichen sollte, die verschiedenen mongolischen Nomadenstämme zu einen. Er lud Gelbmützen-Mönche aus Tibet ein – das ist die Sekte, zu der auch der Dalai Lama gehört –, gab ihnen Schutz, Vorrechte und Steuerfreiheit und machte den Buddhismus zur Staatsreligion. Allmählich besetzten die Gelbmützen die wichtigsten heiligen Kraftplätze der Schamanen und errichteten dort ihre Stupas, Klöster und Tempel. Tieropfer und andere schamanische Praktiken wurden verboten und das ortsübliche Brauchtum vereinnahmt. 1577 wurde ein Edikt gegen das Schamanentum erlassen, wobei es immer wieder zu Verfolgungen der Schamanen durch Schlägerbanden kam.

Der dritte Dalai Lama ließ den Herrscher anordnen, die kleinen Puppen, mit denen die Schamanen arbeiten, sowie die Ahnengeister-Figürchen *(Ongod)*, welche die Familien und Herden beschützten, systematisch einzusammeln und zu verbrennen. Sie sollten durch buddhistische Bilder ersetzt werden. Schamanische Zeremonien, einschließlich der Totenrituale, bei denen Fleischopfer für die Ahnengeister verbrannt wurden, wurden untersagt. Man schenkte den Menschen Schmuck, Seide, sogar Kühe und Pferde, wenn sie Mantras singen würden, anstatt die Schamanen zu rufen.

Hundert Jahre später zeigten die Mönche ihre Verachtung für die Schamanen, indem sie deren Jurten mit Hundekot ausräucherten. Auch trieb man Schamanen zusammen unter dem Vorwand, ihre Unversehrbarkeit mit einer Feuerprobe unter Beweis stellen zu wollen, wobei sie verbrannt wurden (SCHENK 2005:323). Die Chinesen förderten den Buddhismus bei den nördlichen Barbarenvölkern, denn sie wussten, auf diese Weise konnten sie die kriegerische Tradition und den möglichen Widerstand ihrer alten Feinde brechen.

Verfolgung durch Buddhisten, durch Anhänger der Religion der Gewaltlosigkeit? Einige meiner Mitreisenden, die das Gespräch mitbekamen, wunderten sich. Das kann doch nicht sein! Das ist doch so eine edle, feinsinnige, ethisch vollkommene Religion! Aber wie so oft stimmt die Lehre nicht unbedingt mit der Praxis überein. In Sri Lanka war ich immer wieder Zeuge der grausamen Arroganz der buddhistischen Singhalesen gegenüber den hinduistischen Tamilen geworden. Und im Christentum war es auch nicht anders: Obwohl Jesus seine Anhänger zur bedingungslosen Feindesliebe[25] aufrief, hat es immer wieder brutale Verfolgungen gegeben, etwa durch die Inquisition, die auch bei uns die letzten Reste eines schamanischen Bewusstseins praktisch ausgelöscht hatte. Auch der Marxismus wollte die Ideale der französischen Revolution, Freiheit, Gleichheit und Brüderlichkeit, verwirklichen und endete mit Massenmord und Gulags.

»Die Lehre der Lamas hat uns den Charakter genommen«, klagte Bolo, »man stelle sich das Bild der stolzen mongolischen Krieger auf ihren Rossen vor, die die Chinesen das Fürchten lehrten. Als Vergleich halte man sich die blassen, geschorenen, über Schriften gebeugten, Mantras murmelnden Mönche vor Augen. Im 17. Jahrhundert hatte die Hälfte der Bevölkerung das Bodhisattwa-Gelübde abgelegt, übte sexuelle Enthaltsamkeit und Ehelosigkeit. Für die Chinesen waren sie keine Bedrohung mehr. Noch Anfang des 20. Jahrhunderts waren fast fünfzig Prozent der männlichen Mongolen Mönche.«

Ein reiches Land

Der Fahrer unseres Geländewagens, der coole Bagi, navigierte uns schweigend und stoisch durch die wilde Landschaft. Man konnte sich ihn gut als einen der zähen, unermüdlichen Krieger vorstellen, die einst dem Dschingis Khan gefolgt waren. Nach stundenlangem schwierigem Fahren merkten wir, dass er mit der Müdigkeit zu kämpfen hatte. Jutta, die mit im Geländewagen

25 Ich aber sage Euch: Leistet dem, der euch etwas Böses tut, keinen Widerstand, sondern wenn er dich auf die rechte Wange schlägt, dann halt ihm auch die andere hin.« Matthäus 5,39

saß, reichte ihm dann etwas zum Knabbern oder zum Trinken. Es war zwar kein Airag vom Lederbeutel am Sattel, auch kein mürbe gerittenes Fleisch von unter dem Sattel, sondern einige Kekse oder Kaugummi, doch er bekam frischen Wind. Bolo, die Schwester des Schamanen, fuhr auch öfters in unserem Wagen mit und erklärte uns dies und das. Viel redeten wir über die Schamanen, etwa darüber, dass sie oft bei ihrer Initiation nur weiße Speisen essen, keine blutigen. Das ist eben Geisterspeise, denn der Schamane ist zwar im menschlichen Körper, aber er bewegt sich als Geist durch die andere Welt. Auch die Indianer kennen das, und in den Alpenregionen opfert man den durchziehenden Geistern ebenfalls solche weißen Geisterspeisen – Ei, Mehl, Milch. Übrigens schien Bolo gefallen an meinen Vornamen zu haben: *Tschono*, so heißt der Wolf in ihrer Sprache.

Öfters kamen bei unserer Unterhaltung die Probleme, die durch die Modernisierung des Landes entstanden, zur Sprache. Sie erwähnte die internationalen Bergbaukonzerne, die das Land aufwühlten und so taten, als hätte die Erde keine Seele. Unmengen Kohle und Koks gehen in das energiehungrige China; die Franzosen bohren nach Uran. Tausende illegale Goldgräber, die sogenannten Ninjas, sprengen die Erde in die Luft, spülen das Gestein mit Wasser aus und versuchen das Gold mit giftigem Quecksilber vom Gestein zu trennen. Dabei wird das Wasser, etwa der Tuul-Fluss, der in den Selenge-Fluss mündet, massiv verschmutzt. In den Goldschürfgebieten wird das Wasser knapp, und was übrig ist, wird für die Nomaden und ihre Tiere untrinkbar. Wegen der Bewässerung der Agrarflächen trocknen auch die Seen aus, die in dem relativ trockenen Land ökologisch notwendig sind.

Für die Nomaden, erzählte Bolo, die noch an der traditionellen mongolischen Lebensweise festhalten, und auch für die Wildtiere wird der Lebensraum enger. Um nicht in Armut zu versinken, halten die Hirten zu viele Tiere, was zur Überweidung führt. Neuerdings werden besonders viele Ziegen gehalten, denn der Markt für Kaschmirwolle ist schier unersättlich. Es wird auch zu viel Holz geschlagen.

»Man sagt uns, wir seien ein reiches Land, eines der rohstoffreichsten Länder der Erde. Wir sitzen auf unermesslichen Schätzen. Aber wo ist das

Geld? Seit dem Boom sind wir mit mehreren Milliarden Dollars verschuldet. Mehr als ein Drittel unseres Volks lebt unter der Armutsgrenze; dreiundvierzig Prozent leiden an Unterernährung, und die Kindersterblichkeit ist hoch. Wie kann das sein, wenn wir so reich sind?

Viele Nomaden verlassen das Land und ziehen in die Städte; sie vergessen die Wege der Ahnen, werden konsumsüchtig, korrupt und verweichlichen. Ulan Bator, die Hauptstadt, hat inzwischen 1,3 Millionen Einwohner. Slumartige Jurtenviertel umgeben die Stadt.«

Offensichtlich mochte sie, wie ihre nomadischen Vorfahren seit eh und je, die Chinesen nicht besonders. Die Mongolei sei wie ein kleiner Wolf, eingezwängt zwischen dem mächtigen russischen Bären im Norden und dem riesigen roten Drachen im Süden. Die Russen seien nicht ganz so schlimm, wenn sie etwas versprechen, halten sie wenigstens Wort. Aber bei den Chinesen sei es anders. Inzwischen verliere die besetzte Innere Mongolei immer mehr ihren mongolischen Charakter. Die Mongolen dort seien zur Minderheit geworden; zugewanderte Han-Chinesen stellen inzwischen achtzig Prozent der Bevölkerung, die ethnischen Mongolen nur noch achtzehn Prozent. Die Kinder werden gezwungen, in die chinesischen Schulen zu gehen, die Jugendlichen hören die neusten chinesischen Hits.

Die spirituelle Blindheit der Titanen

Irgendwann fragte mich Bolo: »Warum haben die zerstörerischen Kräfte so viel Macht, wenn doch die Schamanen Zugang zu den Geistern und Göttern, zu Himmel und Erde haben? Kannst du mir das erklären?«

Das beschäftigt sie. Sie stellt mir diese Frage mehrmals. Auch ich habe mir diese Frage öfters gestellt und nach einer Antwort gesucht. Mir fielen lediglich die Worte aus der *Śatapatha-Brāhmana*, einer alten vedischen Schrift, ein:

»Die Himmlischen sprachen die ganze Wahrheit, die Dämonen aber die ganze Unwahrheit, da sie nur ihren Vorteil suchten. Die Himmlischen, die beständig nur die Wahrheit sprachen, wurden scheinbar geringer und ärmer.

Darum wird einer, der ständig die Wahrheit spricht, auch heutzutage scheinbar geringer und ärmer. Aber schließlich kommt er zu Gedeihen. (...) Die Dämonen dagegen, die beständig die Unwahrheit sprachen, glänzten wie Salzböden äußerlich, scheinbar wurden sie reich. Darum glänzt auch heutzutage einer, der ständig die Unwahrheit spricht, wie Salzboden äußerlich, scheinbar wird er reich. Aber schließlich gerät er ins Unglück.«

Das kam mir in den Sinn, aber ich sagte es nicht; ich wusste nicht, ob das passen würde. Wie, wollte Bolo weiterhin wissen, gehen die Indianer Nordamerikas, die ja auch starke Medizinleute und Schamanen haben, damit um? Sie hätte gehört, dass auch dort die Erde von internationalen Bergbau- und Ölkonzernen aufgerissen wird, und die Menschen, Tiere und Pflanzen leiden.

Mit alltäglicher Logik lässt sich die Frage, die Bolo mir stellte, nicht beantworten. Wenn man gewahrt, mit welcher Wucht die uralt überlieferten Lebensweisen der Menschen und die Lebensräume von Pflanzen und Tieren hinweggefegt werden, dann muss man tiefer schauen. So tief wie die alten Weisen, die ihren Mitmenschen ihre meditative Schau nur in Form von mythologischen Bildern vermitteln konnten. Die griechischen Seher sprachen von den Titanen, den Söhnen des Chaos und Feinden der Götter, die einst von den Himmlischen in Ketten gelegt und in die Erdentiefen verbannt wurden, damit Frieden und Eintracht herrsche. Aber in einem Zeitalter, in dem Tugend und Güte schwinden, da rütteln die Monster an ihren Ketten und brechen aus dem dunklen Abgrund hervor. Metalle, die im Schoß der Erde Millionen von Jahren schlummerten, rasen nun als Flugmaschinen durch die Lüfte und als Kraftfahrzeuge über schwarze Asphaltbahnen und vernichten dabei die organisch gewachsene Natur und die fruchtbare Haut der Erde. Ihr Treibstoff, das schwarze Blut der Erde, das Öl, verpestet Luft und Wasser. Ihre geballten Energien, Elektrizität und Atomkraft, bahnen Schneisen der Zerstörung.[26] Diese titanischen Energien sind etwas anderes als natürlicher Wind, Wasser oder Sonnenschein; sie sind nicht Teil der Phänomene, die für unsere

26 Auch die erneuerbaren Energien liegen außerhalb der organisch gewachsenen Natur. Überdimensionale Windräder, gigantisch wie die Roboter in dem Film »Invasion vom Mars«, schreddern zum Beispiel Hunderttausende von Zugvögeln und Fledermäusen (Flade 2016:173f).

Sinnesorgane wahrnehmbar sind. Sie sind nicht übersinnlich, sondern »untersinnlich«. Magnetismus, Strom und Radioaktivität können unsere normalen Sinne nicht wahrnehmen. Sie sind im Grunde genommen »außerirdisch« – oder wie die Germanen es gesagt hätten: Sie gehören nicht zu Midgard, sondern brechen herein von jenseits des Ringes des Lebens, aus Utgard, wo die Thursen (Riesen), die Feinde der Götter, hausen.

Wie war es überhaupt möglich, dass die Titanen sich von ihren Fesseln befreien konnten, dass die Thursen Midgard stürmen konnten? Zum einen, weil sie äußerst klug und listig sind. Sie flüstern den schwachen, ängstlichen, tugendlosen Möchte-gern-Zauberern zu: »Befreit uns, öffnet uns das Tor und wir werden euch Macht geben und den Reichtum und das Ansehen, das ihr begehrt. Wir geben euch die Inspirationen, damit ihr in euren Labors und Werkstätten Maschinen und Geräte konstruieren könnt, in denen wir uns verkörpern können.«

Sogar »Spiritualität« versprechen sie den Menschen, die ihre Verbindung zum göttlichen Urgrund verloren haben. So etwa dem titanisch inspirierten Timothy Leary, der einst im Auftrag der CIA das LSD erforschte. Dem ehemaligen Professor der behavioristischen Psychologie der Harvard University galt schließlich Cyberspace als die wahrhafte spirituelle Dimension: Die »virtuelle Welt« sei die wahre geistige Welt; der PC und das Internet seien das Tor zu paradiesischen Welten, die den Körper transzendieren und eine nicht körperliche Wirklichkeit beinhalten, ein neues Universum, in dem Alter, Klasse, Gender und Nationalität keine Rolle mehr spielen. Unser nach Informationen aller Art hungriges Gehirn – das nichts anderes als ein Biocomputer sei – könne in den Bildschirm eintauchen und seinen intellektuellen Hunger stillen, Cyberspiele spielen, ungehindert mit anderen im global vernetzen Cyberdorf kommunizieren und dann wieder auftauchen in die materielle Welt, um den tierischen Ernährungstrieb und das Bedürfnis nach hedonistischem Sex zu befriedigen. Cyber-Schamanen seien alle, die kompetent durch diese elektronischen, virtuellen Welten navigieren. Das spirituelle Ziel der Menschheit wäre schon immer Bewusstseinserweiterung und Unsterblichkeit. Nun sei es in greifbarer Nähe: Mittels moderner Technologien würden wir die Intelligenz potenzieren und sie durch Besiedelung anderer Planeten und Galaxien maximieren und ausdehnen. Selbst der Tod könne durch fortgeschrittene Biotechnologie überwunden werden (Leary 1994). Schon jetzt, so verkündete der Bewusstseinserweiterungsprophet, gäbe es Hoffnung auf Unsterblichkeit und Wiedergeburt durch die Kryonik, das plötzliche Einfrieren und Lagern des frisch gestorbenen Körpers in flüssigem Stickstoff (minus 193 Grad), der dann in einigen Jahren, wenn die Wissenschaft weiter ist, zu neuem Leben wiedererweckt wird.

Wer, wie die echten Schamanen, die wahre geistige Welt kennt, weiß, dass Cyberspace absolut nicht die Welt der Götter, Tiergeister, Ahnen und Engelwesen ist, sondern eine titanische Verblendung. Alle Seelen sind schon unvergänglich und unsterblich. Sie leben in verschiedenen Himmelswelten oder Unterwelten und inkarnieren sich immer wieder in der mittleren Welt. Für die Schamanen ist die spirituelle Welt nicht auf neuronale Netzwerke und Neurotransmitter (chemische Botenstoffe der Nervenzellen) beschränkt.

Ein spirituell dunkles Zeitalter der Verblendung kannte man auch in anderen Kulturen. Die indischen Seher sprachen von einem Zeitalter, in dem die *Rakshasa*, die Dämonen, die Weltherrschaft anstreben. Ihr Anführer ist Ravanna, ein Zauberer und Verzauberer, ein Meister der schillernden Illusionen, der jede Gestalt annehmen kann und der Sita, die schöne Göttin, begehrt, raubt und in sein schleierhaftes, künstliches Paradies entführt, um sie dort zu seiner Königin zu machen. Die Edle, die in Wirklichkeit die Seele der Welt *(anima mundi)* ist, widersteht der Verführung und wird schließlich von ihrem göttlichen Gemahl Rama mit der Hilfe von mutigen Helden, den Tieren und den Heilpflanzen, die der Affengott Hanuman von einer Blumenwiese im hohen Himalaja holt, gerettet. An der Seite Ramas wird sie ein neues Zeitalter der Wahrheit und Freude, ein Goldenes Zeitalter, einleiten.

Während ich darüber sinniere, wird mir immer klarer, dass die Anhänger der gegenwärtig dominierenden materialistisch-mechanistischen Weltanschauung in einer anderen Wirklichkeit leben als die traditionellen, naturverbundenen Völker. Für jene ist das Universum im Grunde genommen tot, es besteht aus Energie und Materie; Leben und Intelligenz haben sich durch das zufällige

Zusammenspiel der Atome über Äonen hinweg als Epiphänomen entwickelt. Das Universum der Naturvölker ist dagegen beseelt und geistdurchdrungen. Alles – jeder Felsen, jeder Fluss, jedes Kerbtierchen, jeder Stern – was ist, ist beseelt und ansprechbar.

Für die zeitgenössischen, von den Titanen besessenen Philosophen und konventionellen »Wissenschaftler« galt eine derartige Einstellung lange als Ausdruck eines kindischen Gemüts, als »Animismus« oder als primitives Denken *(la mentalité primitive)*; für analytische Psychologen ist es Einbildung ohne Wirklichkeitsanspruch oder ein Hinausverlegen (Projektion) auf die an sich leere, unbeseelte, äußere Natur; marxistische Ökonomen sahen dagegen den Animismus als eine Lügenkonstruktion, die es den Machtgierigen erlaubte, andere Menschen zu blenden, zu beherrschen und auszubeuten.

Die Elite des wissenschaftlich technischen Zeitalters beschwört uns: »Machen wir uns doch nichts vor! Der blaue Himmel ist eine Illusion, er ist eher schwarz; in Wirklichkeit leben wir zufallsbestimmt, wie unbedeutende Eintagsfliegen auf einem Planeten, der einen thermonuklear strahlenden Zwergstern (Sonne) umkreist. Zwischen hundert und dreihundert Milliarden solcher Sterne befinden sich allein in dieser Galaxie (Milchstraße); und um die hundert Milliarden ähnliche Galaxien existieren. Was für ein Blödsinn, wenn Schamanen meinen, mit den Sternen sprechen zu können, auf den Mond oder auf Planeten fliegen zu können oder mit Besuchern von dort kommunizieren zu können! Oder der Wahn, zu glauben, dass der Nordstern ein Tor ist, durch das der Schamane hindurchfliegen kann, um in die Lichtwelt des Himmels zu gelangen!

Der Weltenbaum mit seinen neun Himmeln und neun Wurzelwelten unter der Erde! Was für eine Illusion! In Wirklichkeit gibt es keine Götterhimmel, sondern nur die physikalische Sphäre, aufgeteilt in die Troposphäre (Erdatmosphäre), Ozonschicht, Stratosphäre und Ionosphäre. Bei keinem Weltraumflug ist man Engeln oder sonstigen Wesen begegnet. Und was die geologische Stratifizierung betrifft, Tiefenbohrungen haben Steinformationen bis hinunter zum flüssigen Magma gefunden, aber keine unterirdischen Lichtwelten entdeckt, in denen blasse Sonnen leuchten oder in der die Großmutter Erde, Frau

Holle oder ein Hörner tragender archaischer Gott, Zwerge oder irgendwelche Totengeister leben.

Geister und Götter sind Produkte der Fantasie. Niemand hat sie je fotografiert oder irgendwie messen können. Haben wir also den Mut zu bekennen, dass wir wohlmöglich allein im Universum sind. Eventuell gibt es in irgendeinem Sonnensystem einen ähnlichen Planeten, auf dem eine Lebensform vorhanden ist. Trotz der beträchtlichen finanziellen Mittel, die ausgegeben werden, um mit Sonden das All zu scannen und auszukundschaften, hat man noch keine Außerirdischen gefunden.

Anscheinend sind wir die einzige Lebensform, die zum abstrakten Denken fähig ist und ein Ich-Bewusstsein hat, das sich der eigenen Sterblichkeit bewusst ist. Wenn die kybernetisch gesteuerte biologische Körpermaschine keine messbaren Hirnströme oder Herzaktivität mehr aufweist, dann ist es mit Ich-Bewusstsein, Erinnerung, Gefühl und anderen psychischen Aktivitäten aus, denn diese sind von der Hirnaktivität und dem neuralen Netzwerk abhängig. Ein Leben nach dem Tod und Totengeister kann es nicht geben. Der Glaube mag eine tröstliche Illusion sein, entspricht aber keiner empirischen Realität. Was für einen Sinn macht es also, wenn Schamanen die Toten ins Jenseits begleiten oder wenn man den Ahnengeistern opfert?«

Schamanen leugnen die »gesicherten« wissenschaftlichen Fakten nicht. Was die titanisch gesteuerten Experten da zu erkennen glauben, ist aber nur die Außenseite der Dinge. Die Welt der schamanischen Erfahrung ist nicht auf die messbare, wägbare, materielle Welt beschränkt, sondern weiß, dass unsere Lebenswelt auch eine ätherische, eine seelische und eine geistige Dimension hat. Für den Schamanen ist der Geist nicht nur eine Funktion des menschlichen Hirns: Alles, auch der einfache Stein, hat diese geistige Dimension und besitzt ein ihm spezifisches Bewusstsein, auf das man sich einstimmen kann. Wer allein an die analytische Wissenschaftsmethode glaubt, bleibt lediglich an der Oberfläche kleben. Er ist spirituell blind, gefangen im alltäglichen Verstandesdenken.

»Solange Forscher über uns schreiben, brauchen wir uns nicht zu fürchten«, gab der mongolische Schamane Zeren Baawae der Ethnologin Amélie

Schenk zu bedenken, »Die werden die Sache sowieso nur von außen betrachten« (SCHENK 2005:317).

Auch mein Lehrer, der alte Bergbauer Arthur Hermes, sagte anlässlich der Landung amerikanischer Astronauten auf dem Mond: »Auf dem Mond waren sie nicht. Sie haben nur die Mondmaterie berührt, nicht das Wesen der Luna.«

Ähnliches sagte Ernst Jünger: »Der Abendländer, der auf dem Mond landet, findet dort die Bestätigung seiner eigenen Wirklichkeit. Längst vorher erfuhr er durch seine Instrumente, dass mit Überraschungen, wie sie fremde Tiere, verlassene Städte oder gar Seleniten bieten könnten, nicht zu rechnen war. Sollte wirklich Fremdartiges dort bestehen, so würde er es wahrzunehmen nicht imstande sein« (JÜNGER 1990:216).

Als ich den Medizinmann Bill Tallbull am heiligen See der Cheyenne (Lake DeSmet) in die Meditation folgte und wir unsere Seelen unter die Oberfläche des Wassers schickten, wo wir den Geistern der Büffel und den »kleinen Leuten« der Unterwelt begegneten, kam plötzlich ein Motorboot mit johlenden Wasserskifahrern im Schlepptau vorbeigerauscht; die Bleichgesichter machten lauten Krach und warfen die leeren Bierdosen ins Wasser. Der alte Indianer schaute mich verständnislos an.

»Was ist mit denen los?«, fragte er, »Können die nicht sehen, dass hier Geister sind?«

Er meinte die Frage ernst. Als ich ihm antwortete: »Nein, sie können das nicht sehen«, war er verblüfft und fragte, wie diese geistig blinden Menschen überhaupt überleben können.

Die Beseeltheit der Welt ist für die schamanischen Völker kein Glaube, sondern Erfahrung. Natürlich wissen sie, dass man, wenn man in der Erde gräbt, auf immer tiefer liegende geologische Schichten stößt, aber wenn man in tiefer Trance da hineinreist, kommt man tatsächlich in eine Welt, in der eine blassere Sonne scheint und in der verschiedene, sich ständig verwandelnde Geistwesen, Zwerge und Elementarwesen hin und her huschen und in der auch Geister der Verstorbenen anzutreffen sind. Das ist keine Fantasie oder Projektion, denn diese Wesen, die zwar keinen physischen Körper haben, aber einen ätherischen und astralen (seelischen) Leib, geben dem menschlichen Besucher gelegentlich gute Ratschläge und Einsichten, die auch im Alltag hilfreich sind. Je nachdem, wer sie sind, können sich Elfen und Zwerge aber auch als unfreundlich herausstellen. Die für die physischen Augen unsichtbaren Wesen folgen den Menschen oft sogar in seinen Garten oder ins Haus, wo sie ihm mit guten Inspirationen bei der Arbeit helfen; sie können ihn dermaßen »begeistern«, dass er virtuos zu tanzen, zu singen oder zu musizieren beginnt, oder sie bescheren ihm in der Nacht luzide Träume. All das ist Erfahrung, keine willkürliche Fantasie.

Eine Beziehung zu den Geistern, Göttern, Tierseelen und Naturspirits gehört zum ganzheitlichen Menschsein. Das ist und war schon immer so, auch wenn die Kirche das Monopol dieser Beziehung zu den transzendentalen Dimensionen für sich zu reklamieren suchte, auch wenn die marxistische Partei diese Beziehung verbot oder die Ideologen sie als Illusion oder gar als Psychose bezeichnen. Nicht die Priester, Imame und Funktionäre der Religionen mit ihrem Buchwissen, sondern hellsichtige Schamanen und Schamaninnen sind die Meister in der Herstellung der Verbindung mit diesen metaphysischen Dimensionen.

Wenn das Universum ein Buch wäre, voller schönster Poesie, dann würden neugierige Analytiker sich daran machen, das Phänomen objektiv zu erkunden. Sie würden das Buch vermessen und wiegen, Buchdeckel und Blätter analysieren und dabei ermitteln, dass diese aus einem geleimten Brei aus Pflanzenfasern (Zellstoff) bestehen. Darauf gedruckt, befinden sich schwarze Sprenkel, die gewisse regelmäßige Muster aufweisen. Diese Sprenkel bestehen aus Pigmenten, modifiziertem Kolophonium-Harz, Mineralöl und einigen leicht toxischen Zusätzen. Die Analyse würde sorgfältig durchgeführt werden. Dass aber der eigentliche Sinn und Geist des Buches etwas ganz anderes ist, dass es nämlich Träger einer Dichtung ist, würde diesen materialistisch voreingenommenen Forschern entgehen. Die herkömmlichen Schamanen hingegen wissen wahrscheinlich nichts von der molekularen Zusammensetzung des Papiers und des Umschlags, aber sie können das Buch lesen und den Sinn, den die aneinandergereihten Sprenkel (Buchstaben) vermitteln, verstehen. Die

Knechte der Titanen, deren Weltbild in unseren Schulen gelehrt und in den Medien vermittelt wird, sind jedoch blind für den eigentlichen Sinn, für den das stoffliche Buch lediglich der Träger ist.

Mit naturwissenschaftlichen Methoden lässt sich die materielle Welt bestens erforschen, aber nicht deren Sinn. Wie das Buch haben alle verkörperten Wesen – Mineralien, Tiere, Pflanzen – einen geistigen Sinn, sie sind geistgefüllt, oder in anderen Worten: In ihnen leben »Geister«. Es sind diese »Geister«, die für den Schamanen das Wesentliche sind.

Es ist gerade diese Blindheit der heutigen Ideologie, die den Zugang zu unserer uns innewohnenden Spiritualität verbaut und die Tor und Tür für allerlei Pseudospiritualität öffnet. Die Menschen hungern nach Sinn. Die egoistische Steigerung der Lust durch Konsum, Drogen und den von der Fortpflanzung abgekoppelten Sex kann nicht Lebenssinn sein. Auch nicht das ängstliche Vermeiden von Schmerz und das Verlangen nach Sicherheit. Und so können gewiefte »Scharlamanen«, sogenannte Plastikschamanen mit den seelisch hungernden Menschen Geschäfte machen und dabei noch ihr eigenes Ego aufplustern. Wir leben in einer Zeit, in der wenige noch den Unterschied zwischen Wahnsinn und Psychose einerseits und einem wahrhaft erweiterten, schamanischen Bewusstsein andererseits erkennen.

Titanische Mächte, rasende Thursen und Trolle und bösartige Rakshasas, die die Natur zerstören, können uns mächtig aufs Gemüt gehen! Aber wir sollten nicht verzagen. Die Tiefenschau der Seher und Weisen bleibt hier nicht stehen. Was unwahr ist, bewährt sich nicht. Lug und Trug haben keine Zukunft. Sita, die Seele der Welt, wird befreit und ein neues Goldenes Zeitalter wird anbrechen. Denn im Grunde genommen ist die Welt gut. Das verkünden uns alle wahren Märchen.[27]

Die sibirischen Ureinwohner wie auch die Steppenvölker und die Indianer sind überzeugt, dass Seelen unsterblich sind. Alles, was vergeht, entsteht in einem neuen Zyklus wieder. Aus dem Winter wird wieder Sommer, aus der

27 Eine »Mär« bedeutete ursprünglich eine Kunde oder wahre Botschaft aus übersinnlichen Dimensionen, im Sinne von Luthers Weihnachtslied »Vom Himmel hoch, da komm ich her, ich bring' euch gute neue Mär«.

Innenansicht einer Nomadenjurte mit dem Herd in der Mitte.

Seite 124/125: *Ger*-Camp in der Morgensonne.

Nacht wird wieder Tag, und auch wir werden unsere Körper ablegen und uns irgendwann wieder neu verkörpern.

Tallbull und ich sahen unter dem Spiegel des Sees die Geisterbüffel, die einst über die Prärie wanderten. Auch die Naturgeister, »das kleine Volk«, das die von Pinien bewachsenen Hügel bewohnte, nahmen wir wahr. »Wenn die Welt wieder harmonisch wird«, sagte der alte Medizinmann, »dann werden sie wieder auf die Erde kommen. Großmutter Erde hütet sie so lange.«

Auch die Ureinwohner Sibiriens wissen darum. Sogar die Mammutelefanten werden zurückkehren, wenn alles wieder im Lot ist, sagen sie. Keine Seele geht verloren.

Die Jurte als kosmisches Abbild

Am vorletzten Tag in der Mongolei übernachteten wir in einem sogenannten Ger-Camp. *Ger* ist, wie schon erwähnt, der mongolische Name für das typische runde Filzzelt, in dem jeweils die Kernfamilie der Steppennomaden ihr Zuhause hat. Und hier, nahe der russischen Grenze war ein ganzes Camp mit echten Jurten für Reisende und Touristen vorhanden. Ich bekam eine Jurte ganz für mich allein, was mir die Gelegenheit gab, diese dem rauen Steppenklima angepasste Behausung näher anzuschauen: Die Wände bestehen aus verfilzten Matten aus Schaf-, Ziegen- oder Yakwolle; im Sommer genügt eine Filzschicht, wenn aber im Winter eisige Winde über die Steppe fegen, dann wird die Behausung in bis zu vier weitere Filzschichten eingehüllt. Heutzutage kommt noch eine Zeltplane als äußere Lage hinzu.

Die Nomaden, die ihren Herden hinterherziehen müssen, wenn ein Gebiet abgegrast ist, können ihre Jurte innerhalb von anderthalb Stunden abbauen, auf Ochsenwagen oder Kamele verladen und genauso schnell an einem anderen Ort wieder aufstellen. Ähnlich machten es die Indianer der Steppe mit ihren Stangenzelten; nur hatten diese keine großen Tiere, keine Ochsen, Yaks oder Kamele, um die Behausungen zu transportieren. Lange, bis die Indianer zu Pferden kamen, mussten ihre großen Hunde als Lastenträger dienen. Sie

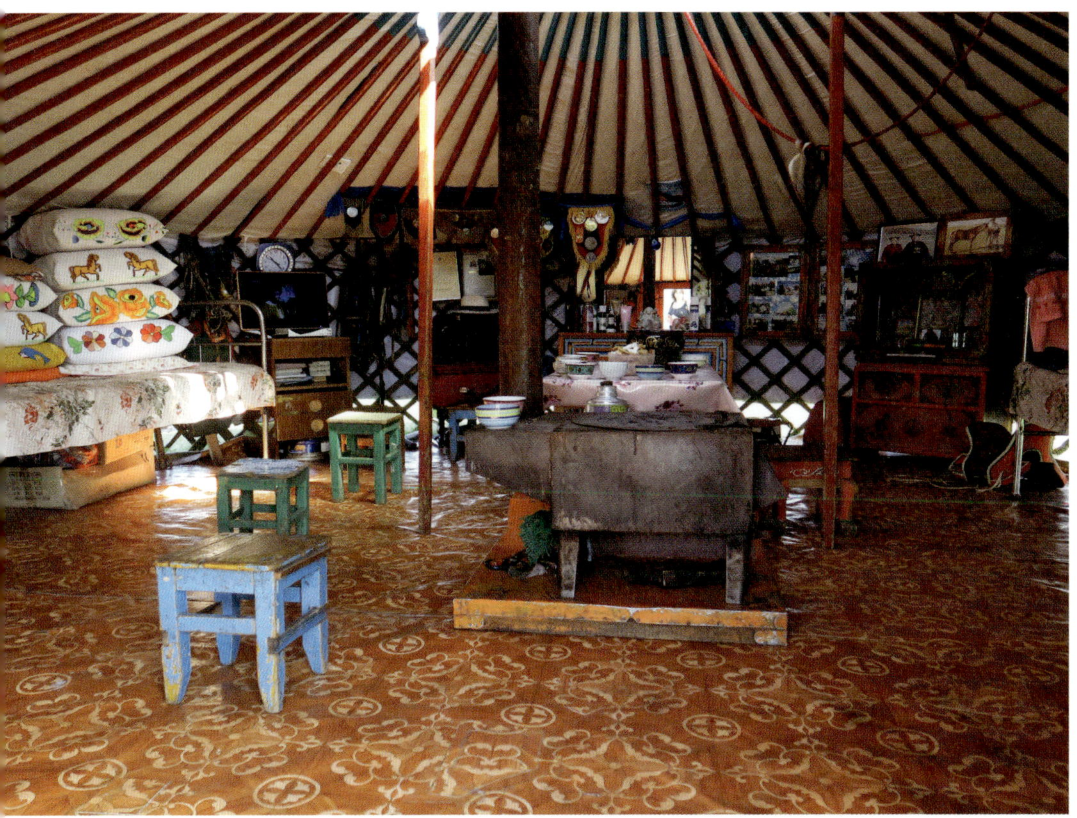

zogen jeweils zwei über den Rücken befestigte Tipistangen auf dem Boden schleifend hinter sich her, mit den darauf aufgebundenen Decken.

Das Gerüst für die Seitenwand der Jurte besteht aus einem zusammenfaltbaren, höchstens zwei Meter hohen Scherengitter. Dieses trägt auch die Dachstangen, die auf die Rauchöffnung in der Dachmitte zulaufen. Dieser Rauchabzug ist ein Kreis *(Tono)*, der durch übereinanderliegende Stäbe geviertelt ist. Es ist also ein Kreis mit einem Kreuz und symbolisiert den Jahreskreis mit seinen vier Jahreszeiten. Dieser Kranz in der Mitte des Jurtendachs, auch Krone genannt, ist die Pforte zum Himmel, zum alles überbrückenden Tenger.

Die Feuerstelle – heute oft ein eiserner Ofen – befindet sich in der Mitte des Gers, unmittelbar unterhalb der Rauchöffnung. Hier ist der Platz der Hausherrin, der Feuerhüterin; im Feuer offenbart sich *Golomto*, die Tochter des Himmelvaters. Die Feuerstelle ist die heiligste Stelle im Ger, sie symbolisiert die Mitte des Universums.

Wenn die Sonne durch die Öffnung scheint, wirft sie einen runden Lichtfleck auf den Boden der Jurte. Dieser Lichtfleck wandert im Tagesverlauf im Uhrzeigersinn um die Feuerstelle und funktioniert als Sonnenuhr. Wo sich der Lichtfleck gerade befindet, das zeigt die Tageszeit an.

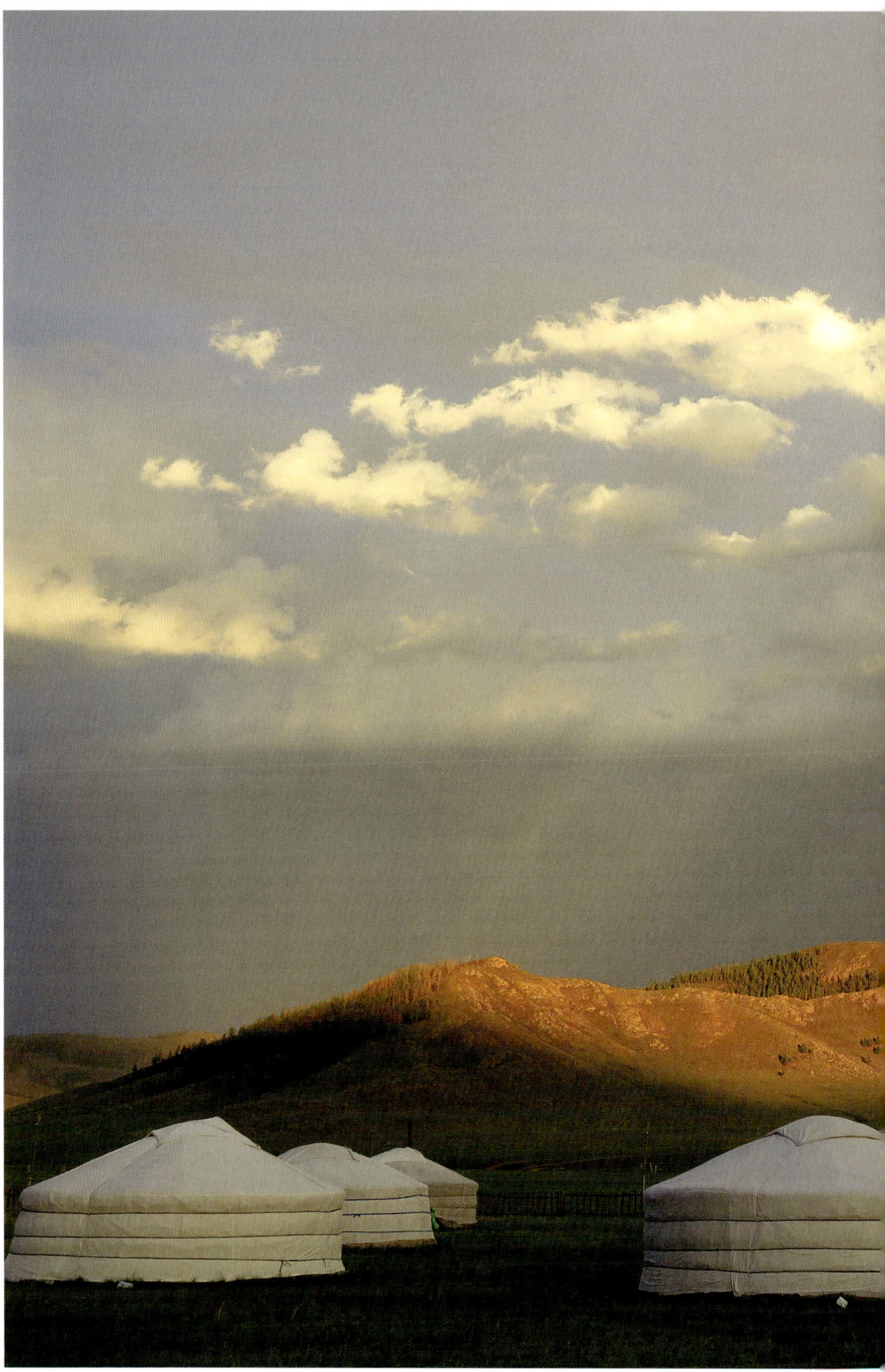

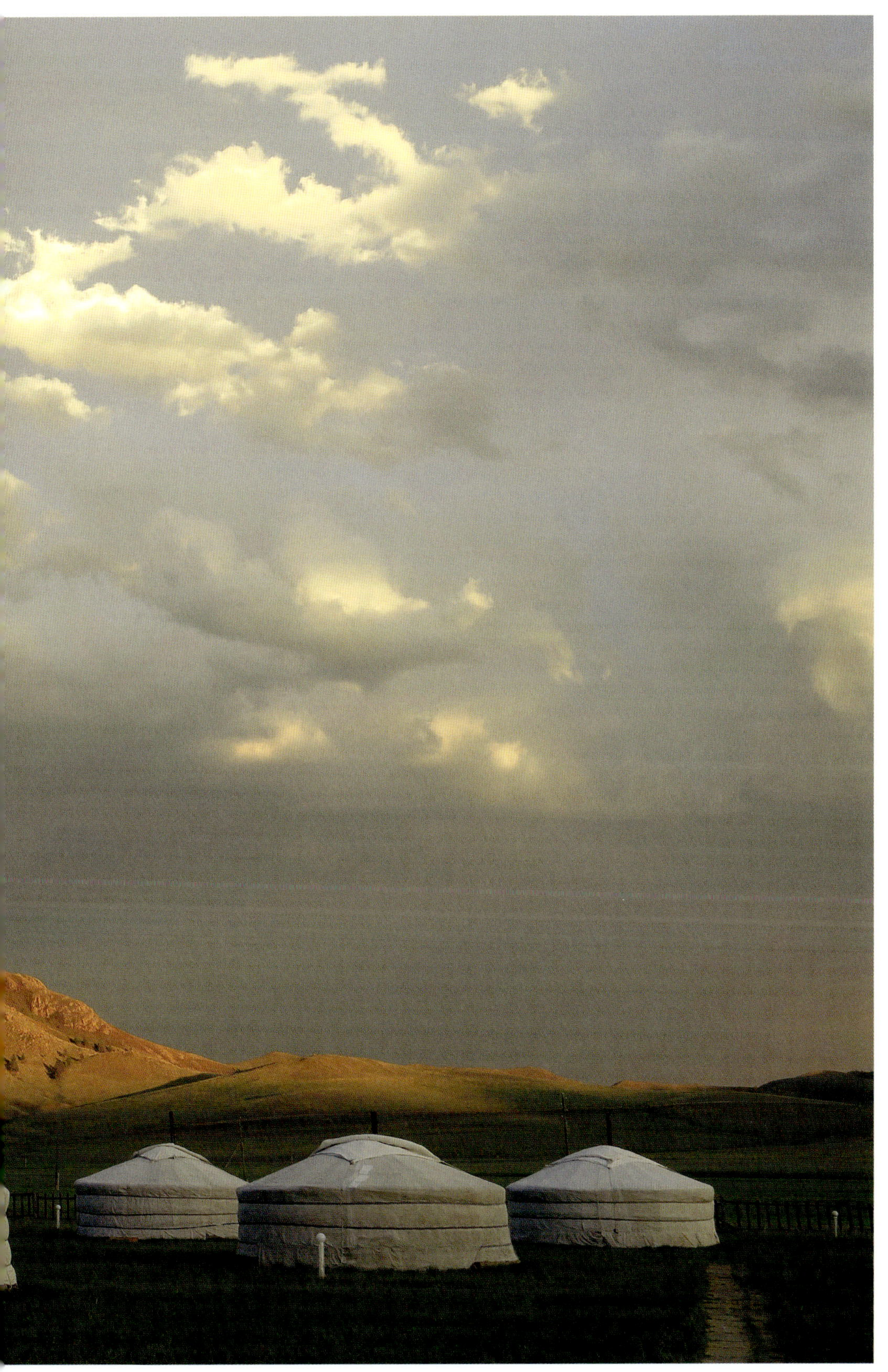

Zwei Säulen zu beiden Seiten der Feuerstelle stützen den Dachfirst. Die Säule westlich des Feuers gilt als Zeichen des männlichen Prinzips, die auf der östlichen Seite als die des weiblichen Prinzips. Das Feuer ist heilig, kein Abfall darf darin verbrannt werden, und es darf nur im Urzeigersinn, also im Einklang mit dem Lauf der Sonne, umwandelt werden.

Die Feuerstelle, die Himmel mit Erde verbindet, stellt die sakrale senkrechte Achse des dreistufigen Universums dar und ist somit identisch mit dem Weltenbaum, dessen Wurzeln die neun Unterwelten durchdringen und dessen Äste die neun Oberwelten darstellen. Die Rauchöffnung mit dem Gitterkreuz, unmittelbar über der Feuerstelle, ist also das Tor und die Pforte zur jenseitigen Welt. Durch dieses Schlupfloch fliegt der Schamane, wenn er sich in Trance befindet, hinaus in den neunstufigen Himmel oder gegebenenfalls in die Unterwelt. Oft fliegt er in der Gestalt eines Vogels. Durch diesen Eingang kommen auch die verschiedenen Geister herein, wie etwa die Seelen der Kinder, die sich in der Familie wieder inkarnieren.

Auch die waagrechte Ebene, die Mittelwelt – Midgard oder die Mittelerde der Germanen, der Wohnort verkörperter Wesen, der Menschen, Tiere, Pflanzen und Steine –, findet in der Jurte ihren Ausdruck. Die Jurte wird entlang einer Nord-Süd-Achse ausgelegt. Der Eingang, eine Holztür mit hölzernem Rahmen, befindet sich immer an der Südseite. Gegenüber, an der Nordseite steht auf einer Truhe, die den wertvollsten Besitz der Familie enthält, der Familienschrein. Bilder von Familienangehörigen, ein Bild von Dschingis Khan, dem Kulturheroen des mongolischen Volkes, ein Foto vom Dalai Lama und anderen buddhistischen Heiligen, Puppen, in denen die Ahnengeister *(Ongod)* anwesend sind, sind dort aufgestellt. Hier an der Nordseite der Jurte sitzen die Ältesten, der Schamane oder Ehrengäste. Nahe der Tür, an der Südseite, sitzen die jüngeren Familienmitglieder und weniger wichtige Besucher.

Bei den Indianern und anderen indigenen Völkern ist der Eingang der Hütte oder des Tipis gegen Osten gerichtet, denn im Osten erscheint das Licht, das die Finsternis der Nacht bricht. Bei den Mongolen jedoch, in einem Land, wo der Winter unendlich lang ist, wo arktische Winde die Temperatur bis auf minus vierzig Grad herunterdrücken, ist die Sommerseite, der Süden, besonders wichtig: Man will sich der lebensspendenden Wärme und dem Licht öffnen. Aber auch die Prärieindianer verehren die Nord-Süd-Achse, den »roten Weg«, der die Klarheit des Nordens mit der Lebensquelle im Süden verbindet (Campbell 1969:88).

Vom Eingang her gesehen ist die linke Seite, also die westliche Hälfte des Filzzelts, die Männerseite, und die rechte, östliche Seite ist die Frauenseite. Auf der Männerseite befinden sich die Gegenstände, die zum männlichen Dasein gehören: Sättel, Waffen, die Lederbeutel für die vergorene Stutenmilch; auf der Frauenseite findet man Küchengeräte, Wiegenbretter für Säuglinge und andere »Weibersachen«.

Auch der archetypische Mensch, dessen Körper in zwei symmetrische Hälften geteilt ist, in ein Rechts und ein Links, und dessen sakrales Lebensfeuer und Sitz der Seele sich in der Mitte, im Herzen, zwischen einem Oben und einem Unten befindet, gleicht der Jurte mit seiner Feuerstelle und ist wie diese ebenfalls die Mitte des Universums. Das versuchte schon Dschingis Khan einem islamischen Gelehrten zu erklären, der behauptet hatte, dass allein Mekka das Zentrum des Universums ist.

Das Bild, das uns mit der Jurte als Zentrum des Universums geboten wird, ist uralt, es hat seine Wurzeln überall in den nördlichen Breitengraden seit der Altsteinzeit. Das mobile Filzzelt der Steppenvölker hat sich vor etwas mehr als zweitausend Jahren aus dem konischen Wohnzelt (Spitzjurte, Stangenzelt) der Jäger und Sammler des jüngeren Paläolithikums entwickelt. Das Stangenzelt, bedeckt von Tierhäuten oder auch Birkenrinde, war noch bis vor Kurzem in weiten Teilen Nordrusslands, Sibirien – etwa bei den Chanten, Ewenken und anderen sibirischen Stämmen – und ebenfalls in der nordamerikanischen Steppe als *Tipi*, in Westsibirien als *Tschum (Chum)* und in Nordskandinavien bei den Sami als *Làvv* anzutreffen. Auch hier galt die Behausung immer zugleich als Abbild des Kosmos. Die Zeltwände wurden mit dem Himmelszelt gleichgesetzt. Die Sterne galten als Löcher in der Zeltplane, hinter der sich das Licht der oberen Himmelsregion verbarg. Der Nordstern (Polarstern), der »Stern ohne Bewegung«, um den sich der ganze Himmel dreht, wird mit dem Rauchloch in der Spitzjurte identifiziert. Durch dieses Loch, diesen Polarstern, fliegen die Schamanen in die oberen Welten hinaus[28] (Lissner 1979:293). Die Cheyenne sehen Sterne ebenfalls als »Löcher« im kosmischen Tipi. Der heiligste Bereich des Cheyenne-Universums ist, ähnlich wie bei den mongolischen Völkern, *Otatavoom*, der blaue Himmelsraum, wörtlich das »blaue Himmelszelt« (Schlesier 1985:23).

Aber auch unsere nordeuropäischen Vorfahren teilten dieses Bild. Wir sprechen noch immer vom »Himmelszelt«. Die Öffnung im Dach der germanischen Häuser, das »Windauge« (englisch *window*) oder der Schornstein, durch den der Rauch aufstieg, galt immer auch als der Ein- und Ausgang der Geister. Deswegen hielt sich lange die Vorstellung, dass die Schamaninnen (Hexen) besenreitend durch den Rauchfang ausflogen. Auch die Kinderseelen, die der Vogel der Frau Holle, der Storch Adebar, der jungen Frau brachte, kamen aus dem Geisterland durch den Schornstein. Der Wintergott, den wir als Weihnachtsmann oder christianisiert als Sankt Nikolaus oder *Santa Claus* kennen, landet mit seinem Rentierschlitten auf dem Dach und benutzt den Kamin als Eingang ins Haus. Deswegen übrigens gilt der Schornsteinfeger (Kaminfeger, Essenkehrer) als Glücksbringer, denn er hält die Pforte zur geistigen Welt sauber.

Mutterbaum

Auf dem Weg nach Norden, nicht weit von der Grenze zu Russland, führten uns unsere Reisebegleiterinnen in einen lichten Kiefernwald. Wir hielten an einem heiligen Baum, einer alten dickborkigen Kiefer. Auch hier waren, wie bei den Owoos, blaue Tuchstreifen um den Stamm sowie an die Zweige der anderen Bäume gebunden. Tabak, Kuchen, Hammelfett und andere Opfergaben lagen unordentlich verstreut rundherum. Was aussah wie Haufen frisch gestochener Torfstücke, war zu Briketts gepresster Schwarztee – eine wertvolle Opfergabe. Wie es sich gehört, umwandelten wir den Baum drei Mal und

28 Das Wort Himmel, wie auch das Hemd, gehen auf die indogermanische Wurzel **kem* (verhüllen, verdecken) zurück. Der Himmel ist also eine Decke oder Hülle.

schnippten Milchschnaps in die vier Richtungen zur Verehrung des Himmels, der Erde und der Geister. Marianne verstreute etwas von ihrem Wacholderpulver. Raben krächzten und flatterten, als wollten sie sagen, dass die Geister die Gaben angenommen hatten.

Für die Mongolen, wie für die meisten indigenen Völker, gelten große alte Bäume als Manifestation der Kraft der Mutter Erde *(Gazar Eej)*, zugleich reichen die Wipfel hinauf in den Tenger.[29] Überall, wo sich Himmel und Erde nahe kommen, sei es ein Baum, Berggipfel oder Owoo, ist es ein Ort der spirituellen Kraft, ein Ort der Geister. Wie der Baum selbst empfangen wir Menschen die Kraft von der Mutter Erde von unten und die Energie des Himmels über unser Kronenchakra von oben.

Ein alter mächtiger Baum ist immer auch eine Vergegenständlichung des Weltenbaumes. Die Tochter der Mutter Erde, *Umai*, die Herrin des weiblichen Schoßes, ist zugleich die Hüterin der ungeborenen Seelen, die in Vogelgestalt auf den Ästen des Baumes sitzend auf Wiedergeburt warten.

Der Ort, an dem wir uns befanden, hatte eine starke Ausstrahlung; ich wäre länger geblieben, aber Orgilmaa sagte, wir sollten eine kurze Strecke weiterfahren zu einem noch mächtigeren Baumheiligtum, zum »Mutterbaum«, zum *Eej Mod*. Es war ein Pilgerort, wie man ihn in Indien finden könnte. Eine große Menschenmenge war da versammelt und überall waren Buden, in denen Opfergaben – Kuchen, Hirse, Reis Tabak, Tee, Schnaps, Räucherwerk – verkauft wurden; an Stecken und Bäumen waren massenweise Stoffbahnen und Gebetsschals angebunden; ganze Haufen geopferter Kleidungsstücke lagen da, auch ein mongolischer Jagdbogen. Ich war ganz erstaunt, dass der Baum selbst, eine noch mächtigere Kiefer als die vorhergehende, tot war. Ein Baumskelett. Kein Nadelgrün, nur bleiche Äste. Aber er war vollkommen belebt: Hunderte, wenn nicht ein paar tausend Tauben saßen gurrend auf diesen Ästen. Die Vögel, hungrig nach den Opfergaben pickend, schienen die Verkörperung der Geister zu sein. Im Frühling, sagte man mir, treffen sich hier hunderte Schamanen, um den Ahnengeistern zu huldigen.

29 Bei den Cheyenne ist es ähnlich: Da die Wurzeln der Bäume tief in das Reich der Großmutter hinabreichen und der Wipfel den Himmel berührt, gelten sie als besonders machtvoll.

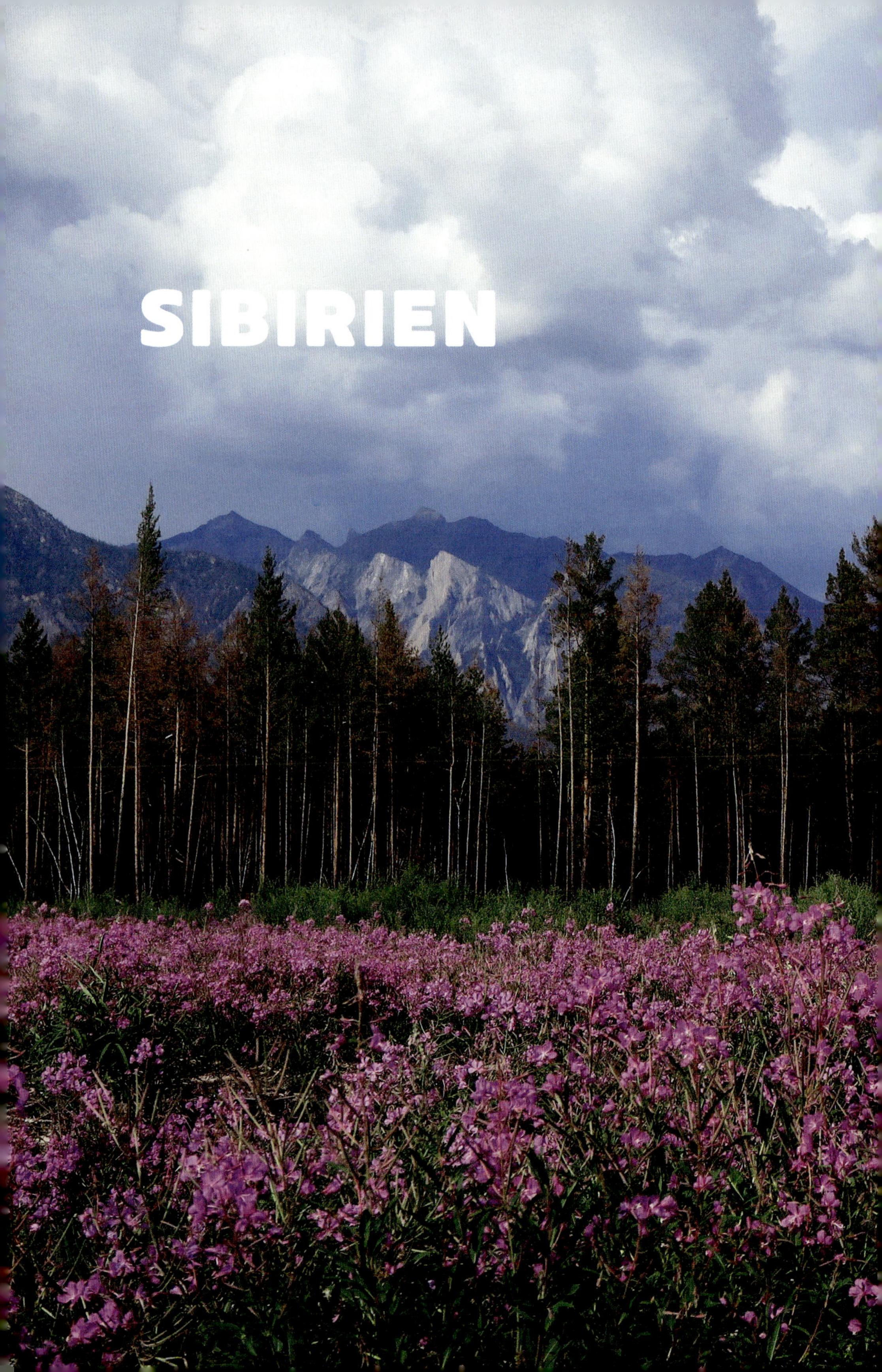

SIBIRIEN

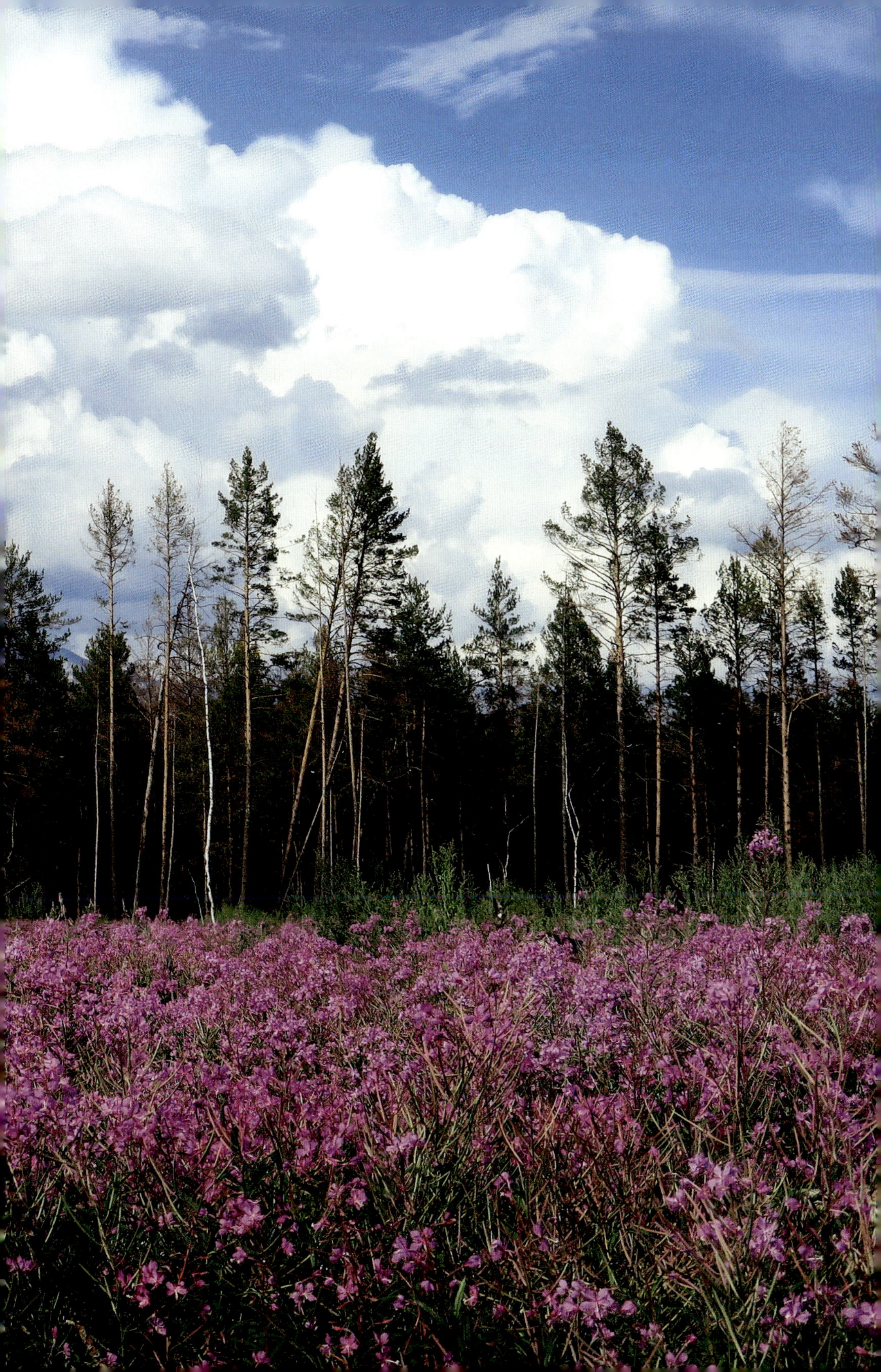

Auf in die Taiga

Wir wussten noch nicht, ob wir für die kurze Stecke über die Grenze nach Sibirien die transsibirische Eisenbahn nehmen oder ob uns unsere Begleiter mit den Geländewagen dort hinfahren würden. Das Letztere war der Fall. Bolo würde uns begleiten, damit es keine unnötigen Probleme geben würde.

Es gab auch keine. Nur bei mir stimmte was nicht. Die Grenzkontrollbeamtin in ihrer Glaskabine ließ mich nicht durch; sie telefonierte hektisch, schien aber keine Verbindung zu kriegen. Meine Reisebegleiter schauten schon ungeduldig um die Ecke. Schließlich kam doch eine Verbindung zustande und kurz darauf erschienen zwei fesche junge Beamte in Zivil und begannen, mich auf Englisch auszufragen. Was ich in Russland wolle?

»Ich bin Tourist, Teil einer Reisegruppe«, gab ich zur Antwort.

»Sprechen Sie Mongolisch?«, fragte der, der anscheinend das Sagen hatte.

»Nein.«

»Sprechen Sie Russisch?«, fragte er als Nächstes.

Abermals antwortete ich mit Nein. Meine Antworten schienen sie zu befriedigen, denn sie wurden freundlicher.

»Sind sie gerade aus den USA in die Mongolei eingereist?«, wollte der Beamte dann wissen, »Sie haben doch einen amerikanischen Pass.«

»Ich bin aus Deutschland mit der Gruppe gekommen. Ich lebe seit über dreißig Jahren in Deutschland und bin auch dort geboren.«

Der Chef wandte sich seinem Partner zu und sagte: »Der ist harmlos, das ist nur ein *Nemezki* (Deutscher) mit amerikanischen Pass!«

Er schenkte mir ein freundliches Lächeln und wünschte mir eine gute Zeit in Russland. Russland ist ein Vielvölkerstaat; wenn man einen russischen Pass hat, bedeutet das nicht, dass man ethnischer Russe ist, man könnte genauso gut ein Tatar, Armenier, Russlanddeutscher, Burjate oder was auch immer sein. Schon in Sowjetzeiten wurde zwischen Staatsangehörigkeit und Nationalität unterschieden.

Ich war erleichtert, denn einen Augenblick lang schwebte mir ein Schicksal vor, wie es Lutz erfahren hatte, als er nicht in die Mongolei gelassen wurde.

Ich hatte zwar ein gültiges Einreisevisum für die Russische Föderation, aber dummerweise hatte die amerikanische Regierung in der Woche zuvor gerade über sechshundert russische Diplomaten und Geschäftsleute aus den USA ausgewiesen, wegen angeblicher Spionage und Einmischung in die amerikanische Präsidentenwahl. Da musste sich die Trump-Administration hart zeigen, um zu beweisen, dass der neue Präsident doch nicht russlandfreundlich ist. Außerdem war es notwendig, Russland wieder als Feind aufzubauen, denn sonst würden die Aktionäre der Rüstungsindustrie leiden müssen. Die russische Regierung nahm das nicht hin, sie reagierte mit eigenen Einreisebeschränkungen für Amerikaner.

Doch nun war ich endlich durch. Und ich traute meinen Augen kaum – wer stand da mitten in unserer Gruppe? Es war Lutz! Wäre unser unfreiwilliger Aufenthalt im Moskauer Scheremetjewo-Flughafen nicht so toll gewesen, ein richtiges Fest, das die Gruppe zusammengeschweißt hatte, wäre er nicht wiedergekommen, um zumindest den sibirischen Teil der Reise mitzumachen, erklärte er freudestrahlend. Er wurde für den Rest der Reise mein Zimmerkamerad in den Gasthäusern oder Gästezimmern der sibirischen Landbevölkerung. Lutz rauchte nicht, und glücklicherweise schnarchte er auch nicht, er war ein angenehmer Reisegefährte.

Bolo verabschiedete sich, und Elena, eine hübsche, hellblonde, blauäugige, fließend Deutsch sprechende junge Russin, stellte sich als unsere Reisebegleiterin in Sibirien vor. Wir stiegen in einen kleinen, engen Bus und fuhren los. Die Grenze zwischen der Mongolei und Sibirien schien eine ganz natürliche zu sein: Die Grassteppe mit einzelnen Waldinseln hörte hier auf; plötzlich befanden wir uns in der Taiga mit geschlossenen Kiefernbeständen.

Kjachta – der Glanz vergangener Tage

Unser erster Halt war eine Stadt, in der vernachlässigte, teilweise zerfallene, herrschaftliche Prachtgebäude, große Lagerhäuser und hölzerne Wohngebäude unbepflasterte, sandige Straßen säumten. Kjachta, 1727 als Handelspos-

Chinesische Kulis beim Teetransport (alte Aufnahme vom Teehandel in Kjachta).

ten zwischen Russland und China etabliert, hatte offensichtlich bessere Zeiten gesehen. Der Name Kjachta hat übrigens einen ethnobotanischen Bezug, er bedeutet in der Sprache der Burjaten »Quecke«, denn diese Grasart ist hier die dominante Vegetationsform.

Im Heimatmuseum wurde uns die ganze Pracht der einstigen Stadt vor Augen geführt. Hier, im »Wilden Osten«, nachdem sich verwegene Kosaken gegen eine chinesische Übermacht und mongolische Plünderer behauptet hatten, wurde der Grenzverlauf zwischen den beiden Riesenreichen festgelegt. Händler aus Riga, St. Petersburg und Moskau, auch Schmuggler und nach Sibirien verbannte Politrevoluzzer und Freidenker, wurden in kürzester Zeit unermesslich reich. Gegen die Pelze und Felle – Zobel, Fuchs, Wolf, Bär, Marder, Murmeltier, Otter, Eichhörnchen –, Blei und Holz tauschten die Chinesen Leinen, Seide, Brokat, Baumwolle, Tabak, Beile, Sicheln und vor allem **Tee**blätter *(Camellia sinensis)* und Rhabarberwurzel. Die »Teestraße« – so hieß die Karawanenroute – transportierte die kostbare Ware bis nach Europa.

Besonders teuer war die getrocknete **Rhabarberwurzel**, die das streng gehütete Monopol der Chinesen war. Diese *Radix rhei* der Apotheker war als wirksames Abführmittel bei den kultivierten Europäern hoch begehrt. Im Zeitalter der »heroischen Medizin« im 18. und frühen 19. Jahrhundert waren Konstipation und träger Darm zu einem der größten medizinischen Probleme geworden. Der Grund dafür war die viel zu häufige Verschreibung von darmschädigenden Quecksilberpräparaten und vor allem von schmerzstillenden, aber verstopfenden Opiumpräparaten.

Nichts half dem Stuhlgang so gut wie der Medizinal-Rhabarber. Er machte den Stuhl weich und den Stuhlgang bei Hämorrhoiden und Analfissuren weniger schmerzhaft.[30] Die Europäer gaben sich alle Mühe herauszufinden, um welche Pflanze es sich bei dieser von den Chinesen *Da Huang* genannten Wurzel handelt. Das Russische Medizinalkollegium gründete eine Rhabarber-Kommission und schickte den jungen, deutschen Botaniker und Apotheker Johann

30 Verantwortlich für die Wirkung sind das in der Wurzel enthaltene Emodin und Anthrachinon-Glykoside, die gegen die Rückaufnahme des Wassers durch den Darm wirken, so die Faeces erweichen und die Darmperistaltik anregen.

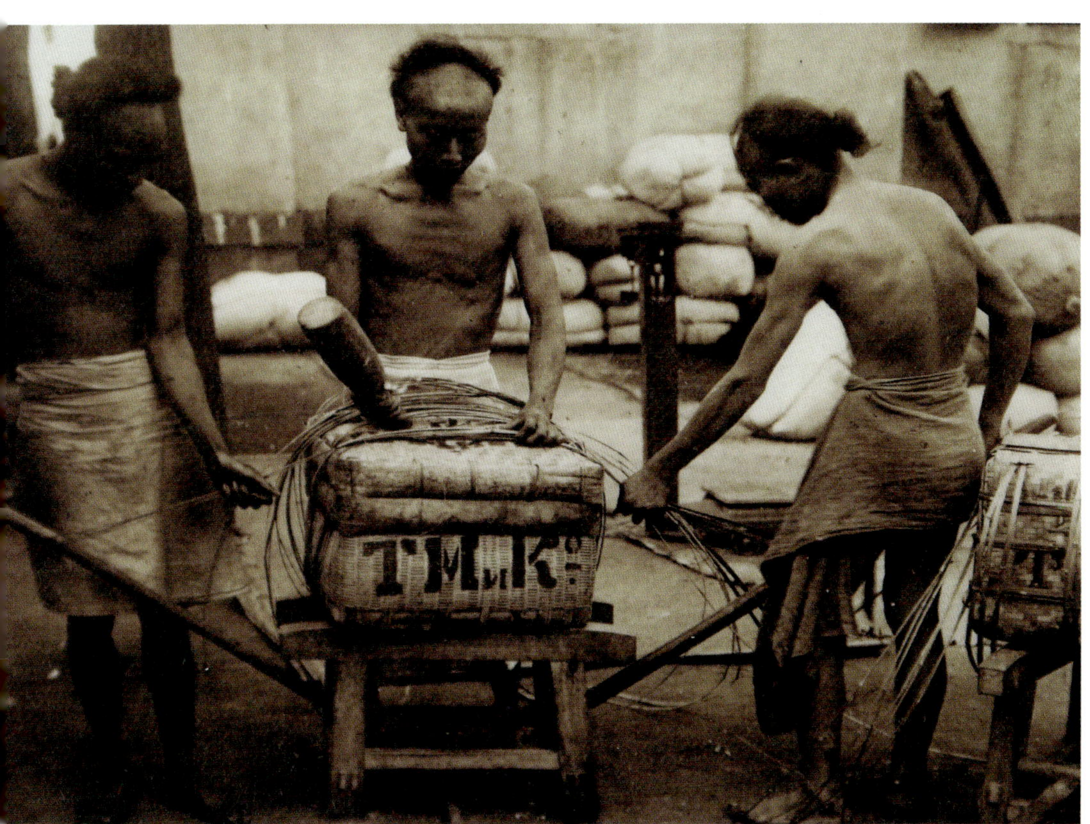

August Carl Sievers (1762–1795), der als 22-Jähriger nach Russland ausgewandert war, an die russisch-mongolische Grenze, um das Geheimnis auszuspionieren. Er hatte keinen Erfolg; die Einreise ins chinesische Reich wurde ihm verweigert. Dennoch erforschte er fleißig die Flora Dahuriens (Daurien), der Region zwischen dem Baikalsee und dem Oberlauf des Amurs.[31]

Es heißt, im 19. Jahrhundert lebten nur Millionäre in Kjachta. Sie bauten sich nicht nur klassizistische Villen und füllten diese mit französischen Möbeln, chinesischem Fayence-Geschirr und anderem Luxus, sie gaben sich auch als Kulturförderer. Sie errichteten Bibliotheken, Theater und unterstützten Wissenschaft und Forschung. Hier wurde die erste Zeitung östlich des Baikalsees gedruckt.

Aber dann, 1880, wurde der Suezkanal gebaut und der Transport über den Seeweg wurde billiger, bald kam die transsibirische Eisenbahn, welche die Karawanen und Schlitten der Teestraße überflüssig machte, und zuletzt wüteten die Revolution und der Bürgerkrieg – und aus war es mit der Pracht.

31 Unter den Pflanzen, die nach Carl Sievers benannt sind, befinden sich der Asiatische Wildapfel *(Malus sieversii)*, eine Nelkenwurzgattung *(Novosieversia)* und der Sievers-Beifuß *(Artemisia sieversiana)*.

Burjaten, die »Waldmongolen«

Das Museum enthielt eine hervorragende Ausstellung zur Kultur der Ureinwohner der Region, der Burjaten und Ewenken. Das war wichtig zu sehen, denn da wurde uns klar, dass wir uns in Burjatien befanden, der Republik der Burjaten, einem »russifizierten« mongolischen Volk, das halbsesshafte Viehzucht betreibt und sich zum Lamaismus tibetischer Prägung bekennt. Wer hat in den westlichen Ländern schon mal etwas von den Burjaten gehört? Der Schauspieler Yul Brynner hat burjatische Wurzeln, aber wer weiß das schon?

Viele Burjaten sind teilweise noch immer als Jäger und Sammler in der Taiga unterwegs. Auch ist die ursprüngliche Spiritualität noch lebendig, der Schamanismus, die Verehrung des Tenger, des »blauen Himmels«, der sogenannte Animismus, der besagt, dass alles, Flüsse, Berge, Bäume, Steine, beseelt und ansprechbar ist. Der Bär gilt noch immer als mächtiger Gesandter des Himmels, als Häuptling der Tiere, und Wolf und Adler genießen hohe Achtung. Mein Freund Henning aus Leipzig ist mehrmals zu den Burjatien gereist und hat mir das Pulver der Rinde von einer Birke, an der ein Bär gekratzt hat, mitgebracht. Für Burjaten gilt diese Rinde als starkes Heil- und Zaubermittel.

Elena, unsere Reiseführerin, erzählte, dass im 17. und 18. Jahrhundert missionierende orthodoxe russische Missionare und zugleich chinesische und tibetanische buddhistische Mönche ins Land kamen und versuchten, die Eingeborenen zu ihrer jeweiligen Weltsicht zu bekehren. Die Russen bauten Missionsstationen und lockten die Nomaden mit Geschenken, mit Getreide, Eisenwerkzeugen und Pferden. Diese nahmen die Burjaten dankend an und ließen sich taufen. Die Missionare konnten anhand der vielen frisch Getauften große Erfolge an die Mutterkirche in Moskau zurückvermelden. Die Nomaden waren jedoch recht listig; nach zwei, drei Jahren, wenn sie sicher sein konnten, man würde sie nicht wiedererkennen, kamen sie zurück, um sich erneut taufen zu lassen und ihre Geschenke abzuholen.

Die Lamas gingen klüger vor als die Orthodoxen. Sie besetzten die schamanischen Kraftplätze, stellten ihre Stupas und auch Klöster auf diese Stellen, machten aus den lokalen Geistern buddhistische Heilige oder tantrische Gottheiten und ließen die Schamanen vorerst gewähren. Die Buddhisten hatten es sowieso leichter als die Christen, da sie, dank des Einflusses der tibetanischen Bön und der indischen Yoga-Tradition, schon viele schamanische Elemente besaßen. So wurden die Burjaten nominell zu Buddhisten und manche Schamanen wurden zugleich Lamas.

Der größte Leninkopf und der größte Buddha

Die Hauptstadt der Republik Burjatien ist Ulan-Ude, gelegen am Zusammenfluss der Uda und der Selenge, gegründet von einem Kosakenhäuptling im Jahr 1666. Da sollten wir die ersten Tage verbringen. Das vorgesehene Hotel konnten wir nicht belegen, denn es stand eine Wahl bevor, und Präsident Putin war gekommen, um in der Republik nach dem Rechten zu sehen. Während dieser Zeit wurde das Hotel von seinem Tross belegt. Wir bekamen Zimmer in einem anderen Hotel – dem besten, teuersten und modernsten in Ulan-Ude. Luxus pur! Danke, Wladimir Putin. Am Abend tranken wir ein »Wässerchen« auf sein Wohl.

Wir spazierten durch die Innenstadt. Beim Anblick des zentralen Platzes schien es, als hätte die alte Sowjetunion noch nicht ganz ihren Geist ausgehaucht, als seien in den Regierungsgebäuden noch immer die griesgrämigen *Apparatschiks* am Werk. Der gigantische schwarze Kopf des Genossen Lenin, der den Platz überschattete, verstärkte diesen Eindruck. Es ist der größte Leninkopf der Welt: 7,7 Meter hoch, mit einem Gewicht von 42 Tonnen. Die Porträtbüste übertrifft sogar den Kopf von Karl Marx (»den Nischl«[32]) in Chemnitz. Der Leninkopf passe auf den Platz, kommentierte jemand, denn die Burjaten hätten schon immer die Köpfe ihrer Feinde abgeschlagen und, auf Stangen gesetzt, öffentlich zur Schau gestellt.

Weiter unten in der Talsenke kam man in eine attraktiv restaurierte Fußgängerzone, in der noch ein Teil der Altstadt erhalten blieb. Es waren russische

32 *Nischl* ist sächsische Mundart und bedeutet »Schädel«. Der Platz wird auch volkstümlich als »Schädelstätte« bezeichnet.

Kaufmannshäuser, die von verblichenem Wohlstand zeugten. In einem dieser Gebäude befand sich das Zentrum für tibetanische Medizin. Dort bestaunten wir die vielen, mit Kräutern gefüllten Gläser und bedauerten, dass wir uns nicht mit den Mitarbeitern darüber unterhalten konnten. Nicht weit entfernt war die wunderschöne barocke Odigtrievski-Kathedrale, eine von fünf großen orthodoxen Kirchen, die es einst in der Stadt gegeben hatte. Auch sie sollte im bolschewistischen Bildersturm abgerissen werden, aber ein kluger Kopf konnte das verhindern, indem er vorschlug, das Gebäude in ein Atheisten-Museum umzuwandeln, um buddhistische und christliche Reliquien als Zeugen des überwundenen, unwissenschaftlichen Irrglaubens auszustellen und lächerlich zu machen. 1998 wurde die Kathedrale wieder geweiht und wieder erstrahlte der Geist der innigen russischen Gläubigkeit in ihr.

Am Nachmittag führte uns Elena auf einen kahlen Berg, wo im Jahr 2007 vom Gelbmützenorden im Beisein und mit Unterstützung des Dalai Lama ein riesiger Tempel (Darzan Rimpoče Bagša) eingeweiht worden war. Die Statue des Erleuchteten ist die größte in ganz Russland. Das überwältigende Standbild, vor dem sich die Burjaten in voller Ergebenheit der Länge nach niederwerfen, hat etwas Außerirdisches, von den Wäldern der Taiga weit Entferntes, an sich. Wie ein großer, von der Erde losgelöster Außerirdischer schwebt der goldgelbe Buddha in der Halle.

Draußen drehten wir fleißig an den aufgestellten Gebetsmühlen, das würde das gute Karma vermehren, und schauten uns – selbstverständlich – die frechen Unkräuter an, die in den gepflegten Beeten neben den Stiefmütterchen, Petunien und Studentenblumen *(Tagetes)* wuchsen. Verschiedene endemische Beifußarten, Saudistel und Löwenzahn wuchsen dort. Ein Wind wehte den würzigen Duft eines Kiefernwäldchens vom gegenüberliegenden Hügel herüber.

Altgläubige

Am nächsten Tag wollte uns Elena ein weiteres wichtiges buddhistisches Zentrum zeigen. Das wäre selbstverständlich interessant gewesen, aber uns war zu Ohren gekommen, dass es in der Nähe Ulan-Udes auch einige Dörfer der sogenannten Altgläubigen gab, das wäre natürlich auch interessant.

Die Altgläubigen sind orthodoxe Christen, die die kirchliche Reform des Patriarchen Nikon im Jahr 1667 nicht mittragen wollten. Es ging eigentlich um Kleinigkeiten, etwa ob man das Kreuzzeichen mit zwei geraden und drei gekrümmten Fingern macht oder mit drei geraden und zwei gekrümmten; und ob eine Prozession mit oder gegen den Sonnenlauf gehen sollte. Die Anhänger des alten Glaubens wurden verfolgt und verbannt. Viele suchten die Weiten Sibiriens, wo die tiefgläubigen Sektierer mit viel Fleiß und hartnäckiger Ausdauer inmitten der Jäger-und-Sammler-Völker und Rentiernomaden nach altslawischer Art ihre Holzhäuser bauten, das Land urbar machten und, trotz widrigem Klima, Ackerbau betrieben. Sie wurden wohlhabend, denn die Eingeborenen tauschten gern wertvolle Pelze und andere Gegenstände gegen das Getreide und Gemüse ein, das sie vorher entbehren mussten.

Elena, obwohl ethnisch Russin, identifiziert sich mit Burjatien; es schien auch, dass die Spiritualität des Buddhismus sie ansprach. Ja, sagte sie, sie kenne die Altgläubigen gut. Sie selbst entstamme einem dieser Dörfer. Ihre Großeltern seinen fromme Gläubige gewesen, aber ihre Eltern, die in Sowjetzeiten in die Schule gingen, wurden überzeugte Atheisten, die nur noch an wissenschaftlich erwiesene Fakten glaubten. Damals wurden die freien, altgläubigen Bauern bezichtigt, Kulaken[33] zu sein, sie wurden enteignet und ihre Höfe kollektiviert. Die Gotteshäuser wurden abgerissen, die Popen verhaftet und in Gulags gesperrt, aus den Ikonen zimmerte man Möbel, die Bibeln und Schriften wurden verbrannt. Dennoch überlebten die Altgläubigen diese schwere Zeit.

Elena rief ihre Verwandten an und vereinbarte einen Besuch in dem Dorf für den nächsten Tag. Ein großes Dorf war es, mit bunt bemalten Blockhäusern, deren Fenster und Eingänge mit kunstvollem Schnitzwerk – typische Bauernkunst – verziert war. Hinter Bretterwänden, die vor Schneeverwehungen und kalten Winden schützen sowie hungrige Rehe, Hirsche oder auch

33 Die sogenannten Kulaken, relativ wohlhabende Bauern, versuchten der Zwangskollektivierung (1928–1933) zu widerstehen und wurden zu Klassenfeinden erklärt, die es zu liquidieren galt.

Oben: Schädel eines eiszeitlichen Wollnashorns im Dorfmuseum.
Unten: Gesang und Tanz bei der »Hochzeitsfeier« mit den Altgläubigen.

Wölfe abhalten, gedieh prächtiges, sorgsam gepflegtes Gemüse und Kartoffeln. Ähnliche Gärten sahen wir auch später in den Dörfern bei den Bauern, wo wir übernachteten. Eine Gruppe von kräftigen, in bunte Tracht gekleideten Frauen – man sah, dass sie hart arbeiten und auch gesunde Kinder gebären konnten – begrüßte uns mit mehrstimmigem Gesang und führte uns als Erstes in ein geräumiges Dorfmuseum. Alte handgemachte Holzwerkzeuge und Schmiedeerzeugnisse wurden da ausgestellt, auch Trachtenkleidung, Schuhe und Stiefel, Töpfereien und Webereien, Pferdegeschirr, Pflüge und Eggen – alles Zeugnisse des Fleißes dieser Pioniere in der Wildnis. Zweimal war diese Gruppe vertrieben worden, zuerst nach Polen und dann, unter Katharina der Großen, ins Land der mongolischen Burjaten.

Für mich war eine Ausstellung von Fossilien, die diese Bauern in der Taiga und Steppe gefunden hatten, besonders interessant: Geweihe paläozoischer Riesenhirsche, die die Stangen unserer heutigen Hirsche klein aussehen lassen, Hörner von mächtigen Wildrindern, Mammutzähne und Knochen sowie den Schädel eines jungen Wollnashorns.

Nach dem Museum führte man uns in die letzte der übrig gebliebenen Kirchen. Das Gebäude blieb erhalten, weil man es zu einer Werkstatt für die Kolchose gemacht hatte. Man hatte die Kirche auf Hochglanz gebracht, versteckt gehaltene Ikonen hingen wieder an den Wänden, Kerzen aus Bienenwachs verströmten ein goldenes Licht, und der Geruch von Weihrauch lag in der Luft. Ein Priester, ein wacher Mensch mit gütigen Augen, mit Vollbart und langen Haaren, die, wie es sich für wahre Gottesdiener gehört, nie geschnitten werden, begrüßte uns, beantwortete unsere vielen Fragen und verkaufte uns gesegnete Kerzen, Ikonenbilchen und wohlklingende Messingglöckchen.

Und dann wurden wir von den Frauen in ein geräumiges Bauernhaus an eine Tafel geführt, die unter der Last der leckeren Speisen fast zusammenbrach. Was gab es da alles! Schuski, Krautsuppe, Piroggen, Borschtsch, Kwass, Kartoffeln, marinierte Pilze, Beerenkuchen und vieles mehr. Und dazu ließen sie den selbstgebrannten Wodka reichlich fließen. Gesalzene, frische Gurken sollten helfen, den Alkohol besser zu vertragen. Man musste trinken, egal ob man wollte oder nicht: Es wurde auf die Gesundheit angestoßen – wer konnte

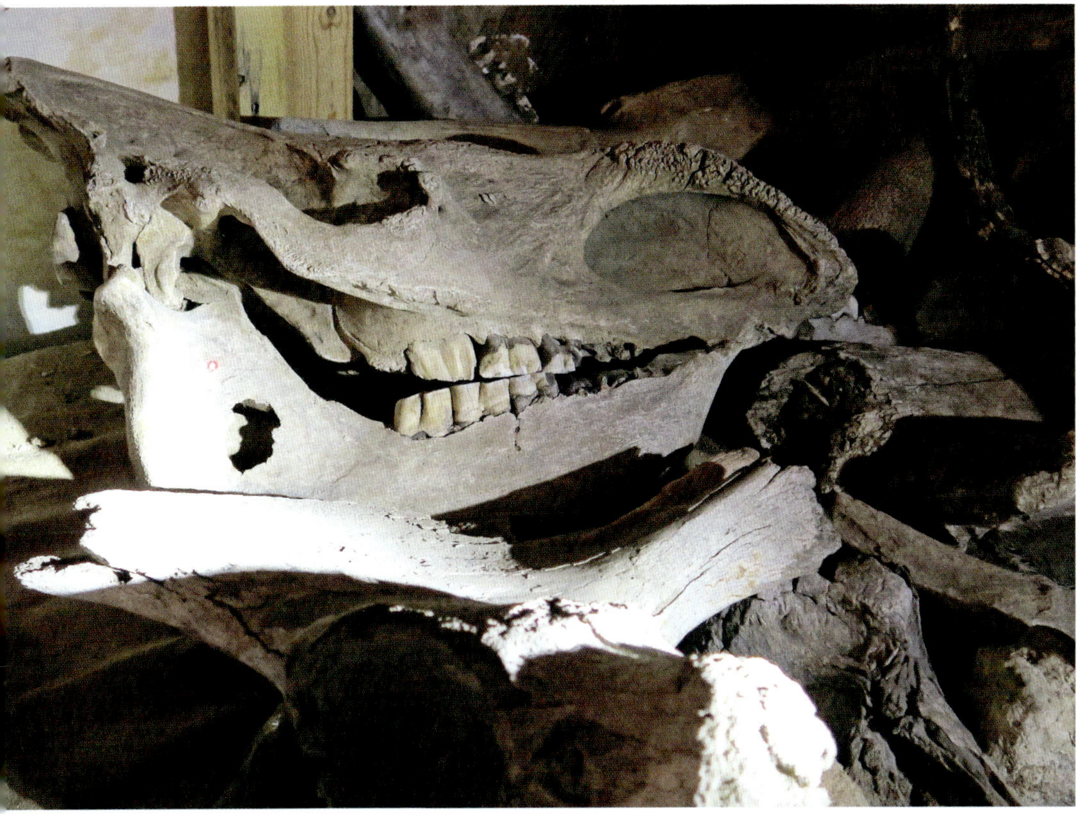

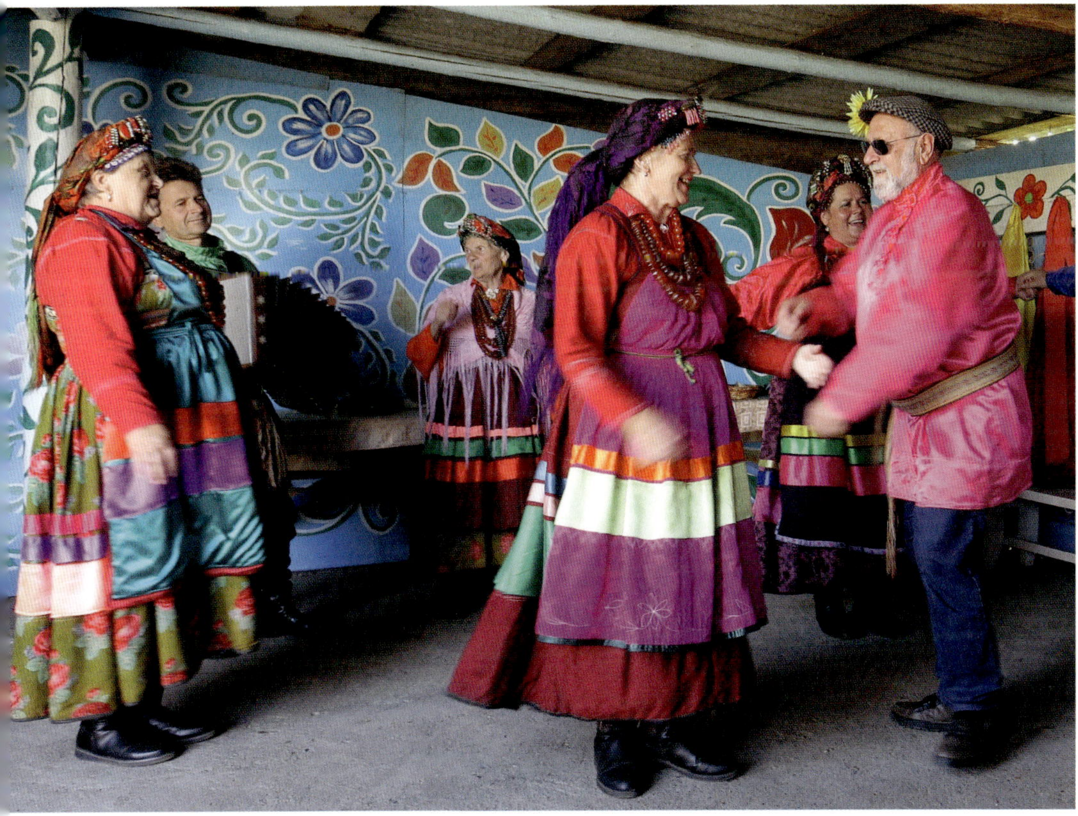

da Nein sagen? Und auf eine gute Reise. Auf die Liebe! Auf die Freundschaft! Auf die Frauen! Auf alle guten Dinge! Ja, und dann kam die Musik, die Frauen sangen, und jemand spielte Handharmonika. Lutz, der ja gerade angekommen war, wurde in eine Hochzeitstracht gekleidet, ebenfalls Jutta, die zur Freude unserer Gastgeber Russisch sprach. Und es wurde Spiel-Hochzeit gefeiert. Wir tanzten und sangen mit. Ich muss schon zugeben, das Ganze gefiel mir besser, als ein weiteres buddhistisches Kloster besuchen zu müssen.

Die Altgläubigen erinnerten mich an die Amischen *(Amish)*, die ihre Farmen rund um die Ortschaft in Ohio hatten, in der ich aufgewachsen bin. Auch sie sind solide Bauern, die jahrhundertealtes bäuerliches und handwerkliches Wissen bewahrt haben. Auch sie wurden von den katholischen wie auch den evangelisch-reformierten Herrschaften wegen ihres Glaubens aus ihrer Heimat in der Schweiz, Baden, dem Elsass und der Pfalz vertrieben und schufen mit viel Fleiß in der amerikanischen Wildnis Gemeinschafen, die, wie sie glauben, mit dem göttlichen Willen im Einklang stehen. Die Amischen sprechen ein altertümliches Deutsch, ähnlich den Altorthodoxen, die ein altertümliches Russisch sprechen. Die Amischen lehnen, wie auch viele der russischen Altgläubigen (aber nicht alle), elektrischen Strom, Benzinmotoren und die moderne Technologie ab. Manche der Altgläubigen, die in den Wäldern Sibiriens verstreut leben, verzichten sogar auf Tabak, Alkohol, Tee und Kaffee. Das war bei denen, deren Gäste wir waren, offensichtlich nicht der Fall.

Auf dem Weg zurück nach Ulan-Ude kamen wir wieder an einem schamanischen Heiligtum vorbei, einem Felsen, genannt »der schlafende Löwe«, der den dahinschlängelnden Selenge-Fluss überschaut. Wieder waren alle Kiefern und Lärchen mit blauen Tüchern umwickelt. Ein Russe, der sich stolz als Kosake auswies, sang mit voller Stimme Kosakenlieder.

Fahrt zum Baikalsee

Der Weg zum nächsten Nachtquartier in einem sibirischen Dorf führte uns zur »Perle Sibiriens«, an den Baikalsee. Der See ist fünfundzwanzig Millionen

Seite 144/145: Die Perle Sibiriens, der Baikalsee.

Jahre alt! Um sich ein Bild zu machen, wie lange seine Entstehung zurückliegt: Damals im Oligiozän erhoben sich gerade die Alpen, Pyrenäen, der Kaukasus und der Himalaja aus dem Meer und unsere evolutionären Vorfahren waren kleine, frucht- und samenfressende Äffchen im afrikanischen Urwald, nicht größer als Hauskatzen. Der See ist 673 Kilometer lang, zwischen 30 und 80 Kilometer breit und 1642 Meter (1,64 Kilometer!) tief. Der Baikal ist die größte Süßwasserreserve der Welt, er enthält mehr als ein Fünftel der Süßwasserreserven der Erde, mehr als die großen Seen Amerikas zusammen. Und die Fauna, die sich dort entwickelte – Krebse, Fische, Robben – ist einmalig, vergleichbar in ihrer Einmaligkeit mit der der Galapagos-Inseln.

Es ist ein wildes Meer: Wenn die Herbstwinde über den See fegen, kann es bis zu sechs Meter hohe Wellen geben, und im Winter friert er mit einer dicken Eisschicht zu, die manchmal einen Meter erreicht und bizarre Eisformationen bildet.

Für die Burjaten und Ewenken wird der See als Gottheit verehrt, als ein bewusstes, heiliges, lebendiges Wesen. Nur für dumme Kopfmenschen besteht er aus einer Ansammlung der chemischen Verbindung von Sauerstoff und Wasserstoff (Wasserstoffoxid oder H_2O). Die Naturmenschen wussten schon immer: Jeder Fluss, jeder See und jedes Meer hat seinen Geist. Eigentlich sollte das jeder erspüren können. Jedes Gewässer berührt uns anders. Wie war es damals, als ich das erste Mal in den Ganges sprang; war es nicht prickelnd, voller sprudelnder Energie, ähnlich stark wie der erste Kuss? Oder der Eriesee? Schenkte er nicht ein Wohlgefühl, wie eine warme Decke? Beim Anblick des Baikals konnte mich nichts halten: Raus aus den Klamotten und rein in das fünfundzwanzig Millionen Jahre alte Wasser! Wie kann man das beschreiben? Worte reichen nicht aus – eine Göttin nahm mich in die Arme!

Besucher mit feinen Antennen, Neoschamanen und Hippies, die den Baikalsee inzwischen entdeckt haben, sprechen von Geistervisionen, von Schiffen, die wie im Bermudadreieck spurlos verschwinden, von Seeungeheuern wie am Loch Ness oder von fliegenden Untertassen, die ihnen dort erschienen sind. Vielleicht war dabei etwas zu viel *Anasha* oder *Dudka* (Cannabis) im Spiel, vielleicht auch nicht. Auf jeden Fall kommt man bei dem Schamanenfelsen

(Šaman-Kamen) auf der magischen Insel Olchon leicht ins Schweben bzw. gut ins Meditieren.

Wir übernachteten bei Einheimischen in einem Dorf in der Taiga. Die Häuser waren typische sibirische Holzhäuser, ähnlich wie bei den Altgläubigen, nur nicht ganz so bunt. Pitt, Lutz und ich wurden in einem der Häuser untergebracht und die Frauen beim Nachbarn. In der Banja brannte schon der Ofen, die Kübel mit kaltem Wasser waren schon gefüllt und die Birkenruten lagen bereit für das Dampfbad *(Banja)*. Lutz und ich wagten sich in die infernale Hitze. Ich kenne indianische Schwitzhütten, und diese russische Banja konnte denen durchaus das Wasser reichen. Ich staunte, wie viel Hitze Lutz stoisch ertragen konnte. Es ist wohl auch das häufige Dampfbad, das die Russen so widerstandsfähig macht; allein schon, da es hilft, die langen Winter zu ertragen und die Alkoholmetaboliten wieder auszuschwitzen. Die Frauen, die im Nachbarhof untergebracht waren, genossen ihrerseits eine Banja.

Nach dem Schwitzen gab es Essen in der üblichen üppigen Fülle. Wieder einmal wurden wir von der russischen Gastfreundschaft und der russischen Großzügigkeit überwältigt.

Es war kurz vor Vollmond. An dem Abend führten wir im Wald noch ein kleines Puja-Ritual für Nadine aus, die sich von der Gruppe verabschiedet hatte und auf dem Weg nach Süden war, um sich mit nepalesischen Schamanen zu treffen. Sie hatte sich das gewünscht. Wir gossen Wasser in die vier Richtungen, räucherten mit Beifuß und riefen Ganesha, den Elefantengott, an, der alle Wege frei machen kann. Hier in Sibirien hätte er sicherlich die Erscheinung eines mächtigen Mammutbullen gehabt. Derweil heulten überall die Wölfe.

Ein roter Wolf und eine weiße Göttin

Wir würden in das Dorf zurückkehren, um abermals bei den Bauern zu übernachten. Aber nun ging es weiter in das nahezu unberührte, in den Wintermonaten unzugängliche Barguzin-Tal, ins »Land der tausend Geister«. Das zwischen zwei Gebirgsketten gelegene, dreißig Kilometer breite und mehrere

Hundert Kilometer lange Tal wird von schnee- und gletscherbedeckten Bergen, die über 2500 Meter in den Himmel ragen, flankiert. Das Tal selbst, eine Steppenlandschaft voller Beifuß, Fingerkräuter, Perlpfötchen, Quendel und anderen Kräutern, war so weit und leer, dass einem Visionen von eiszeitlichen Mammutherden vor das innere Auge kamen. Auch hätte ich nie gedacht, dass es in Sibirien solche mächtigen Berge gibt.

Wir fuhren das Tal hinauf, Richtung Norden. Bizarre Felsen ragten empor, einer mit einer kaum erkennbaren, steinzeitlichen, ockergefärbten Felsritzung eines Hirsches. An den unteren Hängen der Berge wuchsen Kiefern, Lärchen und Zedern, in Flussnähe vereinzelte Espen und Pappeln. Am Himmel kreisten Adler. Einen sehr großen Aar sahen wir an einer Klippe oberhalb vom Fluss sitzen, er spähte nach Fischen. Er ließ uns, ehe er fortschwebte, sehr nahekommen. Wahrscheinlich war es der Hüter des Ortes, der schauen wollte, wer da gekommen war. Es ist oft so, dass die Geister in Tiere einfahren, um deren Sinne zu benutzen, wenn sie etwas sehen oder erfahren wollen.

Vor dem Bus tauchte plötzlich ein Wolf mit rötlichem Fell aus dem Gebüsch auf. Er trottete leichtfüßig, in typischer Wolfsmanier, am Bus vorbei und bog wieder hinter die Bäume ab. Nicht alle haben ihn gesehen. War das nun wirklich ein Wolf oder war es einer der wolfsähnlichen Hunde der Burjaten, der auf dem Heimweg in irgendein Dorf war? Man würde erwarten, dass ein Wolf die Straße meidet und lieber ungesehen durch den finsteren Wald läuft. Aber mein Freund Karsten Nitsch, ein Wolfsexperte in der Lausitz, hatte mir gesagt: »Wölfe sind doch nicht blöd, sie laufen gern auf den Wegen und Straßen, die die Menschen gemacht haben, denn das ist viel einfacher, als sich durchs Gestrüpp durchkämpfen zu müssen.« Auch der Wolfsforscher Günter Bloch berichtet von Wölfen, die auf den Straßen unbeeindruckt einen Meter an den Autos vorbeilaufen (Bloch/Radinger 2012:44).

Es gab tatsächlich immer wieder mal einsam gelegene Siedlungen. In einem kleinen Weiler, in Sichtweite von bizarren Felsen, die den Namen »Sachsenburg« trugen, hielten wir bei einem Biogemüsebauer, der einen großen, gut gepflegten Gemüsegarten bewirtschaftete. Was wir da zu Mittag aufgetischt bekamen, war köstlich.

Zur Verehrung mit blauen Opferschals geschmücktes Pferdeheiligtum.

Die wenigsten im Westen wissen, dass die ökologische Landwirtschaft in Russland inzwischen staatlich gefördert wird. Genveränderte Organismen (GVOs) sind verboten, wie auch das dazugehörige Glyphosat, das nach WHO-Einschätzung krebserregend sein könnte. Die Ideen der sibirischen Waldfrau Anastasia, wie sie in den Büchern von Wladimir Megre dargestellt werden, finden immer mehr Anklang. Auch Sepp Holzers Permakultur findet in Russland fruchtbaren Boden.

Unsere Reiseführerin Elena hörte uns aufmerksam zu, als wir die Pflanzen anschauten und besprachen. Und wir staunten nicht schlecht, wie schnell sie die deutschen Namen – »Löwenzahn«, »Brennnessel«, »Rainfarn« und so weiter – in ihr Vokabular aufnahm. Genauso eifrig lernte Cécile die kyrillischen Buchstaben, damit wir wenigstens die Schilder lesen konnten.

Auf dem Rückweg aus dem Tal hielten wir beim sogenannten Yang-Jima-Schrein *(Yang chen ma)*. Mitten in einem Birkenhain sei einem buddhistischen Lama während seiner geistigen Entrückung die Göttin Yang-Jima in einem Felsblock erschienen. Eigentlich ist Yang-Jima keine andere als die indoarische Flussgöttin Saraswati, die anmutige jungfräuliche Göttin des Wortes und der fließenden Inspiration. Sie ist die Weiße Göttin, der die Birke heilig ist und die mit Brigit, der keltischen Birkengöttin, verwandt ist: Die indo-arische Göttin war mit dem Buddhismus über China und Tibet nach Burjatien gekommen. Die Hindus stellen sie mit einem weißen Schwan – Symbol des Seelenfluges – und einer Laute dar. Als *Shakti*[34] Brahmas ist sie das schöpferische Wort. Sie ist es, die all die Dinge benennt, die der Schöpfer Brahma aus den unergründlichen Tiefen des Urmeeres schöpft. Sie gilt als Muse aller Dichter, Sänger, Künstler und Bücherschreiber; hier jedoch, in Sibirien, gilt sie als Spenderin des Kindersegens.

Saraswati, wie sie hier dargestellt wurde, war für mich kaum zu erkennen. Auf ihrer Reise nach Norden hatte die Schwanengöttin exotische ostasiatische Züge angenommen und sich stark verwandelt. Sie wurde zur tantrischen Göttin und mit Manjushri, dem Bodhisattwa der Weisheit, vermählt.

34 Shakti ist das lebensspendende weibliche Prinzip, die ewige Kraft des Werdens, die Energie, ohne die das Männliche kraftlos ist.

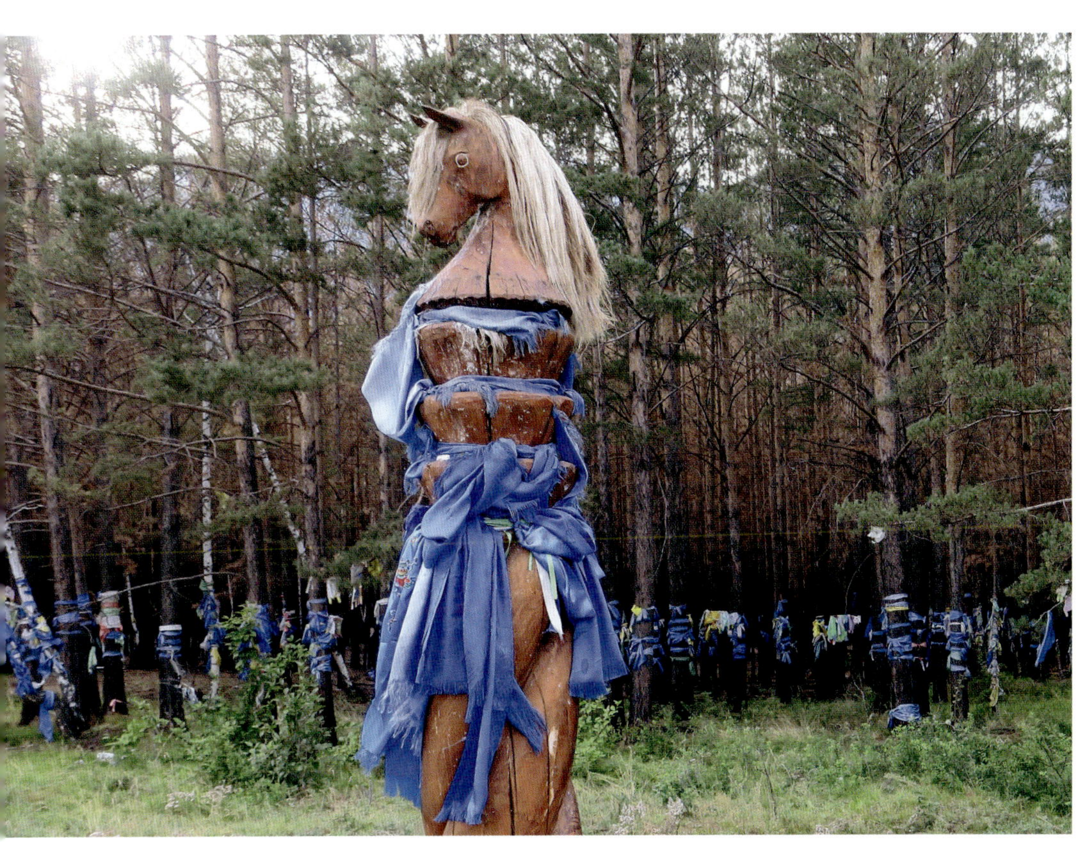

Die weißen Stämme der Birken, die entlang des Pfades auf den Weg zum Yang-Jima-Heiligtum wuchsen, waren mit dicken Schichten blauer Seidenschals umwickelt. Zahlreiche Anbeter kamen und gingen. Vor allem waren es kinderlose Paare oder Frauen, die schwanger werden wollten. Neben Seidenschals opferten sie auch andere Kostbarkeiten. Der Yang-Jima-Schrein war offensichtlich einer der Orte, wo sich zahlreiche Seelen, die in Menschengestalt wiedergeboren werden wollten, tummelten und auf Mütter warteten. Solche heiligen Orte, an denen sich Kinderseelen aufhalten, gibt es überall auf der Welt. Auch bei uns gab es sie, zum Beispiel den Kunibert-Brunnen (Kunnebätspütz) bei Köln, in dessen wässrigem Grund die Muttergottes die Kleinen hütet. Wenn eine Frau, die sich ein Kind wünscht, das Wasser von dem Brunnen trinkt, dann wird sie schwanger. Auch anderswo warten die Seelenkeime auf ihre Mütter, etwa im Titisee (*Titi* oder *Ditti*, alemannisch für »Kindlein« oder »Püppchen«) oder im Verenasloch im Jurafelsen hoch über Solothurn.

Der Schrein der Göttin war nicht das einzige buddhistische Heiligtum im Barguzin-Tal. Ein weiterer, viel besuchter Kultort war, wie eine mit mehreren Lagen Seidenschals umwundene hölzerne Statue eines Pferdekopfes andeutete, offensichtlich den Pferden geweiht. Es war ein Ort, an dem Quellen aus moosigem Grund hervorsprudelten und Mückenschwärme ihre Opfer suchten. Blau blühender Rittersporn, viel Schachtelhalm, Wiesenstorchenschnabel, wilde Rosen und Vogelbeeren wuchsen da im bunten Durcheinander; auch ein Bleiwurzgewächs, das noch keinen deutschen Namen hat, ein lila-blau blühender Verwandter des Strandflieders, das *Goniolimon speciosum*, begrüßte uns dort.

Der Kopf des Pferdchens war vollkommen animiert, man brauchte kein Schamane zu sein, um zu sehen, dass der Pferdegeist darin anwesend war. Ein Gefühl der Traurigkeit überkam mich bei dem Anblick, denn ich musste an unsere beiden Haflinger denken, die wir als kleine, windhundgroße Fohlen bekommen und aufgezogen hatten. Sie waren Teil der Familie; jeden Morgen grüßte mich ihr Wiehern; sie folgten uns und den Hunden bei Spaziergängen in den Wald, rannten fröhlich herum, aber nie weg. Pferde sind wie Kinder und zugleich große Seelen, sie sind keine Gegenstände oder Besitztümer. Als die Tochter in die Schule kam, hatte sie plötzlich weder Zeit noch Energie, die Pferde zu versorgen und auszureiten oder den Stall auszumisten. Zu viele Schulaufgaben! Auch ich war zu viel unterwegs. Da standen die armen Tiere nur herum, fraßen zu viel frisches grünes Allgäuer Berggras, sodass man Angst um ihre Gesundheit haben musste. Schweren Herzens gaben wir sie an eine Familie ab, die ein Herz für Pferde hatte. Voller Vertrauen folgte mir meine Stute in den Pferdehänger – und dann war sie weg. Wenn ich kein Mann wäre, hätte ich geweint.

Ewenken, ein Volk der Birken und Rentiere

Die Ewenken, ehemals Tungusen genannt, besiedelten riesige Räume in Ostsibirien und sind ferne Verwandte der zuletzt nach Amerika gewanderten Algonkin und Athabasken (Dené). Die Ewenken hier im Barguzin-Tal waren einst als nomadische Rentierhirten unterwegs; sie lebten in konischen Stangenzelten *(Chum)* und jagten, fischten und sammelten nebenbei Beeren und Pilze. Für diese Waldbewohner hatte alles eine Seele. Die des Lagerfeuers zum Beispiel galt als ein lustiges, geschwätziges, rothaariges, immer hungriges Mädchen, das einem, wenn man gut zuhörte, viele Geheimnisse erzählen konnte. Jede Tierart hatte ihren Wächtergeist, jede Pflanzenart und jeder Berg auch, und die Schamanen sorgten dafür, dass man mit allen gut auskam. Die Sowjets zwangen diese Rentierleute zur Sesshaftigkeit, machten sie – als Hirtenbrigaden organisiert – zu Rinderzüchtern und führten Winterbestallung, Heuwirtschaft und tierärztliche Betreuung ein. Noch heute sind diese Menschen Rinderhirten; Rentiere sucht man hier, nahe dem Baikalsee, vergebens. Fischer und Jäger sind sie geblieben. Sie sind die Einzigen, die das herkömmliche Recht haben, im Baikalsee eine begrenzte Zahl der Süßwasserseehunde zu jagen.

Wie schon die Staatskirche zuvor, sagten auch die Sowjets dem Aberglauben den Kampf an; die Alphabetisierung wurde durchgesetzt, das Naturvolk sollte zivilisiert werden.

Wir besuchten das Dorf Alla – der Name bedeutet schlicht »Fisch« –, in dem fast alle Einwohner Ewenken sind und es ein ewenkisches Kulturzentrum gibt. Die Leiterin zeigte uns die traditionellen Trachten aus Rentierleder; sie waren mit Mustern bestickt, die von diesen Tieren und von der umgebenden Natur inspiriert waren. Offensichtlich spielte das Ren einst eine ähnliche Rolle bei den Ewenken wie der Büffel bei den Prärieindianern: Es war Nahrungsquelle, die Knochen, Sehnen und Hörner wurden zu Gebrauchsgegenständen verarbeitet und das Leder zu Kleidung. Die Ewenken, die übrigens die ersten Menschen waren, die Rentierzucht betrieben, ließen die Tiere ihre Schlitten ziehen und melkten sie für ihre eiweißreiche Milch. Ähnlich wie bei den Mongolen waren die Tiere nicht eingezäunt, die Herden liefen frei herum, blieben aber in der Nähe der Menschen, denn dort fanden sie Salz zum Lecken, dort wurde geräuchert, was die immensen Schwärme von Mücken etwas abhielt, und dort fanden sie Schutz vor Wölfen und anderen Raubtieren. Es war – wie Tierhaltung eigentlich sein sollte – eine glückliche Symbiose.

Die freundliche Frau zeigte uns die mit Rentierfell bespannten Schamanentrommeln und Gebrauchs- und Kunstgegenstände, die aus Birkenrinde hergestellt wurden. Diese sibirischen Ureinwohner kann man – ähnlich wie die Ojibwa in Nordamerika – als ein »Volk der Birken« bezeichnen: Birkensaft wurde im Frühling angezapft und zur Reinigung des Blutes getrunken; die Innenrinde der Birke (Phloem) konnte als Notnahrung gegessen werden; mit der ölhaltigen Rinde konnte man auch bei Regenwetter ein Feuer anzünden. Behälter, Töpfe, Schüsseln und Schachteln zum Beerensammeln, auch kleine Boote wurden aus Birkenrinde gefertigt.[35] Die Rinde wurde im siedenden Wasser weich gekocht, damit sie formbar wurde, dann genäht und abgedichtet. Aus Birkenholz wurden Löffel, Amulette und die Trommelschlägel der Schamanen geschnitzt. Wenn diese »Birkenmänner« (die Schlägel) hungrig waren, wurden sie mit Fett gefüttert (eingerieben).

Die Rahmen der Schamanentrommel wurden ebenfalls aus Birkenholz gefertigt. Überhaupt ist das Schamanentum der Ewenken eng mit diesem Baum verbunden. Er steht für den Weltenbaum, der die drei Welten – die Oberwelt, unsere Erde als Mittelwelt und die Unterwelt – verbindet. Oft wurde eine Birke mit eingekerbtem Stamm in die Mitte des *Chum* gestellt, wobei die Spitze aus dem Rauchloch ragte. Der Schamane stieg, in bildhaft-schauspielerischer Darstellung, auf ihr in die Obere Welt hinauf. Sie ist für dieses Szenario besonders geeignet: Wenn man sich im Wald unter einer Birke in die Meditation versenkt, dann hat man unweigerlich die Empfindung, dass sie einen hinauf in eine lichtgefüllte Sphäre hebt. Außerdem wächst der Fliegenpilz, der im sibirischen Schamanentum eine zentrale Rolle spielt, in Symbiose mit der Birke. Es ist, als ob der Pilz das kosmische Licht, das die Birke einfängt, der Seele in der Ausleuchtung der Tiefen vermitteln kann.

Während ihrer Initiationskrankheit bettete man die Schamanenanwärter auf frische Birkenrinde oder deckte sie damit zu. Wenn ein Schamane starb, wurde seine mit spiritueller Energie aufgeladene Trommel entweder begraben oder im Wald an eine Birke gehängt. Tote wurden oft auf einer Plattform, in ausgehöhlten Baumstämmen oder in Birkenrinde gewickelt bestattet – eine Bestattungsform, die auch die Ojibwa kannten.

Vor dem Kulturzentrum war ein traditionelles Stangenzelt aufgestellt. Ursprünglich waren diese Zelte mit Birkenrinde bedeckt. Einen identischen Wig-

35 Bei allen zirkumpolaren Völkern spielte die Birke eine wichtige Rolle in der materiellen Kultur, der Heilkunde und Mythologie. Auch der Gletschermann Ötzi trug kleine Schachteln aus Birkenrinde mit sich.

wam hatte ich bei den Mi'qmak-Indianern in Nova Scotia zu Gesicht bekommen. Einmal zeigte ich dem Medizinmann Tallbull ein Bild aus dem Buch von Ivar Lissner *So lebten die Völker der Urzeit* (Lissner 1979:175), das eine indigene Sibirierin vor einem solchen Spitzzelt zeigte, und fragte ihn, ob er meine, dass das eine Indianerin sei. »Selbstverständlich!«, antwortete er und war ganz erstaunt, dass es sich um eine sibirische Ureinwohnerin handelte.

Cécile, die man während des Besuches in die traditionelle Frauentracht der Ewenken gekleidet hatte, ließ sich vor dem *Chum* fotografieren. Sie sah mit ihrem langen schwarzen Haar und dem Kleid fast wie eine Indianerin aus. Überhaupt erinnerte mich das Kulturzentrum an ähnliche Gebäude und Ausstellungen, die man häufig in den Reservaten der amerikanischen Native People zu sehen bekommt. In beiden Fällen hat man es mit Echos vergangener Zeiten zu tun, ehe solche Ureinwohner zwangsakkulturiert und ihre Kinder in Schulen gesteckt wurden, in denen ihnen fremde Lehrer in der Sprache der jeweiligen Kolonialmacht Dinge beibrachte, die sie nie im Leben brauchen würden – sie lernten weder Jagen, Zeltebauen oder Heilkräutererkennen noch den rechten Umgang mit Tieren oder das Wahrnehmen der Gegenwart der Geister; sie verlernten die jahrtausendealten Erfahrungen, die ihrem Volk zeigten, wie man in der harten Natur überlebt. Wie die Indianer hatten auch die sibirischen Ureinwohner ihre Scharmützel mit den europäischen Eindringlingen, den Russen, sie hatten Probleme mit Feuerwasser, dienten als Pfadfinder, tauschten wertvolle Pelze gegen Gewehre, Pulver, Blei, Mehl und Alkohol und wurden dabei oft übers Ohr gehauen (Lissner 1979:161). Der »Wilde Osten« erweist sich als Spiegelbild des »Wilden Westens«.

Die Ähnlichkeiten zwischen dem amerikanischen *Frontier* und dem russischen Siedlungsgebiet im Osten hören da nicht auf. Sie zeigen sich auch, was die Behausungen betrifft. Die angloamerikanischen Pioniere wie auch die Kosaken bauten feste Blockhäuser, eine Bauweise, die auf die vorchristliche Kultur der germanischen und slawischen Waldvölker zurückgeht. Man nahm also die jeweiligen, in Birkenrinde und Tierfelle gehüllten Spitzzelte und Wigwams nicht an, auch nicht die halb in die Erde versenkten Grubenhäuser oder die Langhäuser, wie sie die Irokesen hatten, sondern die Siedler griffen zurück auf

Oben rechts: Traditionelles Spitzzelt mit einer sibirischen Ureinwohnerin, die der Medizinmann Tallbull für eine Indianerin hielt. (Aus Ivar Lissner, *Aber Gott war da*, Olten: Walter-Verlag, 1958)

Links: Tungusischer Schamane mit Rahmentrommel und Spitzzelten im Hintergrund. (Nicolaas Witsen, 1705)

Unten: Cécile in Ewenken-Tracht mit Schamanentrommel vor dem Gerüst eines *Chum*.

die Bauweise ihrer eigenen fernen Ahnen, und diese Unterkünfte waren eben aus ineinander verkeilten Baumstämmen errichtete Blockhäuser *(log cabins)*. Diese Art des Bauens hat sich zum Teil bis heute im waldreichen Skandinavien erhalten, ebenso in den Alpenregionen. In der ländlichen Schweiz finden wir diese alte Bauweise noch im sogenannten *Spicher* (Speicher), wo traditionell das Getreide aufbewahrt wird. Das keltische Haus, das Fachwerkhaus, bestehend aus Balken, zwischen denen mit Mörtel gekalkte Wände gezogen werden, war eine spätere Anpassung, als Holz Mangelware wurde.

Während einige unserer Gruppe noch im Museum waren, schauten sich andere die Vegetation an, die rund um das Gebäude wuchs. Der sandige Boden vor dem Kulturzentrum war bedeckt mit **Tragant** (*Astragalus mongholicus*, syn. *A. membranaceus*, *A. propinquus*), dessen Wurzel in der TCM *(Huang Qi)* als süß und heiß gilt und Anwendung bei Geschwülsten, Schleimabsonderungen, Entzündungen und, da sie die Nierenfunktion verbessert, bei Oligurie findet. Mit einem Stock gruben wir eine Wurzel aus, um den Geschmack zu prüfen – ja, sie schmeckte angenehm süß. Dieser Hülsenfrüchtler soll auch bei Diabetes helfen, da die Wurzel eine positive Wirkung auf die Insulinproduktion hat. Überhaupt scheint die Tragantwurzel ein riesiges Potenzial zu haben: Sie stimuliert das Immunsystem, hilft bei Autoimmunerkrankungen (Allergien, Heuschnupfen), ist ein Anti-Aging-Mittel, wirkt positiv auf Herz und Milz. Über negative Nebenwirkungen liegen keine Berichte vor.

Rhabarber wuchs ebenfalls da, auch Hirtentäschel, Wermut, Gänsefuß, eine Stängellose Kratzdistel *(Cirsium esculentum)*, die Sternwurz, wilde Laucharten und – zur Freude unserer Löwenzahnfrau Marianne – der mongolische Löwenzahn.

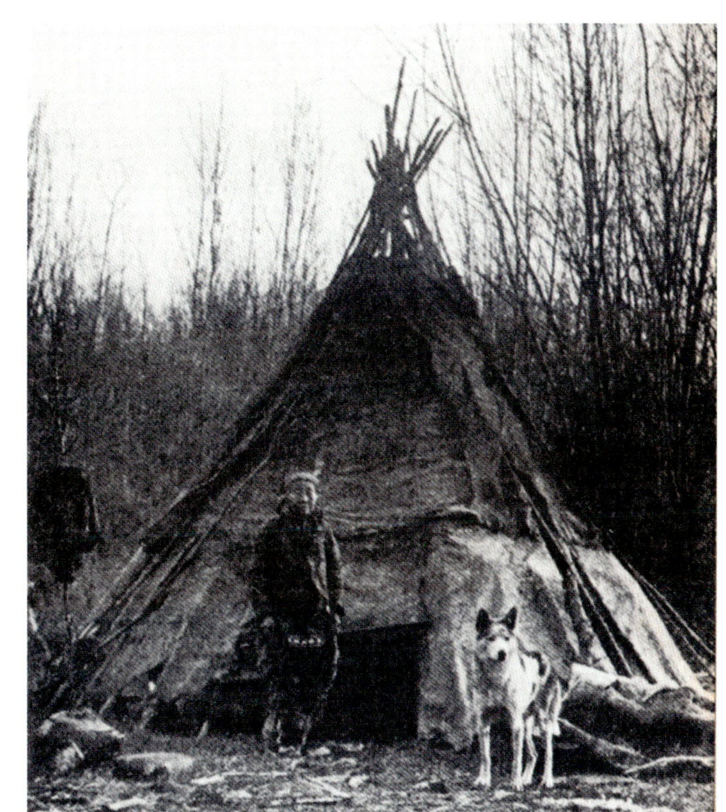

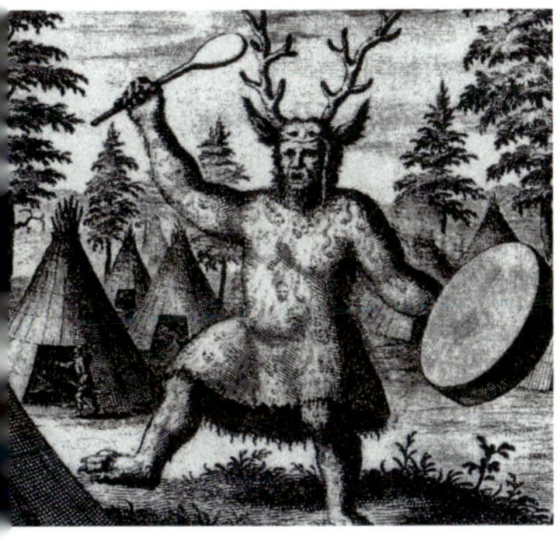

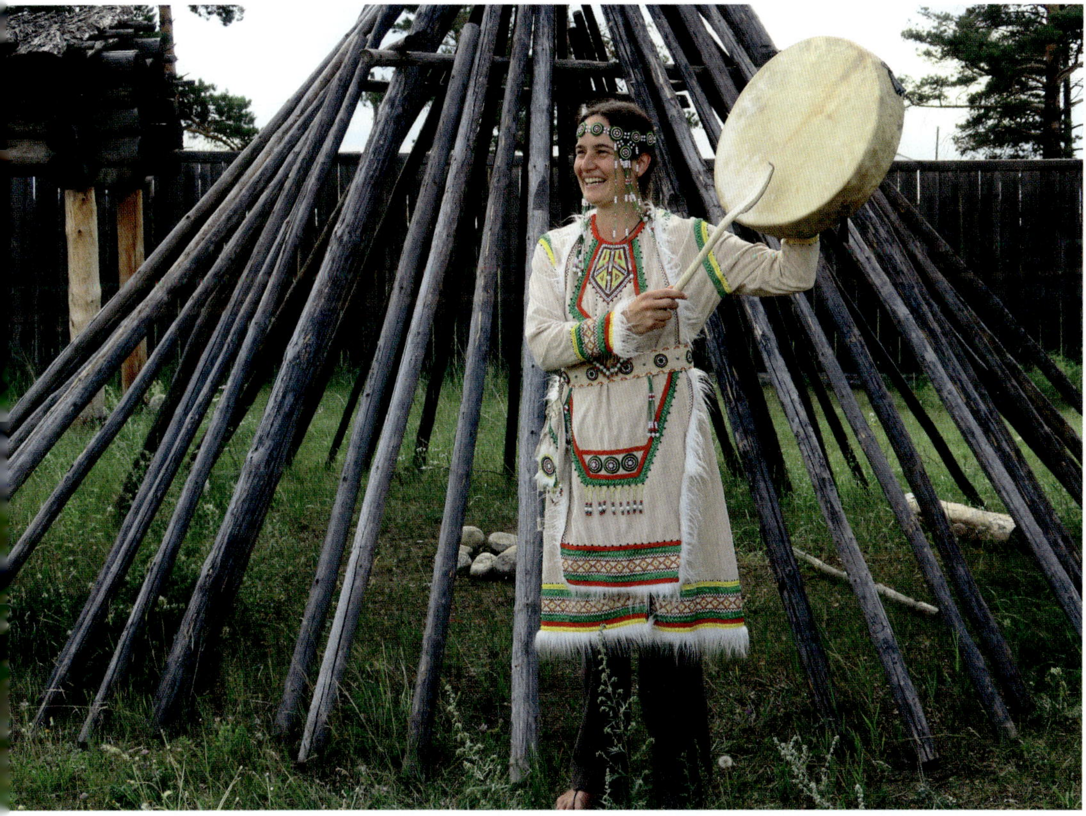

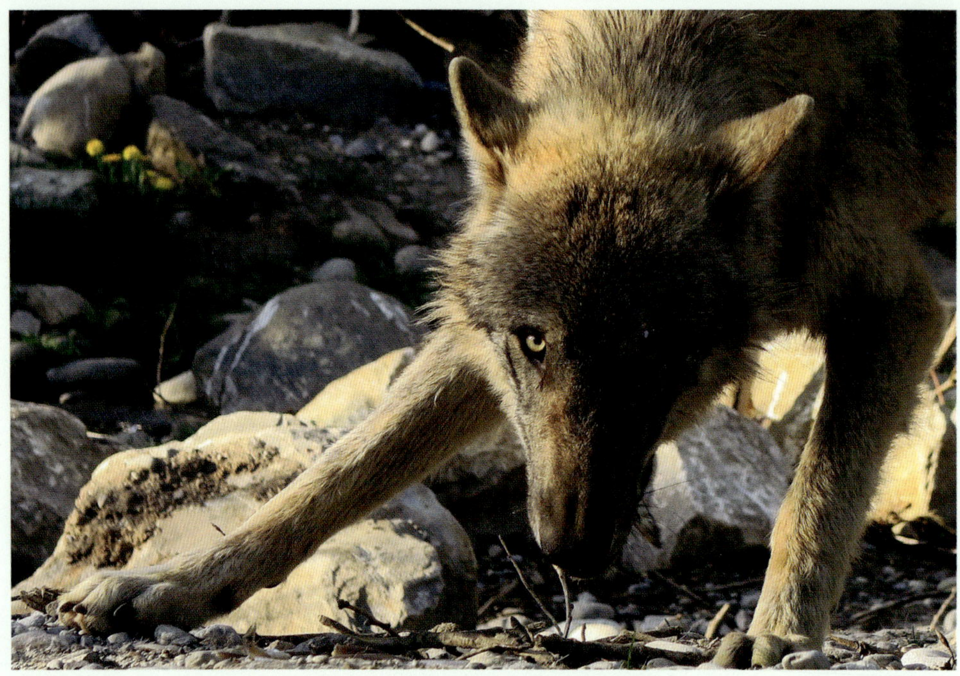

Wölfe des Himmels

Tenger, der alles überspannende blaue Himmel, ist der Herr des Universums, der Höchste. Für die Mongolen gilt der Wolf *(Tschono)* als das heilige Tier des Tenger. Über ihre Herkunft als Volk sagen die Mongolen, ein blaugrauer himmlischer Wolf sei vom Norden gekommen, über den Baikalsee geschwommen und habe sich am Ufer mit einer wunderschönen falben Hirschkuh gepaart. Die Kinder, die ihrer Liebe entsprangen, wurden die »Tapferen« (Mongolen; von *mong*, »mutig«) genannt. Wegen dieser Assoziierung bitten noch immer unfruchtbare Frauen den Wolf um Fruchtbarkeit.

Selbstverständlich verehrte auch Temudschin, der später zum Dschingis Khan wurde, den blaugrauen Himmelswolf als seinen Vorfahren, und seine verwegenen Krieger sahen sich als Wolfsrudel, die ihre Feinde wie Beutetiere erjagen.

Auch in dieser Vorstellung ähneln sie den Indianern der Steppe, etwa den Cheyenne, die sich ebenfalls als Wölfe in Menschengestalt sahen und deren Urschamane, »Stehende Süßwurzel« *(Motseyoef)*, von den himmlischen Wölfen initiiert wurde. Für die Sioux ist der Wolf der *Shung Manitu Tanka*, »der heilige Hund des großen Mysteriums«. Diese Wertschätzung ist kein Zufall, denn die Urheimat der Indianer war ja Sibirien und die Transbaikal-Region. Noch immer verehren die Mongolen die Wölfe als Wesen voller Weisheit und Spiri-

Der Wolf, Tier des Himmels,
Seele der Taiga und der Steppe.

tualität. Wenn der Wolf heult, sagt man, er bete zu Tenger.

Übrigens war der Wolf auch für unsere vorchristlichen Vorfahren heilig: Bei den Germanen war er das Tier des Schamanengottes Odin (Wodan)[36] – auch das hat seine Wurzeln in der altsteinzeitlichen zirkumpolaren Kultur. Bei den Kelten wird der Heldenkönig von Tara, Cormac, unter freiem Himmel bei Blitz und Donner von seiner Mutter, der Tochter eines Schmieds, zur Welt gebracht. Eine Wölfin verschleppt den Säugling, nährt ihn mit ihrer Milch und zieht ihn auf. Das ist nur eine von vielen Sagen, in denen Wölfinnen Heldenkinder säugen und aufziehen. Wir kennen es auch von Romulus und Remus, den Gründern Roms.

Erst für die sesshaft gewordenen Völker, die Bauern, wurde das einst heilige Tier des Himmels zum Sinnbild des Bösen und der Wildheit, denn es reißt die domestizierten Ziegen, Schafe und Rinder. In der christlichen Symbolik bedroht der Wolf die Schafe, die der gute Hirte (lateinisch *pastor* bedeutet »Hirte«) durch das finstere Tal dieser Welt zum Himmel führt.

Der Wolf befreit auch die Seelen der Toten, sodass sie in den Himmel gelangen.[37] Traditionell wurden die Toten in der Baikalregion auf einen Berg gebracht, nur leicht mit Zweigen und Steinen zugedeckt und den Wölfen zum Fressen gegeben. Diese »Luftbestattung« ähnelt jener der Tibeter, die ihre Toten den Geiern zum Fraß gaben. Auf diese Weise gibt der Mensch seinen Körper an die Natur zurück. Gute Menschen, glaubte man, werden schnell gefressen, bei bösen dauert es länger; wenn sie verwesen, ist das kein gutes Omen.

Man wusste, der Wolf reißt vor allem kranke und schwache Tiere und verbessert dadurch die Gesundheit der Herden. Nur einen Wolf zu sehen, bedeutet für die Steppennomaden Glück. Lange Zeit durfte der Wolf in dieser Kultur nur ausnahmsweise getötet werden. Unsere Reisebegleiterin Bolo erzählte uns, dass das zum Teil noch heute so ist. In der Volksmedizin gilt jeder Körperteil eines Wolfs als heilsam.

36 Erst sehr spät in der Geschichte, vor allem bei den Wikingern, wurde Odin oder Wodan zum Kriegsgott stilisiert. Vor allem aber war er ein Zauberer, ein Begleiter der Toten, ein Schamanengott, der in tiefe Trance ging und in verschiedenen Gestalten, als Wolf, Bär, Schlange und in anderer Form, alle Grenzen und Dimensionen überqueren konnte.

37 Im alten Ägypten führte Anubis, ein wolfähnlicher Schakal, die Totenseelen über den Fluss ins Land der untergehenden Sonne. Anubis verwandelte sich in christlichen Zeiten in den heiligen Christophorus, der in den orthodoxen Kirchen noch immer mit einem Wolfskopf dargestellt wird. Bei den Griechen hat der Fährmann, der die Verstorbenen über den Fluss bringt, Wolfsohren.

Die jedem metaphysischen Gedanken abgeneigten Parteigenossen der stalinistischen Zeit sahen im Wolf kein heiliges Tier, sondern eher einen räuberischen Schädling, der wie der Klassenfeind die Produktion von Fleisch, Wolle und Leder sabotiert. In der Inneren Mongolei, wie auch anderswo im Machtbereich Maos, wurden die Wölfe gnadenlos gejagt. Genauso wie die getreidefressenden »Ratten der Luft« (Tauben) und die »Mäuse der Luft« (Sperlinge) sollten Wölfe gnadenlos ausgerottet werden. Wie das ausging, beschreibt der chinesische Schriftsteller Jiang Rong in dem dicken, millionenfach verkauften Bestseller *Der Zorn der Wölfe*[38]. Die Hauptfigur, ein Großstadtintellektueller namens Chen Zhen, wurde während der Kulturrevolution (1967) als junger Aktivist in die Steppe der Autonomen Region geschickt, um in einer der Produktionsgenossenschaften der Viehzüchter mitzuarbeiten und den Steppennomaden die chinesische Sprache beizubringen. Ein alter Hirte erklärte ihm: »Tenger schickt Wölfe, die dafür sorgen, dass die Grasflächen nicht überweidet werden, damit das Gleichgewicht der Natur erhalten bleibt.« Das verstanden die Funktionäre aber nicht.

Als die Wölfe infolge der staatlichen Ausrottungskampagne dann verschwunden waren, war die Verwüstung des Lebensraums besiegelt. Es folgte eine Kaninchen- und Nagetierplage, und die überweideten Grasflächen verwandelten sich in unproduktive Staubwüsten. Jiang, vom Freiheitsgeist der Nomaden angesteckt, lässt einen mongolischen Protagonisten sagen: »Ihr Chinesen habt den Mut von Schafen, die durch Grasfressen überleben. Wir Mongolen sind fleischfressende Wölfe!« (Jiang Rong 2010).

Wölfe sind nicht nur bei den Mongolen, sondern auch bei den sibirischen Jäger-und-Sammler-Völkern und den anderen Steppenvölkern, den Kasachen, Turkvölkern und Uiguren heilige Tiere, und ebenso, wie schon erwähnt, bei den Indianern. Die Ewenken erzählen, dass Wölfe einst Ewenken gewesen seien. Wenn man einem Wolf begegnete, musste man zur Seite treten und ihn bitten, freundlich zu sein (Vassilevich 1963:71).

Für die Cheyenne ist *Maheone' honehe*, »der heilige Wolf«, nicht nur der Schutzgeist dieser Tiere, sondern auch der der Cheyenne. Dieser Wolf-Spirit nimmt übrigens gelegentlich auch physische Gestalt an, und zwar während des Tages als Wolfsrüde mit rötlichem Fell; während der Nacht erscheint er als weiße Wölfin. Der rote Wolf,

38 Das Buch wurde von Jean-Jaques Annaud verfilmt: »Der letzte Wolf«.

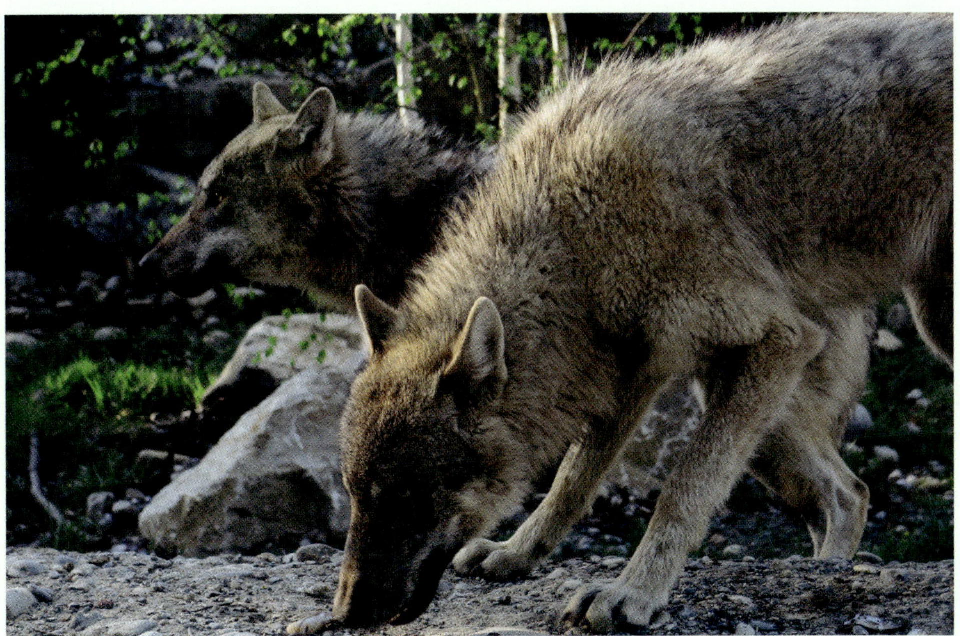

der auch mit den Donnergeistern verbunden ist, hat sein Tipi im Himmel, dort, wo man den rötlich leuchtenden Stern Aldebaran im Sternbild Stier, zwischen Orion und den Plejaden, sieht. Die weiße Wölfin ist zu Hause im Hundsstern (Sirius) und sie ist mit Großmutter Erde verbunden. In diesen himmlischen Zelten wurde einst der Urschamane der Cheyenne unterrichtet. Die himmlischen Wölfe sind Schutzgeister der heiligen Berge der Black Hills, sie sind auch Botschafter anderer machtvoller Geistwesen und sie lehrten den Menschen das Jagen. Wie die Wölfe rückten die Cheyenne am frühen Morgen, wenn der Morgenstern aufging, zur Büffeljagd aus. Und so, wie die Wölfe mit ihrem Gesang Raben, Kojoten und Füchse riefen, um die Beute mit ihnen zu teilen, so riefen die Cheyenne-Jäger die Wölfe zu ihrer Beute und legten Fleisch für sie zur Seite (Schlesier 1985:119).

Renommierte Verhaltensforscher (Ethologen) fragen sich, ob die steinzeitlichen Großwildjäger ihre Jagdtechnik einer ausgefeilten, koordinierten Zusammenarbeit den Wölfen abgeschaut haben (Bloch/Radinger 2012:28f). Überhaupt sind die Wölfe den Menschen in ihrem Sozialverhalten viel näher als die Menschenaffen. »Man kann über den Ursprung des Menschen als soziales Wesen mehr durch das Studium von Wolfsmeuten erfahren als durch die Erforschung der Primaten«, schreibt der Naturkundler Barry Lopez (1978). Menschenaffen verhalten sich eher individualistisch. Schimpansen sind allgemein ichbezogen, promiskuitiv und selten teamfähig; Orang-Utans sind solitär und polygyn; dominante Männchen drücken ihren Willen durch.

Wölfe als Rudeltiere zeigen dagegen ein uneigennütziges, gruppenfreundliches

Verhalten. Sie kooperieren bei der Jagd und der Aufzucht der Jungen, sie unterstützen verletzte Rudelgenossen und versorgen sie mit Futter. Das Rudel wird von einem erfahrenen, älteren, weiblichen oder auch männlichen Wolf geführt. Diese dominanten Wölfe fressen nicht immer als Erste von der erlegten Beute; häufig überlassen sie jüngeren oder untergeordneten Familienmitgliedern den Vortritt.

Irgendwann in der jüngeren Altsteinzeit bildeten Wölfe und Menschen Kooperationsgemeinschaften, und aus den Wölfen entwickelten sich unsere Hunde. Im sibirischen Altai fanden Prähistoriker gut erhaltene dreiunddreißigtausend Jahre alte Kanidenschädel[39] mit frühen Anzeichen einer Domestizierung (BLOCH/RADINGER 2012:41). Bei Ausgrabungen in Předmostí (Mähren) wurde festgestellt, dass die eiszeitlichen Mammutjäger der Gravettienkultur schon vor dreißigtausend Jahren Hunde hielten. Analysen der Kohlenstoff- und Stickstoffisotope der Knochen konnten zeigen, dass die Menschen hauptsächlich Mammutfleisch aßen, die Hunde aber mit dem weniger gut schmeckenden Rentier- und Moschusochsenfleisch fütterten. Es ist also eine alte, eingespielte Kooperation. Starke wolfsähnliche Hunde begleiteten die Vorfahren der Indianer gegen Ende der letzten Eiszeit auf ihrer Wanderung über die Beringstraße in die Neue Welt. Die Hunde beförderten dabei als Lastenzieher den Hausrat und die Bedeckung der Tipis. Das geschah mittels Tragschleifen *(Travois)*, wobei zwei Stangen mit einem Gürtel auf dem Rücken des Hundes befestigt wurden und mit ihren Enden über den Boden schleiften.

Die Cheyenne kennen Medizinmänner, die es vermögen, einen Teil ihrer Seele abzulösen und sich mit einem Wolf zu verbinden. Sie können dann als Wolf durch die Landschaft streifen und Taten verrichten. Herodot schreibt in seinen Historien (5. Jahrhundert v. u. Z.) Ähnliches über die Skythen, ein Reitervolk der westasiatischen Steppen. Auch die Mongolen kennen Schamanen, die eine besondere Beziehung zu den Wölfen haben; aber auch *Ongod*, Ahnengeister, können einen lebenden Wolf als »Reittier« benutzen (OTGONY/GURBADARYN 2012:92). Den heidnischen und mittelalterlichen Europäern war das nicht fremd. Sie kannten Hexer, die Wölfe als Familiare hatten und besonders bei Vollmond als Werwölfe unterwegs waren. Für die Kirche galten sie als schädliche Zauberer, und wenn sie gefasst werden konnten, wurden sie von der Inquisition auf dem Scheiterhaufen verbrannt. Noch bis in die Neuzeit nahmen in Lettland und dem Baltikum die in Wölfe verwandelten Menschen als »Hunde Gottes« den Kampf gegen die Feinde der Bauern, gegen unholde Naturgeister, Dämonen sowie Schwarzmagier auf (DUERR 1978:107f).

39 Kaniden *(Canoidea)*: hundeartige Raubtiere, zu denen Füchse, Wölfe, Kojoten und Schakale gehören.

Schmiede und schwarze Schamanen

Nach der Reise ins Barguzin-Tal war ein Besuch bei einem burjatischen Schmied-Schamanen angesagt. Überall gelten Schmiede als mächtige Zauberer. Nicht nur haben sie Macht über das Feuer, sie wagen es auch, die Haut von Mutter Erde aufzureißen – was für ein Frevel! – und die Erze, die schlafenden Embryos, ihrem Schoß zu entreißen, diese mit Feuer zu traktieren und mit schweren Hämmern zu schlagen. Wenn das nicht den Zorn des Erddrachens heraufbeschwört! Nicht nur in Afrika wurden deswegen die Schmieden außerhalb des Dorfes angelegt – und das war auch hier der Fall. Die Schmiede, ein schmuckloser Holzschuppen, befand sich auf einem abgelegenen Platz neben einem kleinen Bach auf einer Wiese, umgeben von einem Wald. Schmiede brauchen mächtige Götter als Helfer gegen den Zorn der Erdgöttin. In der Antike standen den Schmieden die blitzkeiltragenden Götter wie Jupiter und das diesem Himmelsgott geweihte Eisenkraut *(Verbena officinalis)* zur Seite. Bei den sibirischen Schmied-Schamanen sind es die siebenundsiebzig *Tenger* des Nordens, die ihm beistehen.

Die Schmied-Schamanen können mit Feuergeistern umgehen, denn sie besitzen innere Hitze, innere Glut. Es ist dieses geistige Feuer *(Tapas)*, das es den indischen Yogis ermöglicht, in der sengenden Sommerhitze in Feuergruben oder zwischen vier Feuern zu sitzen, oder auch im Winter in eisigen Höhlen im Himalaja zu überleben; es ist das spirituelle Feuer, das es den Indianern ermöglicht, die vier Hitzestufen der Schwitzhütte zu ertragen, die das Ego wegschmelzen und die Götter erscheinen lassen. Es ist die hitzige Wut, die sich der keltischen und germanischen Krieger bemächtigte, sodass sie splitternackt in den Kampf zogen. Der irische Held Cûchulainn – sein Name bedeutet »Hund des Schmiedes« – musste mit Kübeln voll Eiswasser übergossen werden, um runterzukommen. Es ist diese innere Hitze, die es den Schamanen überall ermöglicht, in kochendes Wasser zu greifen, mit bloßer Hand glühende Kohlen aus dem Feuer zu holen oder, bei den sibirischen Schmied-Schamanen, glühendes Eisen mit der Zunge zu lecken.

Wildwachsendes Meerträubel
im Barguzin-Tal.

Wieland (englisch *Wayland*, skandinavisch *Velandr*) ist der keltisch-germanische Archetypus des magischen Schmieds. Er war mit einer Schwanenjungfrau – Symbol der Inspiration – vermählt. Auch er selbst konnte fliegen, aber nur mit künstlichen Flügeln, die er in seiner Werkstatt geschmiedet hatte.

Wir waren ganz gespannt, was wir bei dem burjatischen Schmied-Zauberer erleben würden. Er kann aber nicht zur angesagten Zeit, also warteten wir. Einige von uns liefen in den Wald, andere saßen auf dem geweihten Schmiedegelände am Ufer des Bachs. Etwa hundert Meter nördlich der Schmiede befand sich ein eingezäunter Stupa, davor war ein Fichtenstamm, der in der Form eines alten bärtigen Berggeistes geschnitzt war. Auch er war von einer Wulst geopferter blauer Tücher umwickelt. Der Ort war so eine Art Sammelpunkt für Naturgeister aller Art.

Während wir warteten, schaute ich mir die Kräuter an, die da auf dem trockenen Boden wuchsen. Zwischen den kurzen Gräsern entdeckte ich niederliegende grüne, blattlose Stängel. Eine Art Schachtelhalm? Ich kniete nieder. Da sah ich kleine rote Beeren an den Stängeln. Es war eine Art Meerträubel. Wahrscheinlich das endemische Dahurische **Meerträubel** *(Ephedra dahurica)*, das vor allem in der nördlichen Mongolei und in Burjatien vorkommt. Dass man die korallenroten Beeren essen kann, wusste ich noch nicht.

Endlich kam der Schmied-Schamane. Er war in keine wilde Schamanentracht gehüllt. Keine Federn, kein magischer Spiegel, keine Hörner. Er sah ganz normal aus, eher wie ein Arbeiter.

Ehe er die Schmiede aufschloss, nahm er Geld für die Opfergaben entgegen und erklärte, dass Frauen die Schmiede nicht betreten dürfen. Sie dürften jedoch durch die offene Tür und das Fenster hineinschauen und so der Handlung folgen. Das stieß bei unseren emanzipierten Damen nicht unbedingt auf Verständnis. Gender-Diskriminierung hatten sie nicht erwartet. Was sie nicht wussten, ist, dass der Feuergeist als weiblich angesehen wird; es ist die Tochter des Himmels. Sie könnte eifersüchtig werden, wenn andere Frauen mit in der Schmiede sind.

Ehe er mit dem Schamanisieren anfing, musste er die Gunst der Geister *(Tengri)* mit einem Orakel erkunden. Er ging hinaus, richtete sich nach Norden

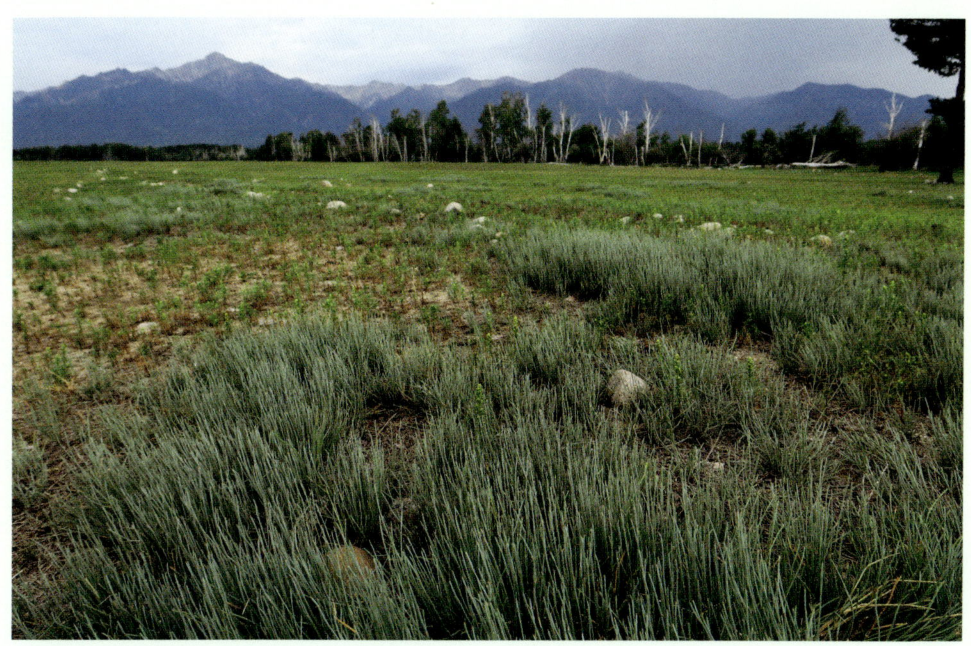

Meerträubel (*Ephedra* spp.)

Das Meerträubel ist eine alte Pflanzengattung. Sie ist nah verwandt mit den Nacktsamern, die zur Zeit der Dinosaurier die dominante Vegetation waren. Die roten Früchte der *Ephedra*-Arten, sind – wie bei der Eibe oder dem Wacholder – gar keine richtigen Beeren, sondern Scheinbeeren, die sich aus den Deckblättern entwickeln.

Die Inhaltsstoffe der Gattung haben seit Urzeiten die Aufmerksamkeit der Menschen auf sich gezogen. Schon den Neandertalern scheint die Kraft dieser Pflanze als Heilpflanze, Aphrodisiakum und Stimmungsaufheller nicht entgangen zu sein. Das bestätigen die Ausgrabungen der Neandertaler-Bestattungen in der Shanidar-Höhle, im irakischen Kurdistan. Pollenanalysen zeigen, dass damals, vor rund sechzigtausend Jahren, einer der Neandertaler auf Büschel blühender Heilpflanzen bestattet wurde. Bei allen diesen 28 Kräutern handelte es sich um phytotherapeutisch aktive Heilpflanzen, und eine davon ist das Meerträubel (Pabst 2013:210f).

Das Meerträubel ist eine lichtliebende Pflanze, die wie Beifuß, Sonnenröschen, Wiesenraute, Sanddorn oder die Zwergbirke schon in der eiszeitlichen Mammutsteppe wuchs. Die Mongolen kennen die Pflanze als *Khonin Zeergene* und verwenden sie gegen »heiße« Krankheiten der Milz und Galle, bei Fieber, Durchfall und Nierenbeschwerden und zur Wundheilung (WHO 2013:57). Sicherlich haben die Paläoindianer das Wissen über die Heilkräfte der Pflanze mit nach Amerika genommen, denn überall, wo sie wächst, werden die grünen Stängel für schweißtreibende Tees bei Erkältungen, Lungenleiden, als »Blutreiniger«, Nierenheilmittel und Tonikum eingesetzt (Moerman 1999:2010f).

In China spielt die *Ma Huang* genannte Droge *(Ephedra sinica)* schon seit mindestens fünftausend Jahren eine wichtige Rolle. Sie wird im *Shen Nung Pen-ts'ao*, dem ältesten Kräuterbuch, erwähnt. *Ma Huang* gilt als Kälte zerstreuend, scharf und bitter; es wirkt auf den Funktionskreis Lunge und Blase, indem es das Lungen-Qi bewegt und reguliert.

Der Hauptwirkstoff der Pflanze ist das Alkaloid Ephedrin, das dem chemischen Aufbau von Adrenalin nahesteht. Es steigert den Blutdruck, regt das zentrale Nervensystem an, erweitert die Bronchien und stimuliert den Uterus. Meerträubel-Tee findet Anwendung im Anfangsstadium von Viruserkältungen, bei Asthma, Emphysem, Kreislaufschwäche und als schweißtreibender Dekokt bei Rheuma. Da es entzündete Schleimhäute zum Abschwellen bringt, wird es bei Allergien und Heuschnupfen eingesetzt.

Meerträubel als »Droge«

In den USA ist das Meerträubel *(E. nevadensis)* als Mormonentee bekannt. Viele dieser »Heiligen der letzten Tage« *(latter day saints)* – wie sich die Mormonen selbst nennen – trinken täglich ihr Tässchen Ephedra-Tee. Ihre Religion verbietet den Gebrauch jeder Droge, damit auch Alkohol, Kaffee, Schwarztee oder Tabak; Meerträubel jedoch gilt als harmloser Kräutertee, da ist es keine Sünde. In Wirklichkeit hat Ephedrin eine anregende Wirkung, ähnlich wie Amphetamin. Da es uteruswirksam ist, gilt es auch als weibliches Aphrodisiakum.

In der hippen Szene gilt *Ephedra* als *smart drug*, es ist ein natürliches »Speed« und Bestandteil von Partydrogen wie *Herbal XTC*. Ephedrin ist übrigens auch Grundstoff für Meth-Amphetamin (Crystal). Aus all diesen Gründen wurde der Handel mit dem altehrwürdigen Heilkraut rechtlich eingeschränkt.

Im Jahr 1887 wurde das Reinalkaloid Ephedrin isoliert und als wirksames Asthmamittel angepriesen. Bald jedoch wurde als Nebenwirkung eine drastische Erhöhung des Blutdrucks festgestellt. Nicht nur Ephedrin, auch das Meerträubel an sich wurde als Heilpflanze infrage gestellt und galt plötzlich als gefährlich. Dabei enthält die Pflanze noch sechs andere Alkaloide und weitere Begleitstoffe, darunter Pseudoephedrin, das die Herztätigkeit sogar verlangsamt und den Blutdruck senkt. Die Wirkstoffe wirken am besten – wie eh und je – im Verbund.

zum heiligen Berg, goss dutzende Male hintereinander Milchschnaps in eine kleine Schale und warf den Inhalt den Geistern zu. Dann warf er die Schale im hohen Bogen in die nördliche Richtung und schaute, wie sie gefallen war. Erst später erfuhren wir den Sinn dieser Handlung. Zeigte die Öffnung der Schale nach oben, dann wäre es ein gutes Zeichen, dann hätten die Geister ihre Zustimmung gegeben. Fiel die Öffnung dagegen nach unten, wären die Geister nicht einverstanden. Die Schale landete umgekehrt, die Öffnung dem Himmel abgewandt. Also noch einmal die Befragung mittels des Milchschnapsopfers durchführen. Auch diesmal war die Antwort negativ. Ein dritter und letzter Versuch war positiv. Das Ritual, das Schmieden, das zeigen sollte, ob unsere Reise problemlos verlaufen würde, konnte durchgeführt werden.

Die Männer, Pitt, Lutz, der Fahrer und, ich folgten dem Schmied zurück in die Schmiede. Er schürte das Feuer, und während er mit der Feuergöttin sprach, warf er ihr ganze Stangen Zigaretten, Kekse und Kuchen in ihren feurigen Rachen. Sie knisterte und fauchte und leuchtete hell auf, besonders wenn er hochprozentigen Wodka nachgoss. Dann legte er Eisenstangen in die Glut. Schnell wurden sie glühend rot. Er zog zwei heraus und leckte sie mit seiner Zunge; dass er sich keine Brandblasen zuzog, war für uns ein Rätsel. Er legte die Stangen kreuzweise auf den Amboss und forderte einen von uns auf, sie mit dem schweren Schmiedehammer zusammenzuschmieden. Pitt nahm die Aufforderung zuerst an, schlug zu, sodass sich die beiden Eisenstangen fest verbanden. Nun holte der Meister des Feuers zwei weitere Eisen aus der Glut und leckte sie mit seiner Zunge. Diesmal war Lutz dran; auch ihm gelang es mit kräftigen Schlägen, die Stangen zusammenzuschmieden. Ich dachte, nun käme ich an die Reihe, aber der Fahrer unseres russischen Kleinbusses drängelte sich vor und schmiedete mit geschickten Schlägen die auf dem Amboss liegenden Eisen zusammen. Er wollte unbedingt erfahren, ob er die Fahrt auf den schwierigen Pisten durch das wilde Land gut überstehen und heil wieder zu Hause ankommen würde. Ich nahm an, ich würde nun als Vierter die Gelegenheit haben, den Hammer zu schwingen. Aber dem war nicht so, drei ist die magische Zahl, ein viertes Mal war überflüssig. Ein bisschen war der Angeber in mir enttäuscht, denn durch das Holzhacken und Einschlagen von Zaunpfosten auf unserem Berghof war ich für so etwas gut geübt.

Oben: Der Schmied-Schamane
(rechts im Bild) am Werk.
Unten: Stupa mit dem Berggeist.

Anhand des Orakels verkündete der Schmied, unsere Reise würde ohne Vorfälle gut verlaufen. Nun durften wir, auch die Frauen vor der Tür, Fragen stellen. Viele Fragen fielen uns nicht ein, und sehr gesprächig war der Schmied ohnehin nicht. Zufällig kam eine polnische Reisegruppe vorbei, die mehr Fragen hatte als wir. Es schien mir, als ob ihm die Neugierde der unerwarteten Besucher nicht gefiel. Später erfuhren wir, dass die Polen auf ihrer Bootsfahrt am nächsten Tag in ein lebensgefährliches Unwetter gekommen waren. Wir dagegen hatten auf unserer Seereise nur strahlende Sonne, lediglich am fernen Horizont konnten wir sehen, dass da heftige Gewitter tobten.

Mir fiel dazu das russische Märchen von Wassilisa der Schönen ein, die tief im Wald zu dem gruseligen, auf einem Hühnerbein stehenden, sich drehenden Häuschen der Hexe Baba Jaga gerät. Das Hexenhaus ist umgeben von einem Zaun bestehend aus den Knochen von Toten. Totenschädel mit leuchtenden Augen erhellen die Nacht, unsichtbare Hände bedienen die alte Hexe. Das Mädchen, Wassilisa, wundert sich, scheut aber, Fragen zu stellen. Sie schweigt und tut die ihr aufgegebene Arbeit mithilfe eines Püppchens, die ihr ihre Mutter auf dem Sterbebett gegeben hatte. (Das Puppenmotiv ist übrigens ganz im Einklang mit dem sibirisch-mongolischen Verständnis von den Puppen – den *Ongon* –, in denen die Ahnen als Hilfsgeister leben). Da das Mädchen schweigt, schimpft Baba Jaga: »Was ist mir dir? Bist du stumm? Hast du keine Fragen? Aber eins sage ich dir: Nicht jede Frage führt zum Guten. Wer zu viel fragt, der lebt nicht lange!« Wassilisa nimmt die Warnung ernst, sie weiß, es ist gefährlich, den Geistern zu viele Fragen zu stellen. Vielleicht hätten die Polen ein bisschen weniger neugierig sein sollen.

Der Schmied-Schamane, wie auch Schmiede in anderen Kulturen, ist zugleich ein Heiler (Storl 2016:248). Er führt in seiner Werkstatt Heilrituale durch. Dabei verlangt er, dass auch der Kranke die heiß glühenden Eisenstangen mit seiner Zunge leckt. Kann sich der Kranke nicht überwinden, die Zunge daran zu legen, dann wird er nicht gesund.

Ein solcher Schmied-Schamane zu sein, ist kein Gewerbe, sondern eine Berufung. Alle echten Schmiede stammen von einem *Tengri*, einem himmlischen Schmied namens *Boshintoi* ab. Diese Gottheit stieg mit seiner Tochter und neun

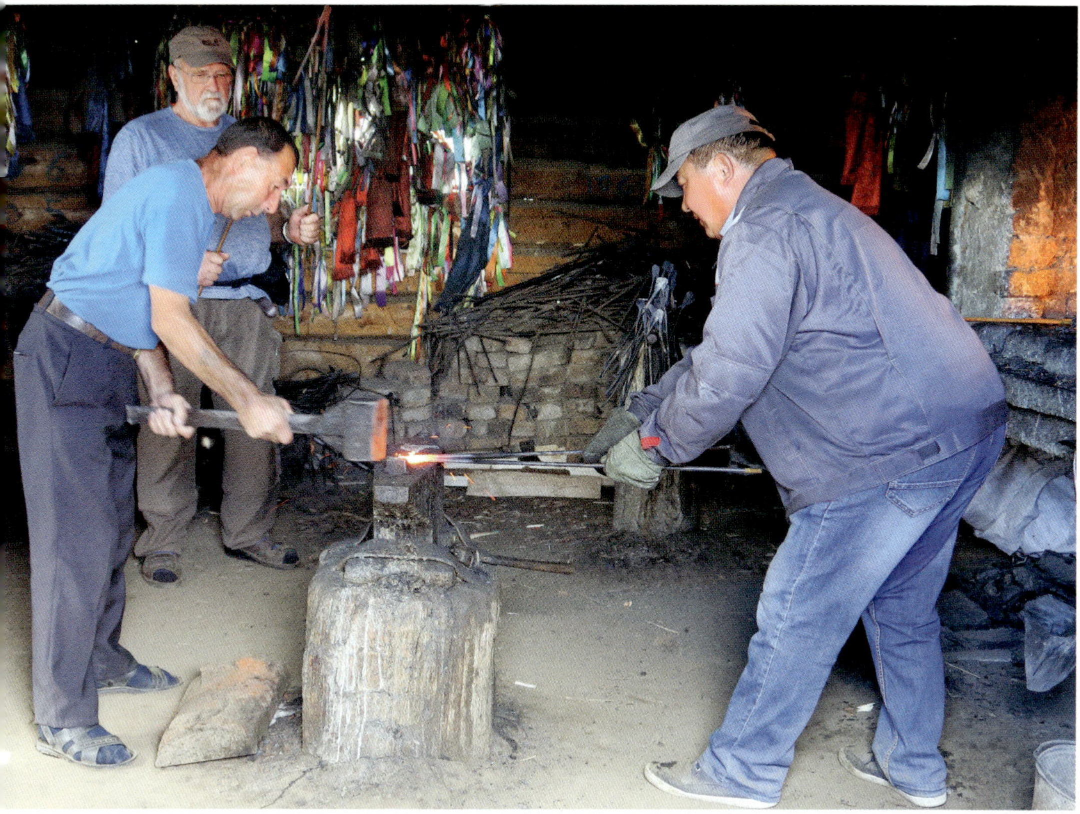

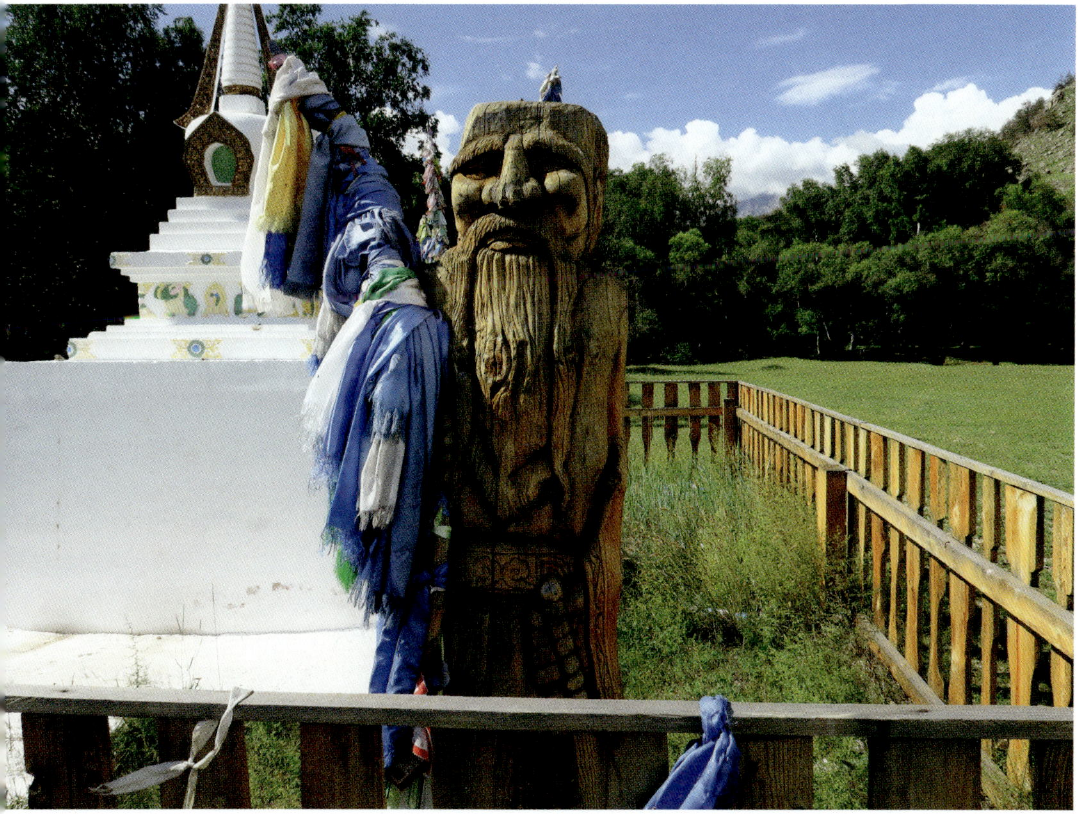

Söhnen zur Erde herab, um den Menschen den Umgang mit Metallen und dem Schmieden beizubringen. Die neun Söhne haben sich mit Erdentöchtern vermählt, und nur die Nachkommen dieser Verbindung können »Meister des Feuers« werden. Solche Schmiede werden wegen ihrer magischen Macht gefürchtet. Sie gehören zu den »schwarzen Schamanen«, die sich mit den bösen Geistern und Dämonen – die sich im schwarzen Rauch der Esse manifestieren können – auseinandersetzen; sie können verfluchen, aber auch heilen und die Zukunft vorhersagen. Schmiede haben ähnliche Initiationen wie die Schamanen. Ihre Glieder werden von Dämonen mit eisernen Haken auseinandergerissen, sie werden in kochendem flüssigem Metall gekocht, ihr Kopf wird auf einem Amboss »geschmiedet«. Wenn sie das überleben, werden sie so stark, dass sie für andere Schamanen unangreifbar sind. Es heißt, sie sind so voller innerer Glut, dass feindliche Zauberer ihre Seelen nicht verschlucken können, ohne dabei zu verbrennen.

Als Teil der Einweihung der burjatischen Schmiede wird ein Pferd geopfert. Ihm wird das Herz herausgerissen, wobei seine Seele sich mit dem Himmelsschmied, Boshintoi, vereint. Das Herz selbst wird von dem Kandidaten auf dem Amboss mit dem Schmiedehammer zerschlagen. Ist der Schlag sauber, dann wird er ein guter Schmied-Schamane sein. Auch während dieses Rituals lecken die Schmiede glühendes Eisen oder heben es mit bloßen Händen auf (Eliade 1982:434).

In Sibirien heißt es, dass Eisen böse Geister vertreibt. Das kennen wir in der europäischen Volkskunde auch (Storl 2016:248). Auch unsere Schmiede sind magisch aufgeladen, ebenso durften Frauen die Schmiede nicht betreten, denn das Eisen würde dann nicht zusammenschweißen. In der Schmiede treibt oft der Teufel sein Spiel. Anderseits heißt es in der nordischen Sage, Schmiede können an einem heiligen Tag wie Gründonnerstag Luzifer mit drei Schlägen auf den Amboss fesseln. Kinder, die an »zehrenden Krankheiten« leiden, wurden einst bei Sonnenaufgang in die Schmiede gebracht, auf den Amboss gelegt, wobei der Schmied so tat, als schlage er dreimal zu, um sie zu heilen. Auch das Löschwasser galt als heilkräftig (Bächtold-Stäubli 1987, Bd. IX:257f).

Einige Pflanzen im Barguzin-Tal und Baikalgebiet

Botaniker zählen ungefähr tausend Pflanzenarten, die im Baikalgebiet wachsen. Viele dieser Pflanzen sind uns bekannt, es sind entweder die gleichen oder nah verwandte Arten, wie man sie in den Alpen und im nördlichen Europa findet. Eine kleine Auswahl:

Allermannsharnisch, Siegwurz (*Allium victorialis*; Unterarten *A. ochotense*, *A. microdictyon*): Allermannsharnisch galt bei unseren Vorfahren nicht nur als »blutreinigend«, sondern man konnte mit dieser Lauchart Gespenster vertreiben, und Krieger trugen sie, um sich stich- und kugelfest zu machen. Auch in Sibirien verscheucht das Kraut böse Geister. Die jungen Blätter werden, wie die des Bärlauchs, im Frühling gegessen.

Braunes Mönchskraut oder auch **Dunkles Runzelnüsschen** *(Nonea pulla)*: Dieses stattliche Kraut mit grau-grünen, borstigen Blättern erregte sofort unser Interesse: Es hatte braunschwarze Blüten! So etwas ist selten. Offensichtlich war es ein Raublattgewächs, verwandt mit dem Borretsch. Die Mongolen benutzen es, wie den verwandten Beinwell, äußerlich zur Heilung von gebrochenen Knochen. Ansonsten ist es wegen der Pyrrolizidin-Alkaloide recht giftig, es ist leberschädigend. Ich hatte die Pflanze noch nie zuvor gesehen, aber sie soll als Neophyt auch im Baltikum und in Skandinavien wachsen.

Dickblatt-Bergenie *(Bergenia crassifolia)*: Dieses schöne, rot blühende Steinbrechgewächs mit seinen saftigen Blättern, das wir gern in unsere Gärten pflanzen, ist in Dahurien einheimisch. Es gilt als zusammenziehend, süß und heiß und findet in Ostasien Anwendung bei Typhus, Lungenfieber und Magen-Darm-Erkrankungen.

Silberblatt-Ehrenpreis *(Veronica incana)*: Diese asiatische Ehrenpreisart, eine Unterart des Ährigen Ehrenpreis *(V. spicata)*, mit ihren wunderschönen dunkelblauen Blütenkerzen, hat schon längst ihren Weg in unsere Blumengärten gefunden. In der Mongolei und Burjatien wächst sie auf überbeweideten Böden. Ehrenpreis wurde der heiligen Veronika geweiht, die – so die Legende – dem Heiland, der das schwere Kreuz durch die Gassen Jerusalems schleppen musste, ein Schweißtuch reichte. Deswegen soll sie bei hitzigen Krankheiten und bei Hautirritationen helfen; sie kann aber auch den Stoffwechsel anregen. *Speedwell*, »Schnellheil« heißt sie im Englischen. Auch in der Baikalregion gilt sie als Heilkraut für verschiedene Leiden.

Fingerstrauch *(Pentaphylloides fructiosa, Potentilla fructiosa)*: Unterarten dieses großen Fingerkrauts wachsen zirkumpolar. In Mitteleuropa wurde sie als attraktive, anspruchslose Gartenstaude eingeführt, wobei es inzwischen viele Kulturformen gibt. Die gerbstoffhaltige Wurzel kommt in Sibirien zur Desinfektion von Wunden, zum Abklingen von Durchfall und als Gurgelwasser zur Heilung entzündeter Mundschleimhaut zum Einsatz.

Porst, Sumpfporst (*Ledum palustre, Rhododendron tomentosum, R. palustre* subsp. *decumbens*): Dieser kleine, zirkumpolar

Unten: Die Sternwurz, eine Verwandte unserer Dachwurz.
Rechts: Wintergrün, eine aromatische zirkumpolar wachsende Heilpflanze.

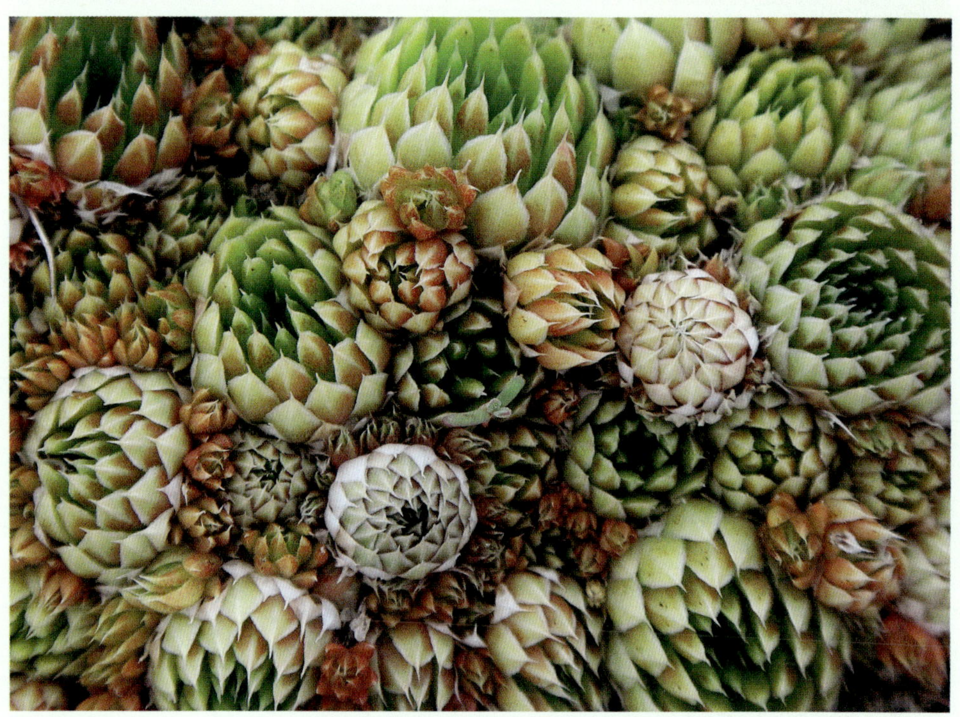

wachsende Strauch, dessen Blätter einen Duft verströmen, der entfernt an Rosmarin erinnert, gilt heutzutage als leicht giftig. Er wirkt berauschend, schweißtreibend und Schwindel erzeugend. Wohl aus diesem Grund benutzen ihn die ewenkischen Schamanen, indem sie damit, zusammen mit Wacholder, räuchern und die Wurzel kauen, um die Trance zu vertiefen. Die Nordeuropäer taten die Blätter früher als Brauzusatz (Bitterwürze) ins Bier (Grutbier), was auch den Rausch verstärkte. Noch heute brauen die Inuit und Athabasken Kanadas aus dem Heidekrautgewächs ihren beliebten »Labradortee«. In der mongolischen Heilkunde gilt die Pflanze als bitter, zusammenziehend und warm und wird als entzündungshemmendes, schleimlösendes und pilzwidriges Mittel eingesetzt. Die russische Volksheilkunde verwendet es äußerlich bei Hautausschlägen und innerlich bei Brustkrankheiten, Fieber und Abortivum. Im Schrank aufgehängt vertreibt es Motten.

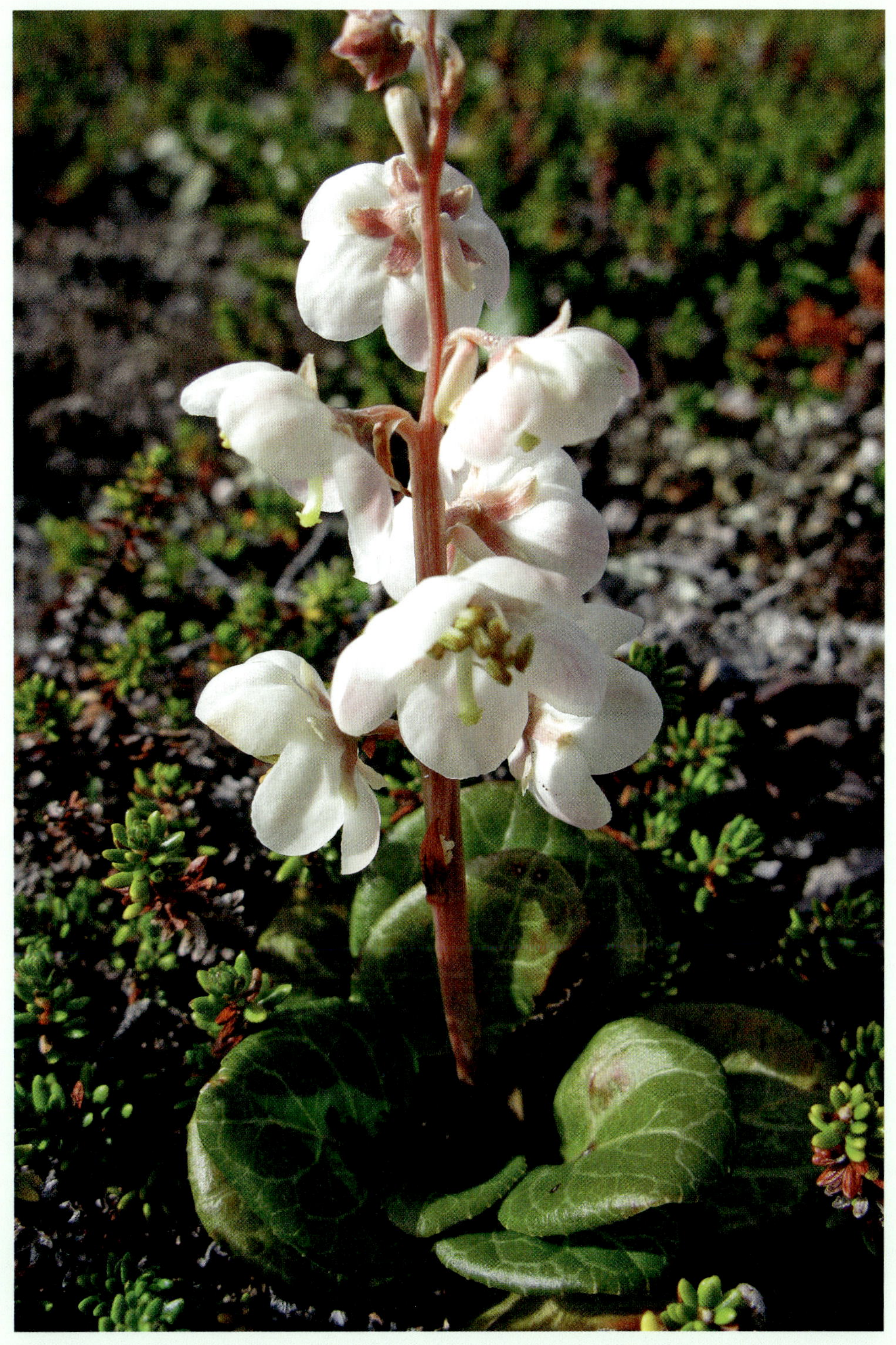

Sternwurz *(Orostachys spinosa)*: Dieses mit unserer Dach-Hauswurz *(Sempervivum tectorum)* verwandte, symmetrisch perfekte Dickblattgewächs ist uns auch in der Mongolei begegnet. Dort werden die jungen Pflänzchen gelegentlich als Wildgemüse verspeist.

Taglilie, Kleine *(Hemeroccallis minor)*: Die verschiedenen Arten der Taglilie kommen aus dem östlichen Asien; mit ihren schönen gelben oder ockerroten Blüten haben sie inzwischen unsere Gärten erobert. Sie sind keine echten Lilien, sie gehören zu den Grasbaumgewächsen *(Xanthorrhoeaceae)*. Im Gegensatz zu den echten Lilien sind sie nicht giftig, sondern essbar. Die Knospen in Öl im Wok gedünstet, die jungen Triebe als Gemüse, die stärkehaltigen Wurzeln wie Kartoffeln zubereitet und die Blüten als Salatdekoration sind alle köstlich. Auch als Heilpflanze kommen sie infrage: die Blüten als »Blutreiniger« und die Wurzel bei Verstopfung, als Schmerzstiller und – wahrscheinlich wegen der gelben Signatur – bei Gelbsucht.

Trollblume *(Trollius asiaticus)*: Die Trollblume, ein Hahnenfußgewächs mit gefüllten, buttergelben Blüten, die einen angenehmen vanilleartigen Duft verströmen, wächst auch in den Alpen, wo sie unter Naturschutz steht. Diese asiatische Variation hat eine orangene Blüte.

Vergissmeinnicht, Sibirisches *(Eritrichium sericeum, E. sajanense)*: Das hübsche himmelblau blühende Borretschgewächs sieht unserem Vergissmeinnicht sehr ähnlich.

Wiesenknopf, Großer *(Sanguisorba officinalis)*: Das Rosengewächs mit seiner blutroten, zusammengesetzten Blüte, die aussieht wie ein geronnener Blutstropfen, hat blutstillende Eigenschaften (*Sanguisorba* bedeutet »Blutaufnehmer«). Das Wiesenkraut ist eine Gerbstoffpflanze, die bei Durchfall und zur Wundheilung Anwendung findet. Die jungen Blätter, mit einem Geschmack, der leicht an frische Gurke erinnert, eignen sich als Wildgemüse für die Suppe wie auch für den Salat.

Wintergrün (*Pyrola asarifolia* und *P. rotundifolia*): Beide dieser zu den Heidekrautgewächsen gehörenden Arten, die lederblättrige und die rundblättrige *Pyrola*, wachsen in der Region um den Baikalsee. Wie die verwandten Arten, die ebenfalls zu den Heidekrautgewächsen gehören – Preiselbeere, Bärentraube, Heidelbeere, Porst –, enthält Wintergrün Arbutin, ein Glykosid, dessen harndesinfizierender Anteil (Hydrochinon) von Darmbakterien freigesetzt wird und zum effektiven Heilmittel bei Harnwegs- und Blasenentzündung wird. Zu diesem Zweck kennt die euroasiatische Volksmedizin eine entzündungshemmende und krampflösende Abkochung des Krauts. In der mongolischen und chinesischen Medizin wird die Pflanze auch zur Stärkung der Knochen und Sehnen verwendet. Es soll das Nieren-Yang stärken.

Seereise

Eine Fähre brachte uns zur Schlangenbucht am Ufer der Heiligen Nase *(Svjatoj Nos)*; das ist eine Halbinsel mit einem 1876 Meter hohen Berg. Viele Bären, auch Wolfsrudel soll es dort in der Waldwildnis geben. Wir machten uns nicht die Mühe, den Gipfel zu besteigen, einige von uns ließen einfach die Seele baumeln, andere fuhren Boot, wieder andere nahmen eine entspannende Banja – und die nicht zu rettenden Pflanzenfanatiker unter uns sind einen steilen Pfad durch den Wald gelaufen und haben die Pflanzen bewundert, bis sie schließlich zu zwei dampfenden, nach Schwefel riechenden Quellen gelangt sind. Das in einfachen Holzkisten gefasste Wasser war richtig heiß, die eine Quelle rund fünfundvierzig Grad Celsius, die andere nur wenig kühler. In Europa wäre da ein luxuriöses Kurhaus und Wellnesshotel gebaut worden, mitsamt Zufahrtsstraße, aber hier blieb alles einfach und natürlich. Nicht jeder hat sich in die Kästen getraut, aber es tat irgendwie gut, wie ein Fisch gekocht zu werden, um anschließend in das kühle Wasser des Baikalsees zu tauchen.

Zur Übernachtung bekamen wir Kabinen in einem ausgemusterten, fest vertauten Hotelschiff. Am Abend, während die Wölfe den Mond anheulten, saßen wir am Feuer mit einigen der hier lebenden Russen. Gabi, die Pianistin, die mit in unserer Gruppe war, sammelte fleißig Kräuter und machte Kräutertee für alle. Einem der Russen gefiel das, er holte als besonderes Gastgeschenk für uns Kaviar, den er aus dem Roggen der Omul, einer Fischart aus der Familie der Lachse, die es nur im Baikalsee gibt, selbst gemacht hatte. Ein großzügiges Geschenk – wieder einmal die Großzügigkeit, der man bei den Russen immer wieder begegnet. Leider war der Geschmack nicht unbedingt für den westlichen Gaumen geeignet. Nun, so ein großzügiges Geschenk konnte man nicht einfach zurückweisen, ich verzehrte das meiste von dem Klumpen kleiner blasser Fischeier. Besser, ja, geradezu köstlich dagegen schmeckten die geräucherten Omulfilets.

Am nächsten Tag holte uns ein kleines Schiff ab und die Reise ging zu den Uschkanji-Inseln, wo sich viele Robben aufhalten, und danach zur Schamaneninsel Olchon. Neun Stunden fuhren wir auf dem riesigen See. Dabei, wenn

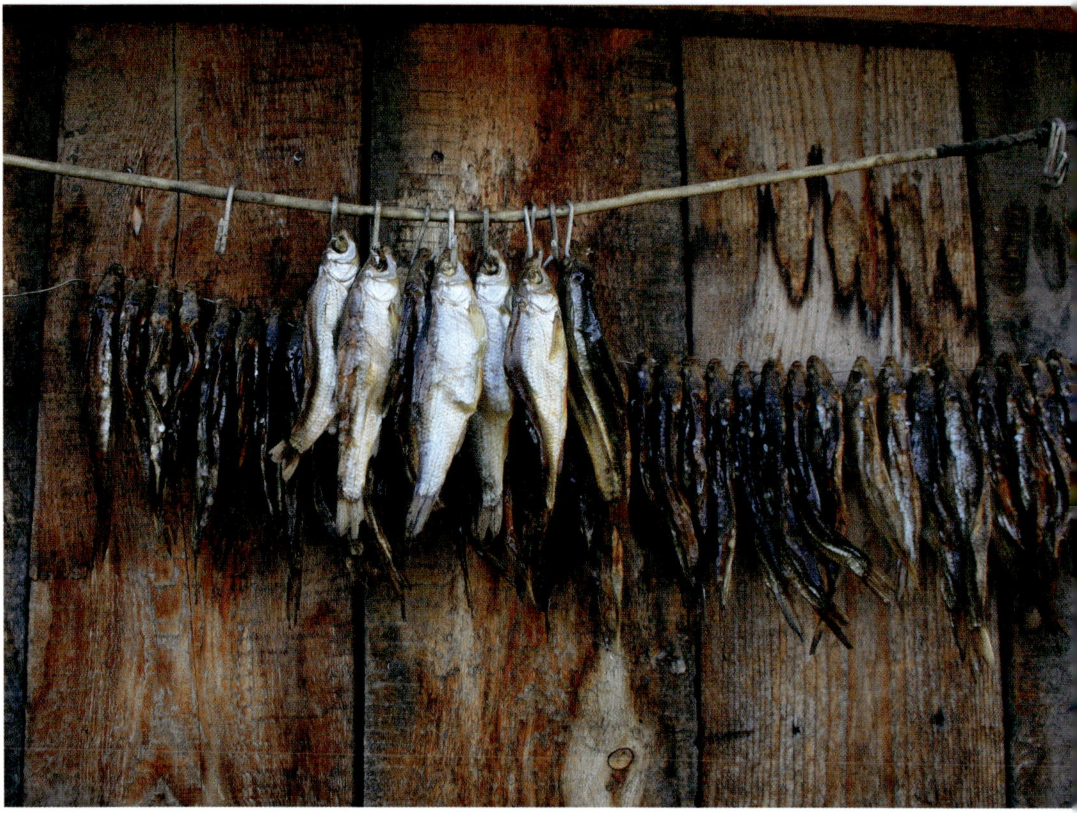

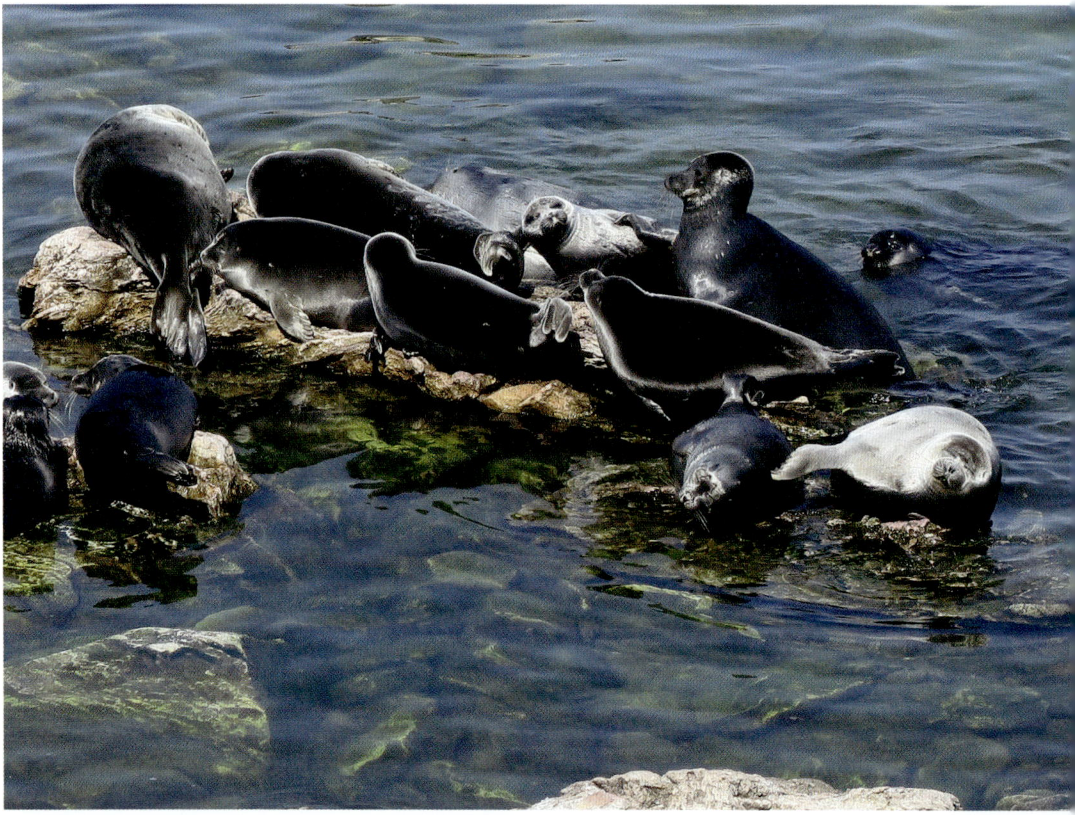

Oben: Getrocknete Omul-Fische.
Unten: Baikalsee-Robben ahlen sich in der warmen Sonne.

man sich die Karte anschaut, war es doch nur eine kleine Strecke. Die See war ruhig und das Wetter sonnig. Man sagte, wir hätten Glück gehabt, denn der Baikalsee hat seine Launen, urplötzlich kann ein Gewitter oder Sturm aufkommen. Ab und zu begleiteten Möwen das Schiff, Kormorane und andere Wasservögel flogen vorbei, und am Himmel kreisten Adler. In der Ferne, in den Bergen loderten riesige, wahrscheinlich durch Blitze ausgelöste Waldbrände. Bedrohlich, wie zerstörungswütige Riesen sahen die Rauchsäulen aus, die in den Himmel emporstiegen. Im Fünfzehn-Minuten-Takt flogen Löschflugzeuge über den See, tauchten ab und nahmen im Flug Wassermassen auf, die sie Minuten später über den Bränden wieder abschütteten.

Insel der Robben

Allmählich tuckerten wir in die Nähe der Uschkanji-Inseln. Das ist ein Schutzgebiet für die scheuen Baikalsee-Robben, die Nerpas, die einzigen Süßwasserseehunde der Welt. Die Wissenschaftler wissen noch immer nicht, wie diese Tiere in den See in der Mitte des Kontinents gelangt sind. Als allererstes, nachdem wir auf der Insel gelandet waren, begrüßten uns ganze Armeen von Waldameisen. Wie so viele Ameisen auf einer Insel überleben können, ist mir ein Rätsel. Ein Ranger führte uns durch einen Lärchenwald, in dem auch ein paar Kiefern wuchsen. Ganze Teppiche von Krähenbeeren bedeckten den Boden, zwischendrin blühte das Schmalblättrige Weidenröschen; auch einige Wildrosen mit roten Hagebutten, rotfrüchtige **Zwergmispeln** *(Cotoneaster)* und **Heckenkirschen** *(Lonicera caerulea)* mit blauen Beeren fanden wir vereinzelt dort. Heckenkirschen, insbesondere die mit roten Früchten, sind giftig, aber die Beeren dieser Art – Blaue Doppelbeere oder Maibeere genannt – sollen gut essbar sein.

Lautlos pirschten wir uns an die scheuen Seehunde heran. Versteckt hinter einer Tarnmauer konnten wir Hunderte der dicken, kegelförmigen Robben beobachten, konnten sehen, wie sie spielten oder einander die sonnigsten Plätze streitig machten. Sie müssen eine so dicke Fettschicht haben, denn der See ist kalt. Im Winter halten sie sich vor allem in der Nähe der heißen Quellen auf, aber anderswo machen sie Schächte im bis zu einem Meter dicken Eis frei, um atmen zu können. Im Durchschnitt werden die Seehunde fünfzig Jahre alt, ihr Gewicht ist fünfzig Kilogramm, aber es gibt Einzelexemplare, die es auf bis zu hundertfünfzig Kilogramm schaffen.

Nach dem Besuch der Robbeninsel nahmen wir Kurs auf die Schamaneninsel Olchon. Während wir fuhren, tauchten immer wieder die niedlichen, runden, schwarzen Köpfchen der Seehunde aus dem Wasser hervor und schauten uns an. Es war, als sei es der Geist des Baikalsees selbst, der uns auf diese Weise neugierig betrachtete.

Alexej und die Insel der Zauberer

Khuschir (*Chužir*, burjatisch für »Salzerde«) ist der Name der rund tausenddreihundert Seelen zählenden »Hauptstadt« der mystischen, 72 Kilometer langen Schamaneninsel Olchon, der »Perle des Baikalsees«. Sonst gibt es für die anderen dreihundert Bewohner der Insel nur winzige, verstreut liegende Weiler. Der Ort wurde erst 1939, in Stalins Zeiten, als Arbeitslager gegründet, um die Fülle der Fische auszubeuten; eine ziemlich heruntergekommene Fischfabrik steht noch in Hafennähe. Im Krieg war die Insel ein Gefangenenlager, aus dem das Entkommen praktisch unmöglich war. Seit 2005 gibt es Strom in dem Ort, Wasser wird aus dem Baikalsee gepumpt.

Die dicken Holzbalken und -planken der Anlegestelle, vom Packeis des Winters und den heftigen Stürmen teilweise übereinadergeschoben, gaben ein abenteuerliches Bild ab, das irgendwie an die Goldrauschjahre in Alaska erinnerte. Alexej, in dessen Gasthaus wir Quartier beziehen würden, begrüßte mich mit einem überschwänglichen »Willkommen, Herr Dr. Storl«. Aber irgendwie passte meine Erscheinung, mit Rauschbart und Struwwelpeter-Mähne, nicht ganz in sein Bild von einem mitteleuropäischen Gelehrten. Einen Blick auf die einfachen Holzhäuser und die breiten, ungepflasterten, staubigen Straßen werfend, kommentierte ich: »Das sieht hier ja wie der Wilde Westen aus; es muss der Wilde Osten sein!« Das war nicht kritisch gemeint, dennoch hatte ich den Eindruck, dass unser Gastgeber leicht beleidigt war.

Beim üblichen Willkommensschmaus und Wodkaritual erfuhren wir, dass Alexej seine ersten elf Jahre in Rostock verbracht hatte, weswegen er ein passables Deutsch sprach. Sein Vater war sowjetischer Luftwaffenoffizier, der den NVA-Piloten das Fliegen sowjetischer Düsenkampfflugzeuge beibrachte.

Am nächsten Morgen war es vorgesehen, in den Norden der Insel zu fahren, da gebe es fantastische Wanderdünen und sogenannte Windwurzelbäume, bei denen der sandige Untergrund weggeweht wurde, sodass die freigelegten Wurzeln wie Stelzen aussehen würden. Auch eine Vielfalt von Heilpflanzen würde da wachsen, versprach uns Alexej. Also stiegen wir in die russischen Kleinbusse, die absolut widerstandsfähigen, unzerstörbaren, grauen UAZ-452-Fahrzeuge, und fuhren, dicke Staubwolken hinter uns aufwirbelnd, los. Die Fahrt über buckelige Pisten mit tiefen Schlaglöchern glich eher einer Achterbahnfahrt oder einer Seefahrt auf stürmischer See.

»Ja, der UAZ 452 kommt überall durch«, sagte Alexej stolz, »der ist leicht zu reparieren und steckt nicht voller störungsanfälliger Elektronik, wie die Nato-Jeeps! Da hat der Westen nichts Vergleichbares.«

Dann schimpfte er über Präsident Putin, der ja gerade auf seiner Wahlkampftour die Insel besucht hatte. Der hätte nämlich versprochen, die buckeligen, ausgewaschenen Fahrwege zu asphaltieren. »Was soll das? Dann kommen noch mehr Touristen und machen die Ökologie zur Sau. Außerdem, woher soll der Staat das Geld dafür hernehmen? Der Putin will es allen recht machen, aber das kann man nicht. Ich werde ihm einen Protestbrief schreiben.«

Wir waren noch nicht weit gekommen, da wurde es Barbara schlecht; das Schaukeln hatte sie seekrank gemacht; sie hatte Mühe, nicht zu erbrechen.

»Ich laufe zurück«, erklärte sie entschlossen. Sie sah ganz blass aus. Die anderen hatten ebenfalls keine Lust mehr weiterzufahren.

»Gut«, sagte Alexej leicht enttäuscht, »dann machen wir Feuer und ein Picknick an einem schönen Platz am See. Die drei oder vier Kilometer bis dort könnt ihr leicht zurücklaufen.«

Seite 180/181: Schwarze Krähenbeeren.

Während er das sagte, pflückte ich einige schwarze Beeren, die offensichtlich zur Familie der Heidekrautgewächse gehörten, und kostete sie. Als Alexej das sah, wurde er ganz aufgeregt: »Die schwarzen Beeren sind giftig! Drei oder vier sind tödlich. Da sind schon Leute gestorben!«

Er hatte wahrscheinlich die Tollkirsche im Sinn. Dies aber waren die zirkumpolar wachsenden **Schwarzen Krähenbeeren** *(Empetrum nigrum)*, die bei den Eskimos, mit Seehundspeck oder Dorschtleber gemischt, als Delikatesse gelten. Ohne seiner Warnung Achtung zu schenken, aß ich noch ein paar mehr der Beeren. Das irritierte ihn sehr, er muss geglaubt haben, ich sei wahnsinnig.

Wir traten den Rückweg zu Fuß an. Die Pflanzenbegeisterten waren, wie immer, viel langsamer, denn Flora, die Vegetationsgöttin, hielt einen reichlich gedeckten Tisch für uns bereit. An den offeneren sonnigen Stellen fanden wir viel Kalten Beifuß *(Artemisia frigida)*, Quendel, Edelweiß, Ährigen Ehrenpreis, blau-violett blühende Astern und eine blau blühende Katzenminze, die **Altai-Katzenminze** *(Schizonepeta multifida)*, ein würzig duftendes Kraut, das in der lokalen Heilkunde bei Erkältung, Fieber, Halsweh und äußerlich bei Krätze verwendet wird.

In dem lichten Lärchen- und Kiefernwald gab es Heidelbeeren, Krähenbeeren, Porst, Beerentrauben und Preiselbeeren. Auch **Seidelbast** *(Daphne mezereum, D. altaica)*, der, wie die meisten giftigen Pflanzen, bei den alten Germanen als Wolfspflanze galt. Bei den Schwaben heißt er heute noch Wolfsbast. Man hatte ihn dem Himmelsgott Tyr, Zio oder Dies – nach ihm ist unser Dienstag, der englische *Tuesday* und der alemannische *Züischtig* benannt – geweiht, dem Hüter des wahren Wortes und den Beschützer des Things, der Ratsversammlung, bei der keine Unwahrheit gesagt werden durfte.

Tyr und der Fenriswolf

Einst fanden die Asen, die Himmelsgötter, einen niedlichen Wolfswelpen. Sie wussten nicht, dass er ein Sohn Lokis, des Feuergottes, und einer wilden Riesin war. Er war so anmutig und verspielt, wie es Welpen eben sind. Sie nahmen ihn mit zur Götterburg Asgard.

Das kleine Tier war immer hungrig und verschlang Unmengen Futter. Dabei wuchs es unaufhörlich und wurde schnell so groß, dass man begann, sich vor seiner Kraft zu fürchten. Die Götter entschieden sich, den Wolf an eine Kette zu legen. Aber dieser Isegrim war sehr schlau und ließ sich nicht festbinden. Inzwischen war seine Größe wirklich bedrohlich geworden.

Die Götter gingen zu den Zwergen, die vieles wissen und auch kunstfertig sind, und fragten um Rat. »Wir könnten eine unzerreißbare Kette schmieden, die aber ganz leicht ist und dünner als ein Spinnenfaden«, sagten die Zwerge.

Das schien eine recht gute Idee. »Schau her«, sagten sie dem Wolf, als sie wieder in der Götterburg waren, »wir spielen ein kleines, lustiges Spiel; wir legen dir diesen hauchdünnen Faden um den Hals. Wir geben dir unser Wort, dass es dir nicht schaden wird.«

Der Wolf witterte eine Falle und weigerte sich, sich den Faden um den Nacken legen zu lassen. »Ich lasse das nur zu, wenn einer von euch bereit ist, seinen Arm als Pfand in meinen Rachen zu legen. Wenn der Faden mich bindet, dann beiße ich zu!«

Keiner der Asen war bereit, sich darauf einzulassen, außer Tyr, der tapferste von allen, der die Wahrheit und Heiligkeit des Wortes verkörpert. So kam es, dass der edle Gott seinen Arm verlor.

Seither sind alle Dinge, die mit Wölfen zu tun haben, ihm unterstellt. Auch die sogenannten Wolfspflanzen, die giftigen Lüppkräuter[40], wie der Rittersporn (Wolfskraut), der Eisenhut (Wolfswurz), Lupine (Wolfsbohne), Christrose (Wolfskraut), Wolfsmilch *(Euphorbia)* und eben der Seidelbast (Marzell 1958:627). Das Wort »Seidel« geht auf Zio zurück.

40 Das mittelhochdeutsche Wort *Lüppe* oder *Luppe* bezieht sich auf Salben oder Säfte, die aus Zauber- und Giftkräutern gewonnen wurden. Die Lüpplerin war die Heilkundige, die mit solchen Kräutern umzugehen wusste (Storl 2016:259).

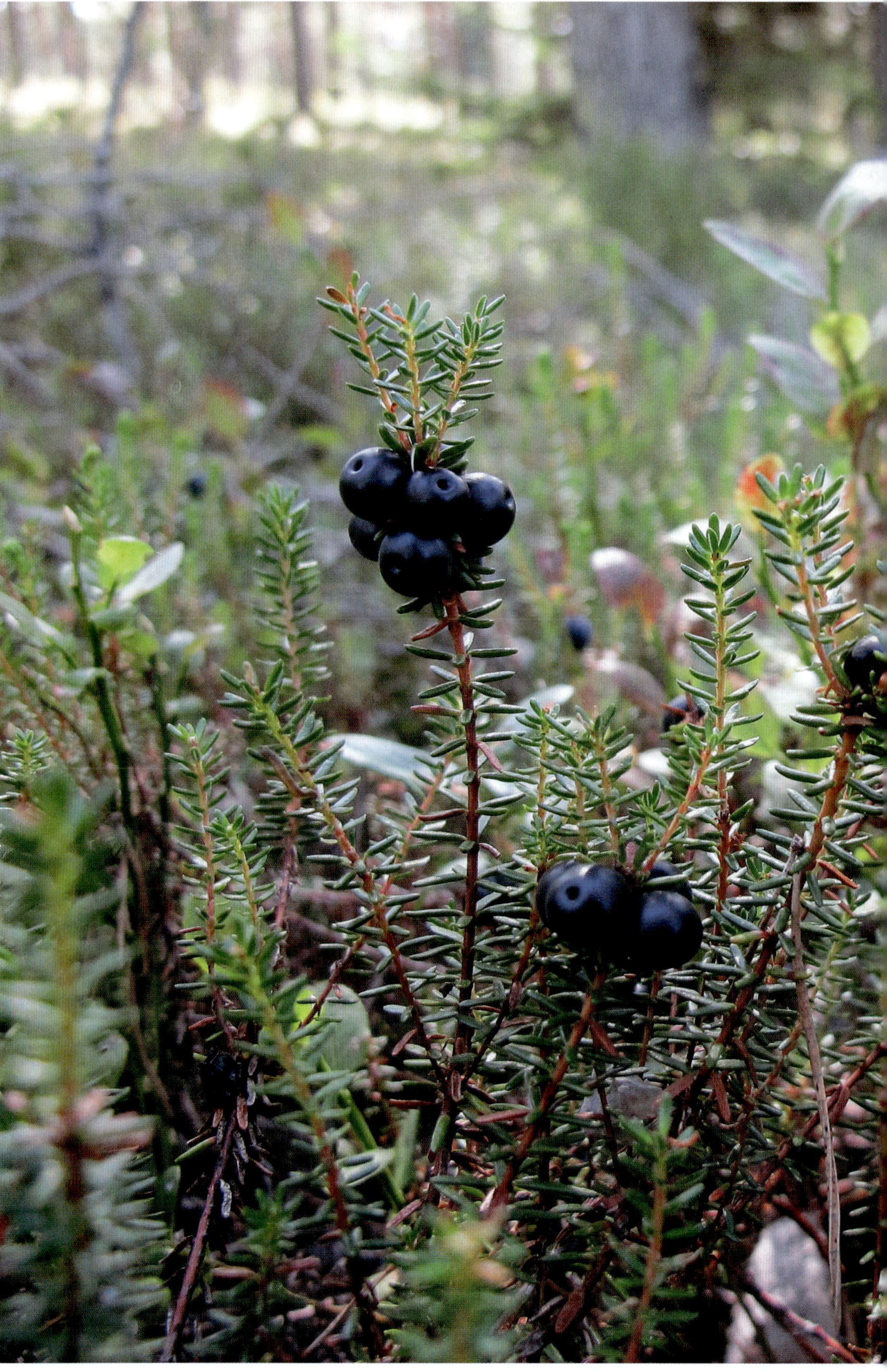

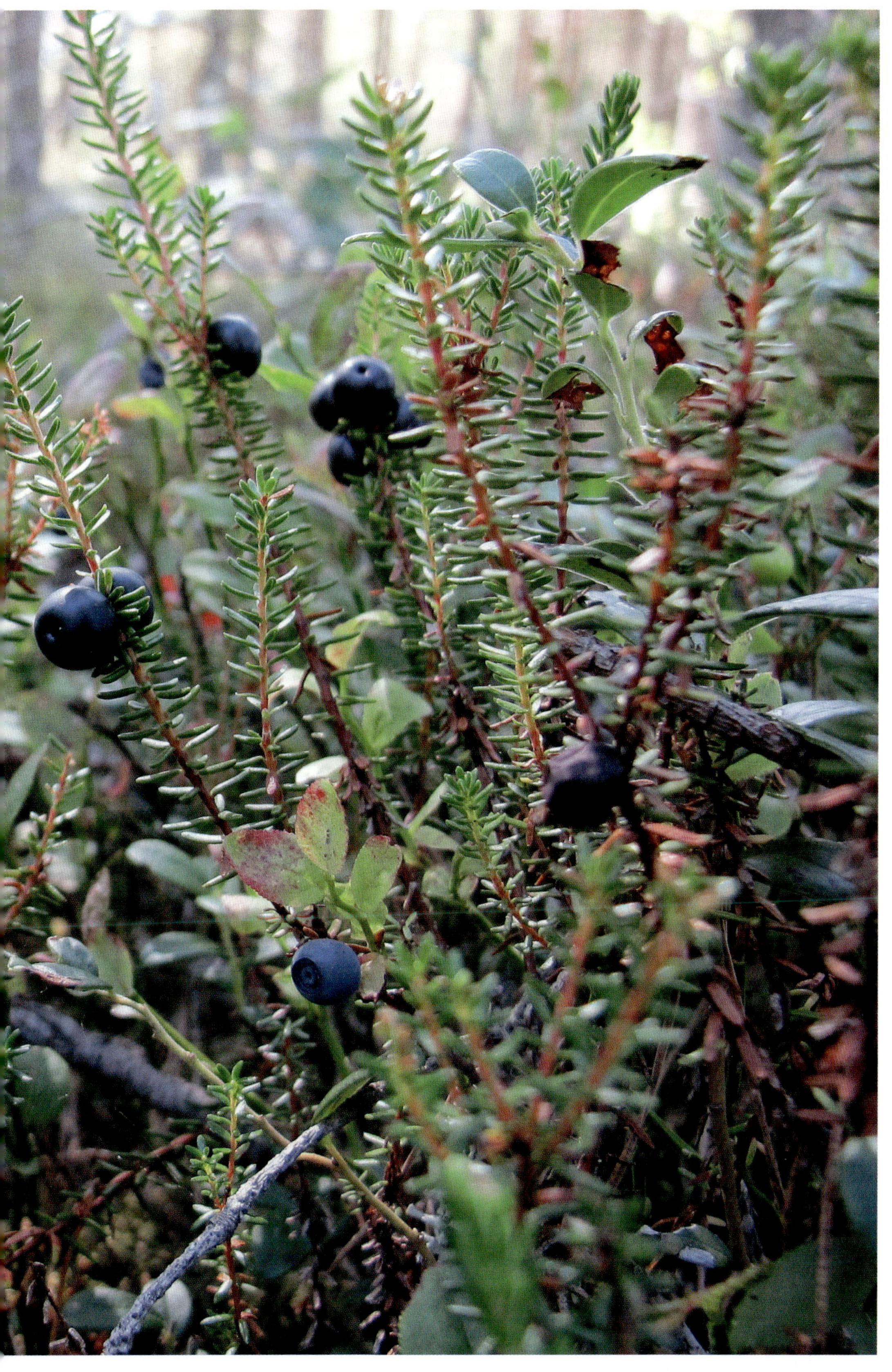

Neben den verschiedenen Beerenarten, die den sandigen Waldboden bedeckten, wuchsen da viele *Sagan-Dale*-Büsche. Das immergrüne **Rhododendron-**Gewächs *(Rhododendron adamsii)* ist mit unseren Alpenrosen oder dem Almrausch *(Rhododendron hirsutum, R. ferrugineum)* nahe verwandt und hat ähnliche herrlich rote Blüten. Leider war es schon verblüht, als wir es entdeckten. *Sagan-Dale* bedeutet in der Sprache der Burjaten »weiße Flügel«, wahrscheinlich, weil es von Schamanen als Räucherkraut verwendet wird, um die Atmosphäre zu reinigen, ungute Geister zu verscheuchen oder auch, um gute Träume zu haben.

Sagan-Dale scheint nicht so giftig zu sein wie die meisten seiner Verwandten, denn die kleinen ledrigen Blätter der Pflanze sind Bestandteil eines beliebten Gesundheitstees. Alexej ließ uns später wissen, dass der Tee den Stoffwechsel verbessert, die Wände der Blutgefäße stärkt und gut für Herz-Kreislauf, Nieren und Galle ist. Zudem gibt er dem Körper einen guten Tonus, verbessert die sexuelle Potenz und – ganz wichtig – er lindert den Kater nach Alkoholexzessen, indem er die Giftstoffe aus dem Körper ausleiten hilft. Auch die Mongolen schätzen diesen Tee, den sie *Terelj Dali* nennen, als adaptogenes Heilkraut in Stresssituationen und als Stimmungsaufheller. Dieses Kräuterelixier aus Sibirien hat durchaus das Zeug, ein neuer Superstar in der Gesundheitsszene zu werden. Der Strauch lässt sich aber nicht anbauen, er bleibt ein wildes Kind Sibiriens, und es wird nur von Wildbeständen gesammelt.

»Sagan-Dale«, warnte Alexej, »darf keinesfalls überdosiert werden. Am besten, man trinkt ihn gemischt mit anderen Kräutern. Zwei, drei Blättchen genügen pro Tasse.«

Was ebenfalls in rauen Mengen auf der Insel wuchs, war das **Schmalblättrige Weidenröschen** *(Epilobium angustifolium)*. Gern essen die Russen im Frühling die jungen Triebe dieses Nachtkerzengewächses als vitaminspendendes Gemüse. In Notzeiten mahlten sie die getrockneten Wurzeln, um damit das Mehl zum Brotbacken zu strecken. Die seidenen Haare (Pappus) der Samen wurden wie Daunen zum Stopfen der Kissen und Steppdecken verwendet, auch Kerzendochte wurden daraus geflochten. Vor allem aber galt der Tee aus den Blättern als absolutes Gesundheitselixier.

Iwans Chai

Mit *Iwans Chai*[41] oder Koporye-(Kaporie-) Tee ist ein fermentierter Tee aus den Blättern des zirkumpolar wachsenden Weidenröschens gemeint. Ehe der teure chinesische Schwarztee zum Inbegriff des Tees wurde, war der Weidenröschen-Tee das beliebteste Heißgetränk im Russischen Reich. Die russischen Bauern tranken diesen Tee den ganzen Tag über, um ihre schwere Arbeit bewältigen zu können.

In der russischen, tibetanischen und mongolischen Volksmedizin ist der Weidenröschen-Tee sehr beliebt. Er wirkt, sagen die Russen, gegen dreißig Krankheiten. Wenn die Salzgurkenlauge den Alkoholkater nicht wegbringt, dann tut es Iwans Chai auf jeden Fall. Der wie Schwarztee schmeckende Chai kann rein getrunken werden oder, je nachdem welche therapeutische Wirkung man erzielen will, mit anderen Kräutern, Kirschblättern, dem Saft der Apfelbeere (*Aronia arbutifolia* oder auch *A. melanocarpa*), der Schwarzen Johannisbeere oder des Sanddorns gemischt. Die Burjaten trinken ihn mit Butter und Salz. Der Tee gilt als Tonikum, er wirkt immunmodulierend, soll Tumoren im Darmtrakt entgegenwirken und wirkt entzündungshemmend bei urologischen Beschwerden. Letztere Anwendung kennt auch die europäische Volksheilkunde: Maria Treben setzt Weidenröschen-Tee bei gutartiger Vorsteherdrüsenvergrößerung oder -entzündung ein.

Bolo erzählte uns, dass der Weidenröschen-Tee in Sowjetzeiten als reaktionäres Getränk verboten wurde. Tatsächlich war der Weidenröschen-Tee vor dem Ersten Weltkrieg ein großer Exportschlager für Russland. Er war bei den orthodoxen Mönchen und Einsiedlern, denen Kaffee und Schwarztee verboten waren, beliebt. Nicht nur Bauern und Gottesmänner tranken ihn, sondern auch die Reichen und Aristokraten. Für sie gab es eine berühmte Nobelklinik, in der sich auch Persönlichkeiten wie Rasputin und die kaiserliche Familie behandeln ließen, wo das therapeutische Hauptmittel der Chai aus diesem Nachtkerzengewächs war. Ein Mediziner namens Peter Badmaev leitete die Klinik. Er war burjatischer Mongole und galt als Meister der tibetanischen Medizin. Badmaev behauptete, Iwans-Tee könne das Leben bis auf zweihundert Jahre verlängern – heute würden wir es als »Anti-Aging-Mittel« bezeichnen.

Den Bolschewiken war der Gesellschaftsarzt dermaßen verhasst, dass sie ihn – er war zu der Zeit schon hundertneun Jahre alt – und seine Mitarbeiter sowie alle, die mit dem »Aristokratengesöff« Forschung betrieben, töteten. Alle Dokumente und Forschungsresultate wurden zerstört. Das Verbot wurde wahrscheinlich besonders streng in Sibirien durchgesetzt, denn dort war der Weidenröschen-Tee ein wichtiges Element beim Fliegenpilz-

41 Chai (Tschai), die hochchinesische (Mandarin) Bezeichnung für Tee, wurde in die Sprachen der Slawen, Inder, Araber und Türken übernommen.

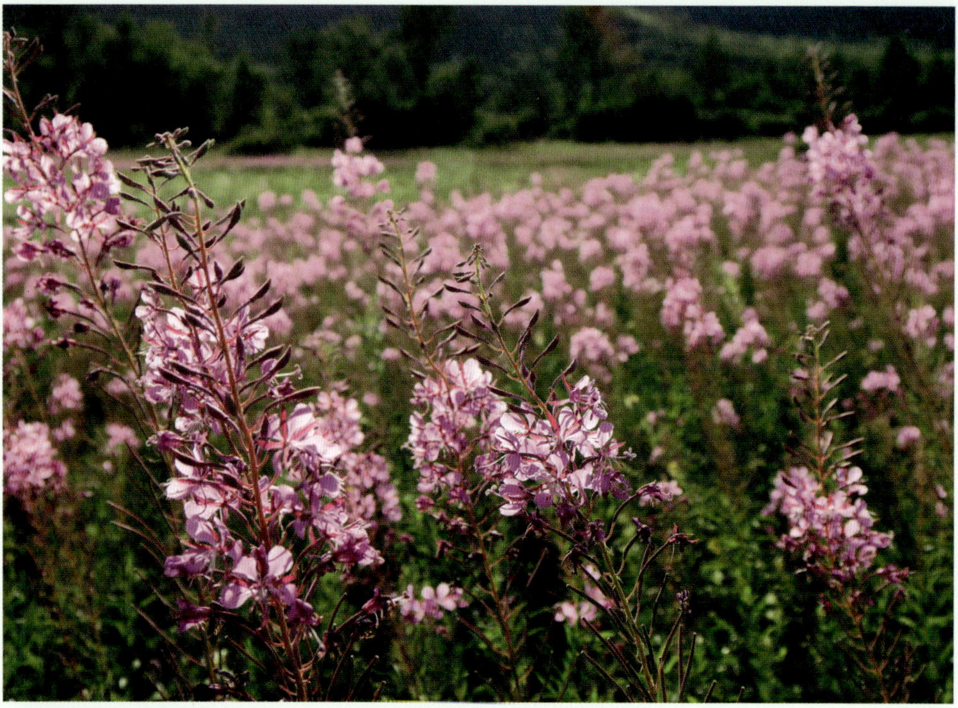

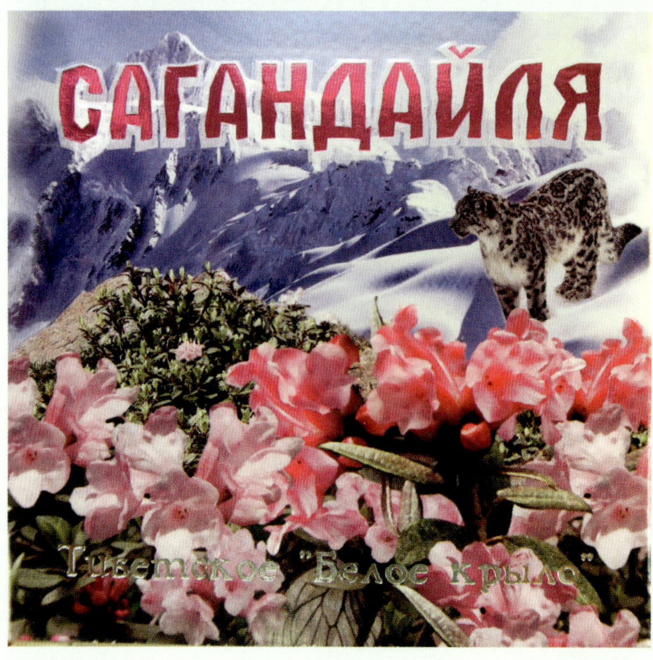
САГАНДАЙЛЯ
Тибетское "Белое крыло"

Oben: Das Schmalblättrige Weidenröschen bedeckt weite Flächen Sibiriens.
Unten: Sagan-Dale-Tee, ein beliebtes Gesundheitselixier, wird wild gesammelt und vermarktet.

Ritual, das im sibirischen Schamanismus eine zentrale Rolle spielt.[42] Vor dem Einnehmen der getrockneten Pilzhüte werden größere Mengen entweder Weidenröschen-Tee oder Rauschbeerensaft *(Vaccinium uliginosum)* als synergistisches Mittel getrunken (Preiselbeersaft geht auch). Schamanen wurden ja, wie wir schon hörten, von den Kommunisten stark verfolgt und liquidiert, da ihr Weltbild als irrational und reaktionär galt.

Erst im Zweiten Weltkrieg besannen sich die Sowjets auf Iwans-Tee und gaben ihn ihren Truppen als Tonikum, um die Durchhaltekraft zu stärken. Hitler, der sehr abergläubisch war, hatte gehört, dass die Russen ein geheimnisvolles Elixier für die Rotarmisten herstellten, das für ihren zähen Widerstand verantwortlich wäre. Also gab er den Befehl, die Produktionsstätte von dem Tee in der Ortschaft Koporye, nahe bei Leningrad, nicht nur zu bombardieren, sondern er zweigte Panzertruppen ab, um die Ortschaft einzunehmen und Felder sowie Teefabrik zu verwüsten. Wegen diesem Manöver, glauben manche Russen, fehlte die Schlagkraft, um Leningrad (ehemals und auch heute wieder St. Petersburg) einzunehmen.

Warum eigentlich heißt der Tee Iwans Chai? Eine sibirische Legende erzählt, dass einst wegen der Sünden der Menschen boshafte Krankheiten auftraten. Die Schamanen und Heiler waren machtlos dagegen. Nur eine einzige Göttin hatte Erbarmen und hörte das Flehen der Menschen. Es war die Wassergöttin. Sie segelte in einem silbernen Boot über den Nachthimmel und verstreute feine federige Samen. Daraus wuchsen schöne rote Blumen hervor. Ein unschuldiger, junger Bursche namens Iwan, der immer ein rotes Hemd trug und im Wald unterwegs war, hatte das gesehen. Er sammelte die Pflanzen, machte einen Tee daraus und erkannte dessen Heilkraft.

42 Der Fliegenpilz *(Amanita muscaria)* spielt im Schamanismus von Nordeuropa über Sibirien bis nach Nordamerika eine zentrale Rolle als Kommunikationsmittel mit den Natur- und Totengeistern. Die Einnahme von sieben bis neun getrockneten Pilzhüten findet vor allen in den dunklen Nächten der Wintersonnwendzeit statt. Der Pilz wirkt sympathikolytisch, das heißt, der Sympathikus wird gedämpft, sodass es zu einer völligen Entspannung kommt. Helles Licht stört, denn nun nimmt man das Licht der Anderswelt wahr. Wenn die Trance tief genug ist, findet der Schamane Eingang ins Reich der Zwerge, der ätherisch-astralen Wesenheiten, die in der Natur wirken; er wird selbst zu einem Zwerg. Ein noch tieferes Trancestadium führt ihn ins Reich der toten Ahnenseelen; er wird selbst zu einem Toten und erfährt dessen Wissen und Weisheit, die er – wenn er selbst einen starken Geist hat – in die diesseitige Welt mitnehmen kann. Es heißt, das Pilzwesen selbst entscheidet, ob sich das Tor zu diesen Dimensionen öffnet oder nicht (Storl 2016:71).

In dem Wald auf der Schamaneninsel gab es viele **Zwergmispeln** *(Cotoneaster melanocarpus)*. In der mongolischen Volksmedizin gelten die Triebe der Pflanze als blutstillend, auch bei exzessiver Monatsblutung, zudem wirken sie entgiftend und stopfend bei Durchfällen. Der **Blutrote Weißdorn** *(Crataegus sanguinea)*, dessen rote Früchte relativ groß und essbar sind, wuchs ebenfalls dort; er wird, ähnlich wie der Weißdorn bei uns, in der sibirischen und mongolischen Heilkunde als Herzmittel genommen. Ein Tee aus den Blättern soll bei Herzarrhythmien, hohem Blutdruck und »Leberfieber« helfen.

Schließlich erreichten wir den Picknickplatz am Ufer des »Kleinen Meeres«, an der Westseite der Insel. Da der See an dieser Seite nicht so tief ist, war das Wasser wärmer als auf der anderen Seite der Insel. Und da mich Wasser immer wie ein Magnet anzieht, sprang ich hinein und versuchte, zu den Wellen ziemlich weit draußen zu gelangen. Wieder empfand ich das wunderbare Gefühl, das das reine Wasser des Baikalsees vermittelt. Als ich zurückkam, war Alexej außer sich. Ich hätte keine Ahnung, wie gefährlich das sei! Der Baikalsee sei völlig unberechenbar, er hätte unergründliche Launen. Es seien hier schon viele ertrunken!

Ich sah, dass für ihn, wie auch für die Burjaten, der See ein lebendiges Wesen war, ein göttliches, das man nicht leichtsinnig herausfordern sollte. Wenn man die Wassergeister, die *Lus*, verärgert, indem man ihnen keinen Respekt zeigt, Abfälle ins Wasser wirft oder gar hineinuriniert, dann können sie dem Übeltäter schwere Krankheiten schicken. Es kam mir so vor, als sei ich in seinen Augen ein typischer dummer, arroganter westlicher Tourist, der von diesen Dingen keine Ahnung hat. Was er nicht wusste, war, dass ich schon immer eine innige Beziehung zu den Wassergeistern hatte; und die Undinen und die Kinder Poseidons können dem Menschen, dem sie wohlgesonnen sind, reine Ekstase schenken. Es gibt ehemalige Landtiere – Wale, Delfine, Robben, Walrosse, Seekühe – die wussten das und sind vor langer Zeit, vor vierzig bis fünfzig Millionen Jahren, freiwillig ins Wasser zurückgekehrt.[43] Alexej schien nichts von dieser Wonne zu wissen; unsere Beziehung wurde verspannter.

43 Die Meeressäuger, die im Eozän allmählich das Land verließen, sind mit den Paarhufern, den Schweinen, Flusspferden, Kamelen, Schafen und Ziegen, weitläufig verwandt.

Wo die Götter wohnen

Das Dorf Khuschir liegt am sogenannten Gottes-Kap oder, wie die Burjaten es nennen, am *Burchan Mys*, wobei *Burchan* »Gott« oder »Buddha« bedeutet. Von dort sind es nur einige Schritte über eine abgegraste Fläche voller Beifuß und wilden Thymian bis zum Schamanenfelsen, dem Šaman-Kamen. Diese Felsen aus weißem Marmorstein sehen aus wie zwei gigantische Zähne, die in den Himmel ragen. Rote Flechten lassen sie aussehen, als klebte etwas Blut an ihnen. Hier in den Felsen, die einst nur Schamanen betreten durften, wohnt Burchan. So heilig war der Boden hier, dass die Eingeborenen ihren Pferden die Hufe mit Leder verbanden, damit sie beim Laufen keinen Krach machen, der die Geister und Götter *(Tengris)* stören könnte. Beim traditionellen Schuhwerk zeigen die Stiefelspitzen nach oben. Das sei so, damit man nicht aus Versehen die Erde verletze; wahrscheinlicher ist es aber, dass man mit spitzen Stiefeln besser in die Steigbügel kommt.

Noch immer ist das Gelände am Gottes-Kap heilig. Noch heute heißt es, an diesem Ort solle man alle negativen Gedanken meiden. Es ist noch immer Opferstätte der Zauberer, noch immer ein Landeplatz und Abflugstelle der Geister. Das ist auch dem Dalai Lama nicht entgangen, der die Insel im Zuge der Perestroika im Juli 1991 besuchte und die Schamanenfelsen zu einem buddhistischen Heiligtum erklärte.

Jedes Jahr gegen Ende Juli treffen sich die *Böö* (Schamanen) und *Udagan* (Schamaninnen), die Zauberer, die Wandermönche, die Lamas und Bikkhus (buddhistische Mönche), die Medizinmänner und Medizinfrauen aus ganz Sibirien, der Mongolei und Tibet zur großen Zusammenkunft. Heute kommen junge Rucksackreisende aus dem Westen, Hippies und andere Freunde der Geister und Götter hinzu. Es ist sozusagen eine *Khumba-Mela*[44] der Schamanen. Da wird ununterbrochen getrommelt, Zauberlieder und Mantras werden

44 Die Khumba-Mela, »das Fest des Kruges«, ist mit mehreren Millionen Pilgern das größte religiöse Fest der Welt. Es findet am Zusammenfluss des Ganges, des Jamuna-Flusses und der unsichtbaren Sarasvati alle zwölf Jahre, wenn sich Jupiter im Wassermann befindet, statt. Hier war einst in mythischen Zeiten ein Tropfen des Wassers der Unsterblichkeit *(Amrita)* vom Himmel auf die Erde gefallen, als die Götter und Dämonen um den Krug stritten.

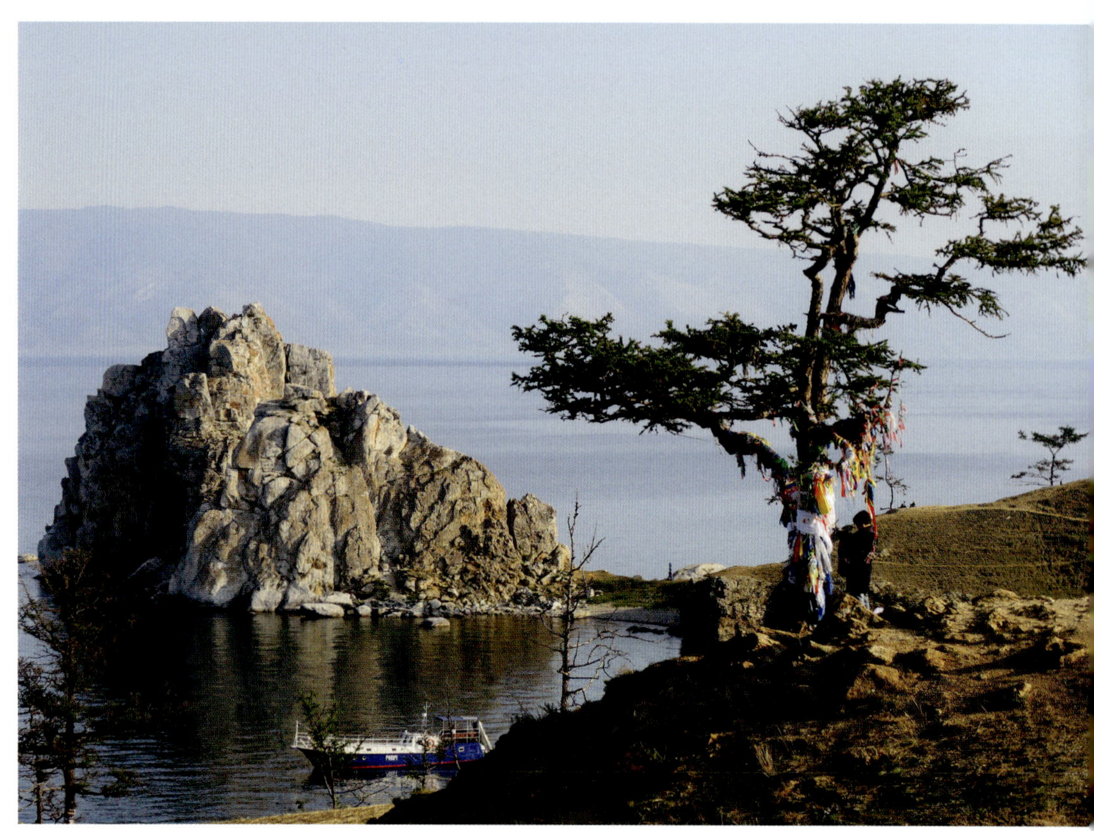

gesungen, Mundharfen gespielt, Milchschnaps versprüht, Gebetsfahnen aufgehängt, mit blauen und andersfarbigen Schals umwickelte Birken aufgestellt, Baumstämme, in denen die Gesichter von Göttern und Geistern hineingeschnitzt werden, errichtet, und Dreizacke, als Zepter und Symbol des Schamanentums schlechthin, in die Erde gepflanzt.

Von Wölfen und Tauben

Auf der Hauptseite seiner Homepage hat Alexej das Bild eines Wolfes, der durch die verschneite Taiga läuft. Als wir danach fragten, erzählte er von einer erstaunlichen Begegnung mit Wölfen, die ihm einen ziemlichen Schreck eingejagt hatte.

Es war vor einigen Jahren, da hatte er im Winter ein Treffen mit mongolischen Nomaden vereinbart. Er wartete und wartete. Da es sehr kalt war, sammelte er etwas Holz und machte sich ein Feuer. Niemand kam, er saß bei seinem Feuer, und es wurde langsam dunkel. Anstatt der Mongolen erschien ein Wolf, dann mehrere; sie setzten sich in einem Abstand rund um das Feu-

Die Insel Olchon: Schamanenfelsen am Gottes-Kap.

er und schauten ihm zu. Die Situation war beängstigend, er fragte sich, was er tun würde, wenn sie ihn angreifen würden. Kein Baum, auf den er hätte flüchten können, war in unmittelbarer Nähe. Er wusste nur, dass er das Feuer immer brennen lassen musste, aber langsam würde ihm das Holz ausgehen. Die Wölfe um ihn herum gaben sich jedoch nicht angriffslustig, sie legten ganz gemütlich ihre Köpfe auf die Vorderpfoten und beobachteten ihn. Und so saß er eine ganze Weile allein mit den Wölfen. Auch sie schienen auf etwas zu warten. Plötzlich kam ein neuer Wolf hinzu. Die anderen Wölfe schauten auf. Es war wohl der Leitwolf. Er schien den anderen einen Wink zu geben, das Rudel sprang auf und verschwand mit ihm im Dunkeln. Alexej atmete auf, die Begegnung hatte ihn mit seinen tiefsten Ängsten in Berührung gebracht.

Die Nomaden erschienen erst am nächsten Tag, sie hatten sich mit der Verabredung um einen Tag vertan. Sie erzählten Alexej, dass in der Nähe Wölfe Schafe aus einer Schafherde geholt hätten. Und er dachte sich, der Leitwolf hatte die anderen Wölfe wohl zu den Schafen geführt. Schafe schmecken wahrscheinlich sowieso viel besser als Menschen.

Am letzten Tag in Alexejs Gasthaus packten wir unsere Sachen für die Weiterreise. Dazu spielte ich auf meiner kleinen Mundharmonika das alte spanische Seemannslied *La Paloma*:

»Auf, Matrosen – ohé!
Einmal muss es vorbei sein.
Nur Erinnerung an Stunden der Liebe
bleibt noch an Land zurück.
Seemannsbraut ist die See
und nur ihr kann er treu sein!
Wenn der Sturmwind sein Lied singt,
dann winkt mir der großen Freiheit Glück.«

Melancholisch ist das Lied, es spricht von Sehnsucht, Abschied und unausweichlichem Schicksal. Auf der Mundharmonika, dem Musikinstrument der Seeleute, Cowboys und anderer Menschen, die die Einsamkeit kennen, lässt sich dieses Lied besonders gut spielen.

Plötzlich erschien Alexej. Seine Augen leuchteten.

»Eine wunderbare Melodie!«, sagte er. »Würdest du es für unsere Belegschaft noch einmal spielen?«

Er rief sein Küchenpersonal, die Zimmermädchen und Fahrer. Ich spielte. Offensichtlich berührte die Melodie etwas tief in der russischen Seele. Der dicken Köchin kam sogar eine Träne. Alle bedankten sich, und Alexej drückte mir einen mit Blumenmustern bestickten Stoffbeutel mit duftenden sibirischen Teekräutern in die Hand. Der Werwolf Alexej und ich verabschiedeten uns in freundlichem Einverständnis.

Der Schamane mit dem gespaltenen Daumen

Auf dem Weg nach Irkutsk, von wo wir den Rückflug antreten würden, hielten wir in einem burjatischen Dorf, um einen Schamanen namens Walentin Wladimirowitsch Chagdaev zu besuchen. Er war in einen blauen Schamanenmantel gekleidet, als er uns begrüßte und uns in eine runde Holzjurte führte, also in ein festes Gebäude, gebaut in der Form einer Jurte. Wie immer war sie auf der Nord-Süd-Achse ausgerichtet, wobei sich Altar und Schamanensitz im Norden befanden und der Eingang im Süden. Die Frauenseite war rechts vom Eingang, die Männerseite links. Die Feuerstelle befand sich in einer Feuergrube in der Mitte, unmittelbar unter der Rauchöffnung. Vier Holzsäulen – die vier Weltenrichtungen, wie er sagte – stützten das Dach. In der Feuerstelle lagen drei große runde Steine – sie symbolisierten die drei Welten, die Unterwelt, Mittelwelt und Oberwelt.

Um die Geister zu begrüßen, entzündete Walentin ein flüchtiges Feuer mit Zeitungspapier, verbrannte etwas Wacholderstaub, um die Atmosphäre zu reinigen, und schnippte dreimal mit dem rechten Ringfinger Milchschnaps in die vier heiligen Richtungen. Während er das machte, merkten wir, dass sein rechter Daumen wie ein Tierhuf gespalten war. Es war, als hätte er zwei Daumen an der Hand. Das Mal hatte er von Geburt an und es war ein sicheres Zeichen, dass er zum Schamanen auserkoren war. Denn wie es heißt, hat jeder Schamane einen Knochen mehr als einfache Menschen. Bei der schamanischen Initiation, nach der Zerstückelung, zählen die Ahnengeister oder Dämonen jeden Knochen, ehe sie das Skelett des Kandidaten wieder zusammenlegen – wehe, wenn es ein Knochen zu wenig ist!

Nach dem kleinen Einführungsritual setzte Walentin sich hin und erzählte uns die Geschichte der Schöpfung der Erde. Vor langer Zeit, sagte er, gab es kein festes Land. Alles war mit Wasser bedeckt.[45] Da beauftragte der Große Geist (Burchan) eine Ente, hinab zum Boden des alles bedeckenden Urmeers zu tauchen und Schlamm aus den Tiefen hervorzuholen. Der Wasservogel tauchte in die Fluten und kam zurück mit Schlamm auf dem Schnabel. Wieder und immer wieder tauchte er, bis aus dem Lehm die feste Erde geformt werden konnte.

Ich merkte, dass die meisten in unserer Gruppe müde waren und der Geschichte nicht ganz folgen konnten. Ich wurde jedoch hellwach, denn so etwas hatte ich in meinen ethnologischen Studien schon gehört. Auch bei anderen indigenen sibirischen Völkern ist es ein Wasservogel, der hinabtaucht und die versunkene Erde wieder hervorbringt. Bei den Ewenken ist es die Schellente *(Bucephala)* oder auch das Blässhuhn *(Fulica)* – das »Taucherli«, wie man in der Schweiz sagt, das bei uns in jedem Stadtparkteich zu finden ist –, das die Erde rettete. Der Große Geist gab ihr als Dank einen Kuss auf den Kopf, seither hat sie dort einen weißen Fleck. Interessant ist, dass dieselbe Mythe auch bei vielen Indianern, wie etwa den Shoshonen, zu finden ist, was andeutet, dass die Geschichte Teil des alten Kulturguts ist, das die Paläoindianer mit in die Neue Welt brachten.

Vögel können in Dimensionen eindringen, in die der gewöhnliche, erdgebundene Mensch nie hineingelangen könnte. Vögel wie Adler oder Geier fliegen über die Grenzen der alltäglichen, empirischen Welt hinaus in die hohen Himmelsregionen, wo sich Götter, *Devas* und Engel (auch sie sind mit ihren

45 Vor 8400 Jahren (Jüngere Dryaszeit) stieg die durchschnittliche Jahrestemperatur innerhalb weniger Jahrzehnte um sieben Grad. Niederschläge nahmen zu; es kam zum massiven Abschmelzen der Gletscher; der Meeresspiegel stieg. Die Menschen erinnern sich in den Mythen noch immer an diese Sintflut oder an die Zeit, als das feste Land verschwand und allmählich wieder auftauchte (Behringer 2011:62).

Flügeln umgewandelte Vogelwesen) befinden. Als Tauchervögel können sie in die tiefen, dunklen, geheimnisvollen Gewässer hinabtauchen. Sie können auch in Dimensionen des Vergangenen und des Zukünftigen gelangen – darauf beruhten in klassisch-antiken Zeiten die Auspizien, die prophetischen Deutungen des Vogelflugs. Was die Vögel können, können die geweihten Schamanen mit ihren geistigen Körpern ebenfalls. Jenseits der sichtbaren Dimension können sie Taten vollbringen, die wiederum in das Dasein zurückwirken.[46] Sie können mit dem Hervorgeholten (dem »Schlamm«) das Fundament schaffen, auf dem das Leben einer Gesellschaft möglich wird. Die Schamanen gleichen somit den Vögeln und das Hervorholen der Welt aus der Tiefe kann als ein schamanischer Akt gedeutet werden.

Walentin, dessen Krafttier der Adler, aber auch ein schwarzes Pferd und eine Eidechse war, erzählte weiter: Die Tauchervögel packten den Schlamm auf den Rücken einer Schildkröte, damit er Halt hat. Auch diese Mythe kennen viele Indianer: Sie reden von der Erde als »Schildkröteninsel«.[47] Bei den Irokesen war es kein Wasservogel, der den Schlamm aus den Tiefen holte und der alten Schildkröte auf den Rücken packte, sondern eine Bisamratte.

Und nun, nachdem der Schlamm getrocknet war, kamen die mächtigen Mammutelefanten und pflügten mit ihren Stoßzähnen die flache Erde. Auf diese Weise entstanden die Hügel und Täler. Die Flüsse entstanden, als eine Riesenschlange durch die Täler kroch und ihnen den Weg bahnte. Die Mam-

46 Die Schamanen werden selbst zu flugfähigen Vogelwesen, während sie nach ihrem Zerstückelungsmartyrium im Nest ihrer »Vogelmutter« im Weltenbaum genesen. Ihnen wachsen dann geistige Flügel. Diese Vorstellung geht in die Jüngere Altsteinzeit zurück: In der Höhle zu Lascaux (Dordogne, Frankreich) wurde vor rund 15 000 Jahren ein Schamane in Trance mit Vogelkopf und einem Stab mit einem Vogel darauf neben einem Bison abgebildet. Schamaninnen erscheinen in der germanischen, slawischen und sibirischen Überlieferung oft als Schwanenfrauen, die ihr weißes Gefieder an- und ablegen können. Yogis in Indien, die den Seelenflug meistern, werden *Hamsas* (Gänseriche) genannt; jene, die besonders tief, weit oder hoch fliegen, nennt man *Paramahamsas*, »die höchsten Wildgänse«. Die Milchstraße gilt bei vielen dieser Völker als die Flugschneise der Seelen in Gestalt von Gänsen oder Zugvögeln (Storl 2014b:65). Das übersinnliche Bewusstsein der Schamanen wird durch das Tragen von Federkronen unterstrichen.

47 In der mongolischen Mythologie ist die Spitze des Weltenberges *Sumber* der Nordstern; seine Wurzeln ruhen auf einer mächtigen Schildkröte am Weltengrund. Auch in der indischen Mythologie ruht der Weltenbaum (beim Quirlen des Urmeeres) auf dem Rücken der mächtigen Schildkröte. Es wird erzählt, dass die Erde – wegen der Last des schweren Karmas der Menschen – einst im Meer versank; es war Vishnu, der Welterhalter, der in der Gestalt eines mächtigen Ebers die Erde wieder aus den Tiefen hervorholte.

muts sind zwar von der Oberfläche der Erde verschwunden, sie haben sich in das Reich der Erdmutter *(Gazar Eej)* – in unserer Mythologie ist es die Frau Holle – zurückgezogen, aber eines Tages werden sie wieder zurückkommen. Schamanen haben die Fähigkeit, die Mammutgeister in der anderen Dimension zu besuchen.

Der erste Mensch, erzählte Walentin weiter, hätte Fell, Reißzähne, Hörner auf dem Kopf und vier Beine. Das gefiel ihm aber nicht. Er wurde mürrisch und unzufrieden und störte alle anderen Tiere. Da nahm der Große Geist ihm zwei Beine, die Fänge, das Fell und die Hörner ab, um die anderen Tiere zu beruhigen, gab dem Menschen aber als Entschädigung den Verstand. Die Tiere verspotteten den Menschen, der da nun praktisch nackt, ohne Hörner und mit nur zwei Beinen dastand. Erst später merkten die Tiere, dass sie den Kürzeren gezogen hatten. Aber trotz der hinzugewonnenen Klugheit war der Mensch nicht zufrieden. Er stürmte herum, schimpfte über alles und störte die Tiere weiter. Da nahm der Große Geist einen Klumpen rote Erde, formte eine Frau daraus und gab sie dem Mann. Erst da wurde er ruhiger.

Nachdem Walentin uns diese Geschichte erzählt hatte, lud er uns in sein Wohnhaus ein, einige Schritte von der zeremoniellen Jurte entfernt. Ein kleiner wolfähnlicher Welpe sprang da herum. Walentins Frau hatte uns großzügig Essen gekocht. Ehe wir aßen und Walentin seinen schamanischen Segen dazu gab und auch die Geister einlud, sangen drei seiner kleinen Töchter ein herziges Lied für uns. Unsererseits dankten wir mit einem Lied, bei dem jeder von uns alle Strophen kannte: »Auf einem Baum ein Kuckuck, Simsala-bimbambasaladu-saladim, auf einem Baum ein Kuckuck saß ...« Walentin, als Familienoberhaupt, hob sein mit Wodka gefülltes Glas und sprach einen feierlichen Willkommensspruch.

Dann sollte auch ich einen würdigen Trinkspruch sprechen. Leider bin ich bei solchen rituellen Angelegenheiten nicht besonders gut. Ich hätte auf das Wohl der ganzen Familie und den Segen für das Haus das Glas erheben sollen, aber das Bild von Dschingis Khan hing mir noch im Kopf und ich sagte irgendwas Belangloses über die Ehre, Gast bei dessen Nachkommen zu sein. (Es kann übrigens durchaus sein, dass Walentin tatsächlich ein Nachkomme des Großen

Temdeg – Zeichen der vier Jahreszeiten

Über dem Altar an der Nordseite der Jurte von Walentin, gegenüber der Tür, war, neben Trommel, Geisterpuppen und anderen Ritualgegenständen, auch ein großes Bild des Dschingis Khan, der ja für die Mongolen und Burjaten praktisch eine Gottheit ist. Der mächtige Herrscher trug Pfeil und Bogen; auf dem Köcher war ein rechtsdrehendes Hakenkreuz aufgemalt. Es gibt ja immer wieder Mitteleuropäer, denen aus bekannten Gründen eher mulmig beim Anblick dieses Symbols wird. Uns begegnete das besagte Symbol immer wieder, sogar den Pferden in einer Herde in der Mongolei war es als Brandzeichen auf die Flanke gebrannt worden.

Man würde meinen, die *Swastika* (Sanskrit *su* bedeutet »gut«, *asti*, »ist« und *ka*, »machen«) wäre als Zeichen des Wohlstands und Glücks mit dem Buddhismus aus China oder Tibet eingeführt worden. Für die Buddhisten symbolisiert es das Herzchakra Buddhas; auch die Fußspuren des Erleuchteten werden damit angedeutet. In Indien gilt es anderseits als Sonnenwirbel, als Zeichen des Sonnengottes *Surya*. Auch mit Ganesha, dem Elefantengott, der Widerstände beseitigt, wird es assoziiert. Die Haken sind meistens rechtsläufig. Wenn die Arme aber gegen den Uhrzeigersinn zeigen (linksdrehend, *sauvastika*), dann ist es der schwarzen Kali-Ma, der Göttin des Niedergangs und der Auflösung, geweiht. Das linksdrehende Symbol kann auch das Nach-innen-Gehen, die Involution bedeuten.

Für die Jainas ist Swastika das Zeichen des ewigen Kreislaufs: Die vier Arme symbolisieren die Götterwelt, die Menschenwelt, die Tier- und Pflanzenwelt und die Welt der Dämonen. Für die Chinesen ist es das »Glückszeichen mit zehntausend Wirkungen« *(Wàu)* und gilt ebenfalls als altes Sonnenzeichen und Symbol der Unendlichkeit.

Für die Burjaten und andere sibirische Völker hat die Swastika, *Temdeg* genannt, eine andere Bedeutung. Es ist das Bild der vier Positionen des Sternbildes des Großen Bären *(Ursa major)*, in seiner täglichen Umwandlung des Nordsterns *(Polaris)*.[48] Der Polarstern, der im Norden hoch am Himmel steht, ist der einzige Stern, der sich nicht bewegt; der ganze Sternenhimmel dreht sich um diesen Fixstern. Dass es Bären sind, die als Jäger oder Gejagte den Nordstern umwandeln, ist eine paläolithische Imagination vieler Jägerkulturen der nördlichen Hemisphäre. Manchmal sind es auch andere Tiere, etwa Karibu.

Der Nordstern ist, wie wir schon gehört haben, die obere Öffnung im Himmelszelt, durch das die Schamanen in den Himmel fliegen. Sie sind die Wildgänse, die durch dieses Geister- und Göttertor ein- und ausfliegen. Ihr Flug gleicht dem Flug eines

48 Die Inder sahen in den sieben Sternen des Sternbilds Ursa major die sieben weisen Rishis, die Kirgisen sahen sieben himmlische Wölfe und die Altiraner die sieben Rosse des Lichtgottes Mithra, die an einem Pflock (Polarstern) angebunden sind. Für die neolithischen Kulturen des Westens wurde das Sternbild zum Großen Wagen, in dem ein entrückter Herrscher (später Kaiser Karl oder der Bärenkönig Artus) fährt.

Temdeg als Brandzeichen eines mongolischen Pferdes.

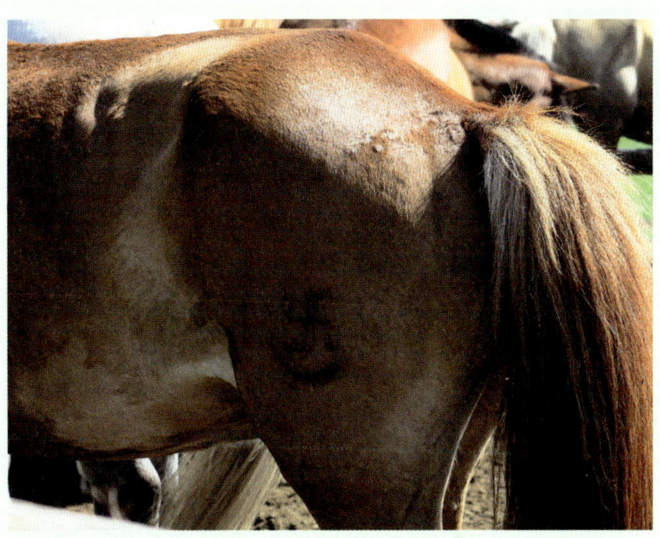

vom Bogen geschossenen gefiederten Pfeiles. Ihr Ziel ist es, das heilige Mysterium, den ruhenden Pol in der Mitte des Wirbels zu treffen: Die Schamanen schießen sich selbst in die andere Dimension. Das Symbol auf Dschingis Khans Köcher passt zu seinem Wesen als schamanischer Herrscher, der mit dem Tenger, dem ewigen Himmel, in Verbindung und im Einklang steht.

Für die Hopi symbolisiert die Swastika die vier Pfade, auf denen sie in Urzeiten durch vier unterirdischen Welten gewandert sind, bis sie das Loch fanden – eine Ameise hat es ihnen gezeigt –, das sie in das Licht dieser Welt brachte. Auch hier klingt das Motiv des Durchbruchs in eine neue Dimension mit.

Das Swastika-Symbol ist universal, die alten Griechen, Kelten, Asiaten, Afrikaner, Slawen und Indianer kannten es, es ist uralt. Die älteste Darstellung wurde – zusammen mit einer nackten Venusstatuette und einem mit rotem Ocker verzierten Mammutkiefer – bei einer Ausgrabung eines Mammutjägerlagers in Mezin (Ukraine), etwa hundert Kilometer nördlich von Kiew, gefunden. Die Lagerstätte ist zwischen siebzehn- und zwanzigtausend Jahre alt und stammt aus dem späten Jungpaläolithikum. Es zeigt eine aus Mammutelfenbein geschnitzte fliegende Ente mit einem linksdrehenden Hakenkreuz unter dem Kopf (Hančar 1939–40:85f). In Mal'ta, in der Nähe des Baikalsees, fand man einundzwanzig weibliche Statuetten und ebenfalls in Mammutelfenbein geschnitzte Gänse, unter deren Flügel Hakenkreuze eingeritzt waren (Campbell 1969:167; Campbell 1991:330).

Vielleicht sollten wir dieses uralte sakrale Symbol nicht irgendwelchen Rechtsradikalen oder Nazis überlassen, sondern es, wie es einmal der amerikanische Beat-Poet Allan Ginsberg forderte, den Hindus und den Indianern zurückgeben.

Der Schamane Walentin mit einem Bild von Dschingis Khan im Hintergrund.

Khans ist. Genetiker haben errechnet, dass Dschingis und seine Söhne mit ihren vielen Frauen und Konkubinen eine Nachkommenschaft zeugten, die inzwischen auf sechzehn Millionen geschätzt wird.)

Der 1960 geborene Walentin Chagdaev, der aus einer Familie von Schmieden stammt, war eine Berühmtheit unter den burjatischen Schamanen. Aber das wussten wir noch nicht, als wir ihn besuchten. Sein Großvater war ein großer Schamane gewesen. Schon als kleiner Junge hätte Walentin Flugerlebnisse gehabt und wegen seines gespaltenen Daumens war man sich sicher, dass auch er für dieses Amt vorgesehen sei. Nur war das schwierig in Sowjetzeiten. Er wurde Komsomol (Mitglied der kommunistischen Jugendorganisation) und studierte sogar marxistische Ethnologie, ganz im Sinne der materialistischen Gesellschaftsinterpretation. Als er dreißig Jahre alt war und das Sowjetregime zusammenbrach, fand er zu seinen Wurzeln zurück und wurde als Schamane initiiert. Inzwischen engagierte er sich medienwirksam für die Natur – »Abfall und Müll, die im Wald oder im See landen, beleidigen die Geister!« – und für den Erhalt der burjatischen Überlieferungen. Für ihn war der Schamanenfelsen auf der Insel Olchon ein Ort spiritueller Kultur, genauso wie es Kathedralen, Tempel oder Moscheen sind. Die Felsen sollten unter staatlichen Schutz gestellt werden, forderte er, auch wenn sie nicht von Menschenhand erbaut wurden. Ich wünsche Walentin Glück bei seinem Engagement, denn die Ausbeutung der Landschaft hatte schon längst begonnen.

Sein Anliegen erinnerte mich an den Versuch des Medizinmanns Bill Tallbull, der extra nach Washington pilgerte, um die Regierung zu bewegen, den Tagebau der Peabody Coal Company zu stoppen. Das Unternehmen baggerte das sakrale Gelände weg, in dem die Cheyenne ihre Medizinbeutel und die Mutterkuchen ihrer Neugeborenen vergruben. Er traf sogar Präsident Clinton, der zwar freundlich lächelte und versprach, etwas zu tun. Der Tagebau hörte aber nicht auf; er war einfach zu lukrativ, und schließlich hat eine Landschaft keinen solchen kulturellen Wert wie ein menschengemachtes Gebäude.

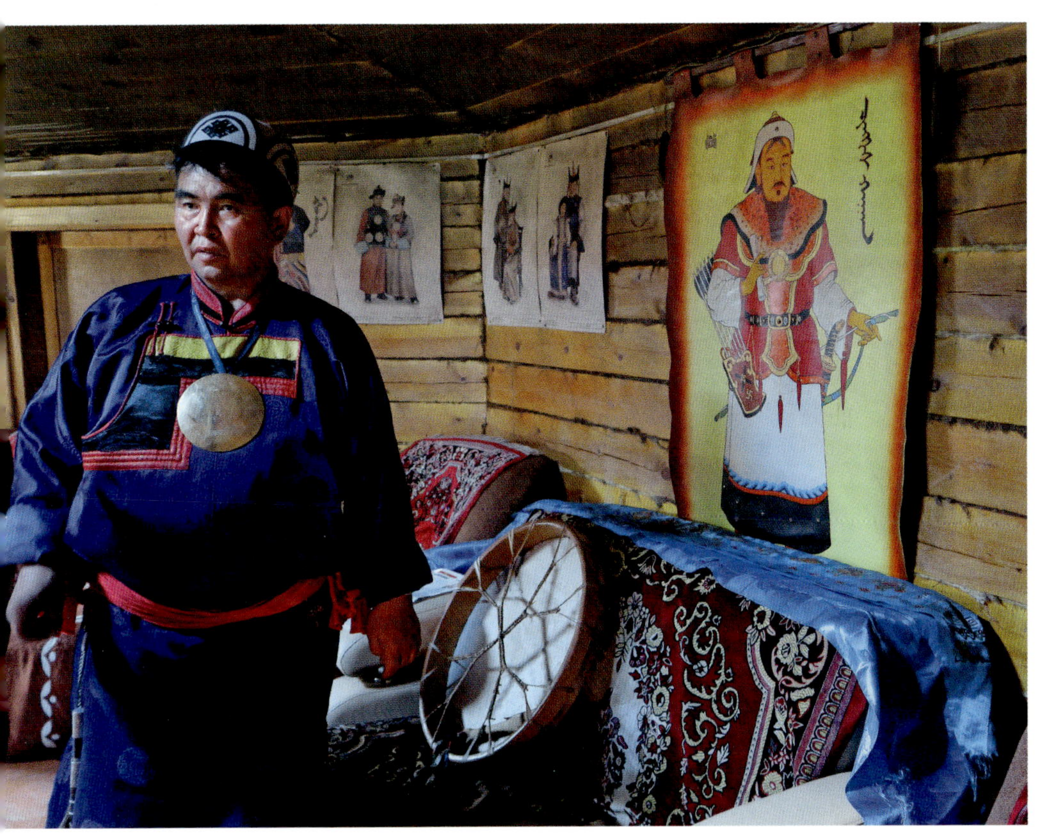

Dschingis Khan, der schamanische Herrscher

Der Besuch bei dem Schamanen Walentin war einer der Höhepunkte und zugleich ein würdiger Ausklang unserer ethnobotanischen und ethnomedizinischen Erkundungsreise. Es folgte nur noch eine Abschiedsrunde in der schönen Stadt Irkutsk, dann ging es wieder über Moskau nach Hause. Unter anderem wurde uns auf dieser Reise wieder einmal bewusst, dass es nicht nur eine, nicht nur die technokratische Biomedizin (Schulmedizin), sondern viele Möglichkeiten und Methoden des Heilens gibt. Für mich brachte die Begegnungen mit den Mongolen, Burjaten und Ewenken tiefere Einsichten in die uralte Erfahrungsheilkunde, die auf die eiszeitlichen Jäger und Sammler der Mammutsteppe zurückgeht und die auch unser fernes paläolithisches Erbe ist. Sie brachte auch eine Bestätigung der Ideen, die ich in dem Buch *Ur-Medizin* (AT Verlag 2016) zum Ausdruck brachte.

Um das Wesen der nomadischen Steppenvölker besser zu verstehen, lohnt es sich, sich noch etwas näher mit dem Kulturheros der Mongolen, Dschingis Khan, zu befassen. Die Erinnerung an ihn ist in der Mongolei allgegenwärtig. Flugzeuge landen am Chinggis Khan Airport; das höchste Reiterstandbild der Welt, eine vierzig Meter hohe Statue des Eroberers mit einer goldenen Reitgerte, befindet sich in der Steppe unweit der Hauptstadt; es gibt *Chinggis Khan Vodka*, der auch gut geeignet ist, den Göttern und Geistern geopfert zu werden; inzwischen wird auch – nach deutschem Reinheitsgebot – ein Chinggis-Khan-Lagerbier in Ulan Bator gebraut[49]; und in praktisch jeder Jurte befindet sich ein Bild des Khans. Sein Konterfei befindet sich auf den Geldscheinen und Briefmarken. Man könnte sagen, Dschingis Khan verkörpert den Stammesgeist der Mongolen und auch der Burjaten, er ist deren geistiger Beschützer.

Sogar die Buddhisten haben Dschingis Khan für sich vereinnahmt. Der wilde Krieger erscheint auf den Rollbildern *(Thangka)* als »Beschützer des Dharmas« *(Dharmapala)* oder als Ausstrahlung des *Vajrapāni*, des »Bodhisattvas mit der Blitzkeule«, des von Weisheit geführten Zorns. Die buddhistischen Mönche erzählen, Dschingis Khan sei zum Buddhismus konvertiert und sei der »universale König« *(Chakravartin)* (Charleux 2009:15).

War Dschingis Khan ein Schamane? Können wir ihn als einen Schamanen-Kaiser bezeichnen? Auf jeden Fall war er ganz zu Hause im schamanischen Weltbild. Bevor er sich auf einen Feldzug begab, stieg er auf den heiligen Berg seiner Ahnen, fastete und kommunizierte mit dem Himmel. Wenn der Tenger seinen Segen gab, wusste er, dass er Erfolg haben würde. Es heißt auch, dass er die schamanische Gabe hatte, das Wetter zu beeinflussen. Als Gesandter der himmlischen Macht begann er seine Rede immer mit den Worten: »Auf Wunsch des ewig blauen Himmels ...«

Der persische Chronist Minhādsch ad-Din Dschūzdschāni (12./13. Jahrhundert) berichtet – aus islamischer Sicht – über Dschingis Khan: »Es ist bekannt, dass er auf den verschiedensten Gebieten eine erstaunliche Begabung an den Tag legte (...) Er war ein Meister der Magie und der Freund vieler Teufel. Hin und wieder fiel er in Trance. Im Zustand zeitweiliger Bewusstlo-

49 Sogar in der chinesisch kontrollierten Inneren Mongolei gibt es ein Genghis-Khan-Bier, gebraut von der Jinchuan General Health Brewery. Es soll als Gesundheitselixier Magen-Darm-, Herz-Kreislauf-Beschwerden und zehn andere Krankheiten heilen.

sigkeit pflegte er über die verschiedensten Dinge auszusagen. In einem solchen Zustand hatte er, vor dem Krieg gegen China, eine Wallfahrt angetreten auf einem Berg namens Burquan-qaldun *(Burchan Chaldun)*, wo ihm die Teufel, über die er Macht besaß, seinen Sieg prophezeiten (...) Wenn der Geist über ihn kam, stammelte seine Zunge von siegreichen Taten, er zählte die Feinde und ihre Niederlagen auf und beschrieb die Verwüstung ihrer Länder (...) Alle Worte, die Dschingis Khan in entzücktem Zustand hervorstieß, wurden sofort von einem Schreiber festgehalten, der die Niederschrift in einem versiegelten Beutel aufbewahrte. Wenn der Khan dann die Herrschaft über seine Sinne wiedererlangt hatte, wurde das Siegel erbrochen und ihm seine Worte vorgelesen. Und da er so weit wie möglich seine Handlungen der Weissagung anpasste, bestätigte sich diese mehr oder weniger und wurde zur Wirklichkeit« (Mackenzie 1977:264).

Der in dem Bericht erwähnte Berg *Burchan Chaldun* (Göttliche Weide) ist noch heute der heiligste Berg der Mongolen. Schamanen und Lamas pilgern hinauf, um mit dem Himmel zu kommunizieren. Der 2445 Meter hohe Gipfel ist eine Grenzregion, ein Ort »zwischen den Welten«. Dort trifft die Taiga auf die Steppe, der Wald auf das Grasland. Über den Berg verläuft zugleich die kontinentale Wasserscheide zwischen den Flüssen, die ins arktische Meer fließen, und jenen, die in den Stillen Ozean fließen. Für die *Borjigin*, den Klan der »Wildentenleute«, zu dem auch Temudschin – der »Schmied«, so der eigentliche Name des großen Khans – gehörte, war der Berg der Ort, wo sich die Erde und der Himmel berührten. Es war der Kraftort dieses Klans. Hier in den bewaldeten Hängen versteckte sich der junge Temudschin, als die Feinde nach seinem Leben trachteten. Hier hatte sich der Sage nach schon einer seiner Ahnen vor Feinden versteckt. Ein vom Himmel gesandter Falke sei jeden Tag gekommen und hätte ihm zu essen gebracht. Hier wurde Dschingis Khan auch bestattet. Pferde wurden über die Grabstätte getrieben, sodass später niemand mehr die genaue Stelle erkannte.

Als junger Verfolgter stieg Temudschin auf den Berg, dankte dem ewigen Himmel und den Geistern, die ihn und seinen Klan schützten. Nachdem er gefastet hatte, sprengte er Milch in die Luft und auf die Erde. Er nahm seinen

Kraftgürtel ab – nur Männer tragen einen solchen das Sonnengeflecht schützenden Gürtel – und legte ihn sich über den Hals, um seine Ergebenheit und Machtlosigkeit gegenüber dem Himmel zu bekunden. Dann warf er sich neun Mal auf die Erde, zur Ehrerbietung an die Sonne und den Berg. Der Himmel und die Götter erhörten ihn. Sie segneten ihn mit geistiger Macht (WEATHERFORD 2004:33).

Der persische Chronist schreibt weiter: »Außerdem war er (Dschingis Khan) im Deuten der Schulterblätter von Schafen erfahren; ständig pflegte er Schulterblätter ins Feuer zu legen und zu verbrennen. Aus den Rissen und Malen, die das Feuer an ihnen hinterließ, versuchte er Hinweise auf die Zukunft herauszulesen« (MACKENZIE 1977:265).

Beim erwähnten Schulterblattorakel (Skapulimantie) wird das Schulterblatt eines Säugetieres ins Feuer gelegt: Die durch die Hitze entstehenden Risse, Buckel und Spalten werden dann hellseherisch gedeutet. In Afrika und dem Nahen Osten kannte man zwar auch die Wahrsagerei aus den Schulterblättern und Knochen geopferter Tiere, diese aber wurden nicht ins Feuer gelegt. Die nordamerikanischen und ostasiatischen Völker kannten dagegen diese Pyro-Skapulimantie (griechisch *pyros*, »Feuer«, lateinisch *scapula*, »Schulterblatt«, griechisch *manteía*, »Weissagung«), deren Ursprünge sich in der Jäger- und Sammlerkultur der jüngeren Altsteinzeit finden. Bei den Mongolen wurden die Schulterblätter von Hammeln bevorzugt, bei den Chinesen Schildkrötenpanzer und bei den Indianern, vor allem den Stämmen des Nordens, den Athabaskan und Algonkin, die *Scapulae* von Rehen, Karibu und ähnlichen Paarhufern. Es heißt, dass Dschingis Khan dieses Orakel befragte, um zu sehen, ob die Astrologen in seiner *Ordo* (Feldlager) recht hatten oder nicht.

Temudschin war ein wahres Kind der Steppe. Er mochte weder die sesshaften Bauern, die in der Erde wühlten, wo eigentlich Gras für die Pferde wachsen sollte, noch die Städte, in denen die Menschen verweichlichen und – wie er sagte – nur noch in der Angst leben, ihren Besitz verlieren zu können. »Die Städte müssen dem Erdboden gleichgemacht werden, bis die ganze Welt eine Steppe ist, in der die Mütter ihre freien und glücklichen Kinder nähren.« Auch die Bequemlichkeiten, die Schwelgerei und Dekadenz der Zivilisierten waren für ihn abstoßend: »Ich hasse den Luxus und übe mich in Mäßigung. Ich habe nur einen Überrock und einfaches Essen. Ich esse das Gleiche und trage die gleichen Lumpen wie meine bescheidenen Hirten.«

Dschingis Khan blieb seinen schamanischen Wurzeln treu. Er blieb Animist, jemand, der erkannte, dass die Natur, die Berge, Flüsse, Seen, die Wälder und Steppen durch und durch beseelt sind. Das hieß aber nicht, dass er nicht für andere Weltanschauungen offen war. Er redete mit buddhistischen Mönchen, nestorianischen (christlichen) Priestern und taoistischen Meistern, wie etwa den Chinesen Tschang-Tschun, dessen schlichte, naturnahe Weisheit ihn beeindruckte. Auch für die Muslime hatte er ein offenes Ohr, besonders nachdem er in den islamischen Raum – Usbekistan, Persien, Afghanistan – eingefallen war. Der Khan war nicht mit allem, was der Prophet zum Gesetz gemacht hatte, einverstanden. Das Pilgern nach Mekka war für ihn Unsinn, denn »Gott ist überall auf der Erde und man braucht nicht nach einem bestimmten Ort zu reisen, um sich vor ihm zu verneigen.« Die Scheidung der Tiere in reine und unreine lehnte er kategorisch ab: »Alles ist von Gott geschaffen und jeder kann essen, was er will.«

Mit dem Schächten der Tiere konnte der Mongolenkhan sich ebenfalls nicht anfreunden. Blut ist Träger der Lebensseele *(Ami)*, die sich in Körperwärme und Atem äußert. Das Durchschneiden der Gurgel verletzt diese Seele, die es den Tieren ermöglicht, wiedergeboren zu werden. Damals wie heute schlachten die Mongolen die Tiere, nachdem sie sich bei ihnen gebührlich bedankt und entschuldigt haben, auf dem nackten Erdboden. Nach einem Schnitt durch die Bauchdecke greift der Schlachtende mit der Hand hinein und drückt die Hauptschlagader mit den Fingern zu oder reißt sie heraus. Das Ganze geht schnell und das Tier bleibt ruhig. Anschließend wird es auf seinem eigenen Fell ausgeschlachtet. Kein Blut oder Eingeweide, das Wölfe oder andere Raubtiere anziehen könnte, bleibt auf dem Erdboden zurück. Alle Überreste werden im Fell eingewickelt mitgenommen.

Dschingis Khan ließ es nicht zu, dass man Andersgläubige verfolgte oder ihnen ihre Religion verbot. In seinem Reich herrschte vollständige religiöse Toleranz. So kam es, dass die Schiiten die ihnen von den Sunniten aufgezwungenen Mullahs vertreiben konnten, die nestorianischen Christen wieder Kreuze auf ihre Kirchen setzen, die Juden die Synagogen wiedereröffnen und die Zoroaster heilige Feuer in ihren Tempeln anzünden durften (TOMASCY 1997:178).

Temudschin, mein Jugendidol

Als pubertierender Jugendlicher sucht man sich Helden, die einem in ihrem Charakter und ihrem Mut ein Vorbild sein können. Mein Idol war nicht etwa Winnetou, der tapfere, ehrliche Häuptling der Mescalero-Apachen, oder Old Shatterhand, denn diese kannte niemand im amerikanischen Mittelwesten, wo ich aufwuchs (STORL 2017). Auch ich nicht. Ich lernte sie erst kennen, nachdem mir meine deutschsprachigen Kollegen erzählten, dass sie wegen den Indianergeschichten Karl Mays überhaupt zur Völkerkunde gekommen waren.

Zu meinen Helden gehörten Persönlichkeiten, die wie ich durch die Wälder Ohios streiften. Johnny Appleseed etwa, der sich Ende des 18. Jahrhunderts in der Wildnis entlang des Frontiers herumtrieb. Er hatte die Hosentaschen voller Apfelkerne, säte und pflanzte überall Apfelbäume. Einige der Wildäpfel in dem Wald, wo ich so gern stromerte, waren ihm zu verdanken – davon war ich überzeugt. Auch ein Freund der Indianer war er.

Der heute kaum mehr bekannte Simon Girdy (1741–1818), der »weiße Wilde«, der zu den Seneca-Indianern übergelaufen war und mit ihnen gegen die Siedler kämpfte, machte mir ebenfalls Eindruck. In meinem Schulbuch *Ohio History* wurde er als »Dirty Girdy« verunglimpft und als Verräter seiner Rasse dargestellt – heute nicht mehr denkbar, aber das war damals so, in den 1950er-Jahren. Und natürlich gehörte Tecumseh, der verwegene indianische Krieger und Häuptling der Shawnee, die in den Wäldern Ohios zu Hause waren, zu meinem Heldenpantheon.

Aber dann irgendwann fiel mir als Vierzehnjährigem ein billiges Paperback in die Hand – *Genghis Khan. The Emperor of All Men* – geschrieben von einem Gelehrten namens Harold Lamb. Ich verschlang das Taschenbuch, las es mehrmals. Es war genauso spannend wie die spannendsten Indianergeschichten. Besonders der mir gleichaltrige Temudschin war für mich interessant. Ein Häuptlingssohn war er, der bei seiner Geburt – was für ein Vorzeichen! – einen Klumpen geronnenes Blut in der Faust hielt. Er saß schon im Sattel, ehe er richtig laufen konnte. Jähzornig, aber auch charismatisch war er. Schon als Jugendlicher sprach er wenig, aber wenn, dann erst, nachdem er gut überlegt hatte.

Als er dreizehn Jahre alt war, ritt er einige hundert Kilometer mit seinem Vater, Jesügei, auf Brautschau und fand ein hübsches Mädchen mit hellem Haar und blaugrünen Augen, das ihm gefiel. Sie war erst neun, aber sie wurde ihm versprochen. Es gehörte zu den alten Bräuchen des Steppenvolkes, dass der Bräutigam erst eine Art Probezeit im Haushalt seines künftigen Schwiegervaters absolvierte (Mackenzie 1977:44). Also blieb er, derweil sein Vater allein zurück ins heimatliche Lager ritt. Auf dem Weg traf Jesügei auf eine Gruppe Tataren. Diese gaben ihm zu trinken, aber der Trank war vergiftet, und er starb.

Als ältester Sohn sollte der dreizehnjährige Temudschin nun Häuptling werden. Die Bundesgenossen im *Ordo* zweifelten, ob ein Junge in seinem Alter sie führen und schützen könne. Sie verweigerten ihm und seiner Mutter den Ehrenplatz beim feierlichen Trankopfer. Am nächsten Tag trieben die Abtrünnigen ihr Vieh zusammen, bauten ihre Jurten ab und zogen davon. Zurück blieb eine schutzlose Familie: Temudschin, seine drei jüngeren Brüder, von denen der Älteste erst neun Jahre alt war, und die Mutter mit einem Säugling im Arm. Nur noch acht Pferde blieben ihnen, und die wurden auch bald gestohlen. Vorbei war es mit Hammelbraten und Stutenmilch. Um dem Hungertod zu entgehen, gruben sie wilde Zwiebeln, Knoblauch, Feuerlilien, Türkenbundlilien und andere Wurzeln aus, sammelten Haselnüsse, Wildfrüchte und Beeren; sie bogen Nadeln zu Fischhacken und knüpften Netze, um Bachforellen und junge Lachse zu fangen; mit Schlingen fingen sie Hasen, Murmeltiere und Ziesel und jagten mit Pfeil und Bogen Eichhörnchen und Vögel.

Ein harter Winter folgte. Der Führer der Abtrünnigen, Targhutai, war sich sicher gewesen, die verlassene Häuptlingsfamilie würde in der Wildnis zugrunde gehen. Aber sie überlebten! Targhutai wusste, dass Temudschin Rache nehmen würde, und überfiel mit seinen Reitern das Lager. Temudschin sprang auf ein Pferd und entkam knapp. Nach Tagen gelang es den Verfolgern, den hungernden, entkräfteten Jungen zu fangen. Anstatt ihn zu töten, entschied Targhutai, den Jungen zum Sklaven zu machen. Seine Peiniger legten ihm ein hölzernes Joch, eine »Halsgeige«, an, mit einem größeren Loch für den Kopf und zwei kleineren für die Hände. In der Nacht schlug Temudschin den Krieger, der ihn bewachen sollte, ohnmächtig, indem er das Ende des Jochs mit voller Wucht dem Wärter gegen den Kopf knallte. Er entkam, wurde aber verfolgt und versteckte sich, noch immer im Joch gefesselt, im Schilf und Gestrüpp des Flusses.

Und so folgte ein wildes Abenteuer dem anderen. Die Kunde von seinen Heldenstücken war in aller Munde, an jedem Lagerfeuer wurde erzählt, wie er entkommen war, wie er die geraubten Pferde wieder zurückgewann und die Diebe im kühnen Kampf niederstreckte. Gleichaltrige abenteuerhungrige junge Männer waren begeistert; sie suchten ihn in den Wäldern des heiligen Berges, wo er sich versteckt hielt, auf und gesellten sich zu seiner tollkühnen, kriegerischen Bande; sie lebten frei wie Robin Hood, feierten übermütige Feste.

Allmählich überwand er alle seine Widersacher und nahm langsam den ihm zukommenden Rang eines Steppenfürsten ein. Schließlich, im Jahr des Tigers (1206), wurde Temudschin zum Dschingis Khan – »dem Khan (Herrscher), so groß wie der Ozean *(tchinggizz)*«. Er wurde der Herrscher aller Mongolen und eroberte schließlich das größte Imperium, das die Welt je gesehen hat.

Es war das abenteuerliche Leben des jungen Temudschin, was mich damals als Jugendlicher am meisten faszinierte. Ich konnte mich damit identifizieren. Seine recht grausame Seite, die es offenbar auch gab, nahm ich kaum zur Kenntnis.

Dschingis Khans Vorgehen gegen seine Feinde konnte äußerst brutal sein. In Bezug auf ein erfolgreiches Leben soll er gesagt haben: »Das höchste Glück des Mannes ist, seine Feinde zu zerschlagen, sie vor sich herzujagen, ihnen all ihren Besitz zu entreißen, in Tränen die Wesen zu sehen, die ihnen teuer sind, und ihre Frauen und Töchter in seine Arme zu drücken.« Das traf aber nur zu, solange Krieg war. Er war kein Kreuzritter oder religiöser Fanatiker. Es gab keine Palastintrigen, in denen sich Verwandte umbringen, wie bei vielen anderen Herrschern. Im größten Reich, das die Erde je sah, herrschte Frieden, Sicherheit, Religionsfreiheit und Gerechtigkeit – die sogenannte *Pax mongolica*. Der freie Handel florierte, kostbare Güter konnten problemlos auf der gesamten Seidenstraße gehandelt werden. Es heißt, in seinem Reich konnte eine Jungfrau mit einem Topf Gold unbehelligt durch die Nacht marschieren.

Die brutale Kriegsführung mag für uns erschreckend sein. Aber Anthropologen versichern uns, dass die Kriegsführung der Zivilisierten trotz hoher ethischer Ansprüche nicht friedfertiger und nicht weniger gewalttätig ist.

Die Heilkunde der Mongolen hat sich seit den Zeiten Dschingis Khans wenig verändert. Zwar hat sie einige Elemente der chinesischen, tibetanisch-buddhistischen und islamischen Medizin aufgenommen, aber sie behielt ihren schamanischen Kern; sie blieb Wolfsmedizin, denn die *Böö* und die *Udgan*, die Schamanen und Schamaninnen, wagen sich über die Grenzen des alltäglichen Bewusstseins hinaus in die inneren und äußeren Dimensionen, in denen die *Ad Tschötgör*, die wilden Geister, die »Schneemenschen« *(Almas)*, die »schwarzen Seelen« *(Bug)* und andere Dämonen unterwegs sind. Dazu brauchen sie die Reinheit, Klugheit, Vorsicht und Weisheit der Wölfe. Die Medizinleute müssen mit dem Himmel verbunden sein, wie die Wölfe. Sie müssen *Tengertei amitan* sein, »Lebewesen, denen alles gelingt« – so nennt man übrigens auch den Wolf. (SCHENK 2000:279)

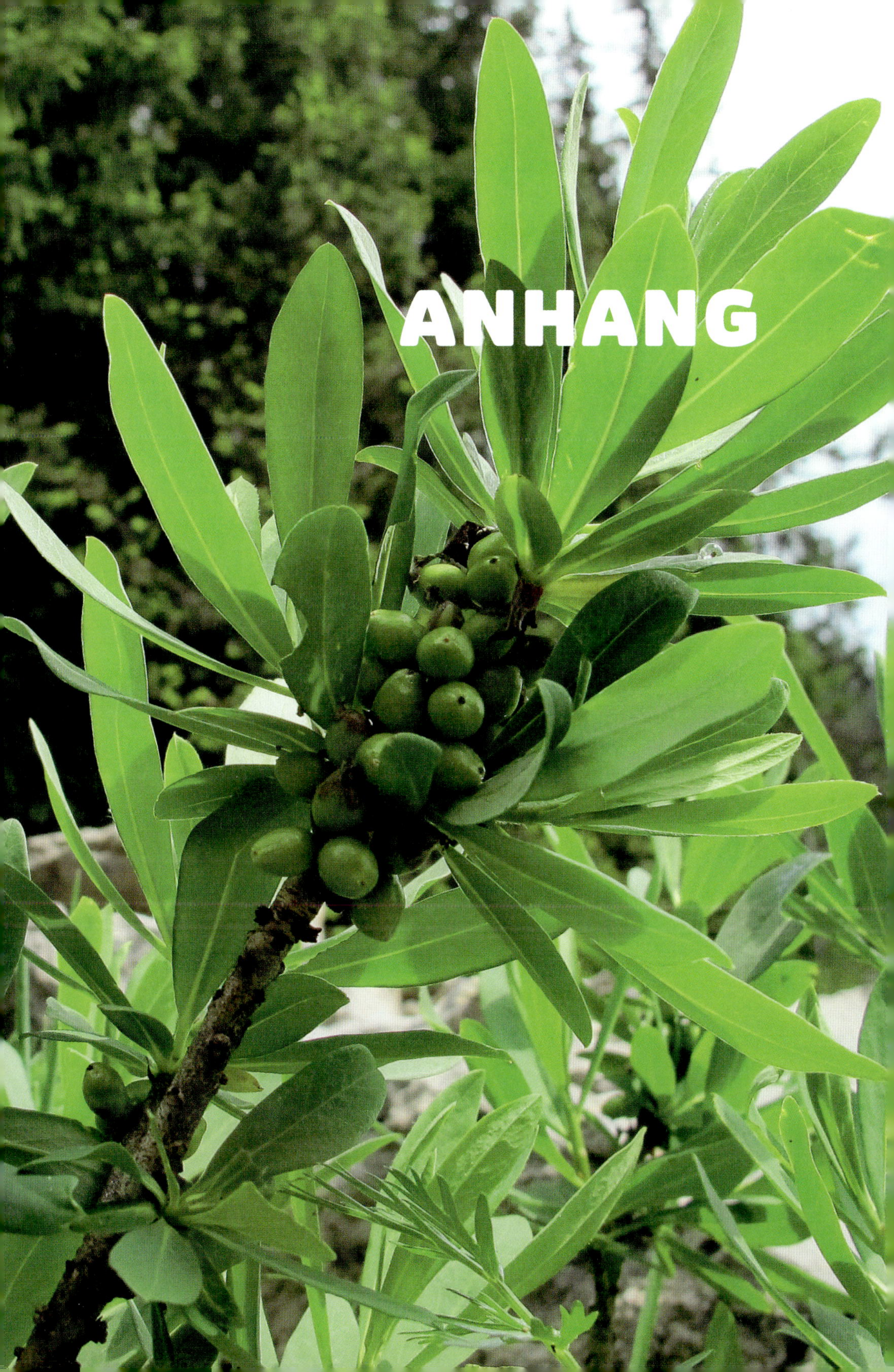

ANHANG

Tartaren und Tataren

Dschingis Khan sah sich selbst als Vollstrecker des Willens des ewigen Himmels. Das gab ihm den Mut, sich mit viel mächtigeren weltlichen Herrschern, wie dem Kaiser Chinas oder den islamischen Sultanaten in Südwestasien, anzulegen. Für die Muslime, die sich nach ihrer Ansicht dem einzigen wahren Gott unterworfen hatten, war sein Erscheinen ein Schock. Es war wohl wegen ihrer Sünden, glaubten sie, dass Allah es zuließ, dass dieser Teufel in Menschengestalt ihre Heere abschlachtete und ihre prunkvollen Städte verwüstete.

Als die Nachricht von dem Angriff der Mongolen auf die Sarazenen (Muslime) nach Europa gelangte, dankte man Gott. Man glaubte, es sei das Heer des christlichen Fürsten, des Priesterkönigs Johannes, das den Kreuzrittern von Osten her zu Hilfe eilte. Diese Hoffnung wurde dadurch verstärkt, dass die mongolischen Heere eine Standarte mit einem Falken mit sich führten. Mit den ausgebreiteten Schwingen sah das Feldzeichen einem Kreuz ähnlich. Bald mussten die Europäer jedoch erkennen, dass sie sich irrten, denn nun wurden christliche Länder, Georgien zuerst, dann Russland und Ungarn, von den wilden Reitern angegriffen, geplündert und gebrandschatzt, die Schätze und Frauen wurden verschleppt.

Nicht nur reine Mongolen, sondern auch Hilfstruppen von anderen Steppenvölkern, wie die Tataren (Turkvölker), waren Teil der Reitertruppen. Für die Europäer wurden aus den Tataren die Tartaren, die aus dem Tártaros – so nannten die Griechen den untersten Teil der Unterwelt (Hades) – hervorgegangen sein mussten. Die christlichen Gelehrten sahen in den heranstürmenden »Tartaren« die apokalyptische Horde des Antichristen, jene satanischen Reiterheere, die so »zahlreich wie Sand am Meer« (Offenbarung 20:8) seien. Auch wurden sie mit den im Alten Testament im Buch Ezechiel erwähnten dämonischen Heeren von Gog und Magog identifiziert.

Der leichten flexiblen Kavallerie der Steppenvölker hatten die schwergepanzerten Ritter mit ihren kräftigen, grobknochigen Schlachtrossen wenig entgegenzusetzen. Die kleinen Komposit- oder Reflexbögen der wild aussehenden Reiter hatten eine größere Reichweite und mehr Durchschlagskraft als die

Bögen ihrer Gegner; sie konnten diese im Galopp vom Sattel aus abschießen. Ihre Steigbügel erlaubten Schüsse von den Pferden nach hinten. Diese Bögen aus zusammengeklebten Hornschichten von Yak- oder Steinbockhörnern hatten ursprünglich die Ewenken (Tungusen) entwickelt.

Man glaubte, die Tartaren ernährten sich von rohem Fleisch, das sie unter den Sattel legten und mürbe ritten, ehe sie es verzehrten. Das stimmt zwar nicht – sie trugen oft gepulvertes Trockenfleisch mit sich, das sie schnell zu einer Kraftbrühe kochen konnten. Auf dieser Annahme beruht aber das sogenannte Steak Tartar, jene Delikatesse, die aus rohem Rinderhackfleisch besteht. Das Gericht wurde jedoch erst 1921von dem französischen Meisterkoch Auguste Escoffier kreiert.

Drei Seelen

Wichtig für das Verständnis des mongolischen Schamanentums ist die Erkenntnis, dass die Seele, die mit dem menschlichen Körper verbunden ist, drei Bestandteile hat. Man könnte auch von drei »Seelen« reden (Odigan 1997:11):

1. **Erdenseele** *(Suld)*: Diese Seele ist einmalig in diesem Leben, sie ist so etwas wie unsere vergängliche Persönlichkeit oder das Charisma. Nach dem Tod bleibt sie auf der Erde – also in der Mittleren Welt – und wohnt in einem Stein, einem Baum oder einer Quelle. Sie kann auch in einer Ongon-Puppe Platz nehmen. Sie ist ein Helfer und Beschützer der Nachfahren. Nach einigen Generationen verwandelt sie sich in einen Naturgeist, kann aber immer noch von Schamanen gerufen werden. Auch Bäume haben eine solche Seele. Diese Seele weilt noch eine gewisse Zeit in dem Schädel und den Knochen des Skeletts; bei Tieren bleibt sie in Hörnern, Klauen, Federn und ebenfalls in den Knochen, bis diese zerfallen.
2. **Lebensseele** *(Ami)*: Diese Seele offenbart sich in der Körperwärme, in Atem und Herzschlag. Wenn sie den Körper verlässt und alle körperlichen Funktionen aufhören, dann fliegt sie als Vogel in die Obere Welt und lässt sich auf dem Weltenbaum nieder, wo die Vogelmutter sie hütet. Auch die

Tiere haben offensichtlich eine Ami-Seele, deswegen müssen Tiere achtsam behandelt werden. Der Jäger verbindet sich mental mit dieser Seele und entschuldigt sich bei den Tieren, wenn er ihnen ihr Leben nimmt.

Das Wort für Tier, *Amitan*, bedeutet: ein Wesen mit einer Ami-Seele. Auch unser Wort Tier, aus dem indogermanischen **dheu*, bedeutet »atmendes, beseeltes Wesen«, ebenso das lateinische *animal* (Tier) und *anima*, *animus* (Seele, Lebenshauch). Diese Ami-Seele wird sich irgendwann bei ihren Blutsverwandten wiederverkörpern, ebenso wie die Tiere sich in ihrer jeweiligen Art wiederverkörpern.

Seelen der Haushunde können gegebenenfalls eine menschliche Verkörperung annehmen. Das kann man bewirken, indem man dem toten Hund, wenn man ihn beerdigt, den Schwanz abschneidet und unter seinen Kopf legt und ihm zugleich Butter oder einen fetten Schafschwanz in das Maul legt (OTGONY/GURBADARYN 2012:129).

Wie wir aus alten Überlieferungen und Märchen – etwa vom Machandelboom – erfahren, glaubten auch die heidnischen Europäer (Kelten, Germanen, Slawen), dass die Seele als Vogel den Körper verlässt und sich irgendwann in ihrer Familie wiederverkörpert. Ein Enkel ist, im etymologischen Sinn, ein »Ähn-chen«, ein wiedergeborener Ahne.

3. **Geisterseele** *(Suns)*: Diese Seele geht nach dem Tod in eine der Unteren Welten, ins Reich des Herrn der Toten, Erlik Khan. Sie kann als »Geist« oder Spuk den Verwandten und Freunden erscheinen oder von Schamanen gerufen werden. Ganz böse Seelen bleiben lange in der Unterwelt, einige erlöschen dort. Ansonsten werden sie wiederverkörpert und gelangen über den unsichtbaren Weltenstrom oder über die Milchstraße wieder in ein neues Leben.

Die Ami- und Suns-Seelen befinden sich in einem dynamischen Gleichgewicht im Körper, aber plötzlicher Schreck, Trauma, Schock oder ein magischer Angriff kann dieses Gleichgewicht stören und die eine oder andere Seele herauslösen. Es gibt auch Geister, die die Seele verführen, ihnen zu folgen. Das kann gefährlich werden, zu Krankheit, Wahnsinn oder gar zum Tod führen. Der

Schamane, der sich in diesen Bereichen auskennt, wird dann versuchen, die verlorene Seele wieder in den Körper zu lotsen.

Dem modernen Zeitgenossen mag das alles merkwürdig vorkommen, aber so fremd ist es uns auch wieder nicht. Auch in unserer christlichen Kultur glauben die meisten Menschen noch immer, dass die Seele von Engeln mit Vogelflügeln in den Himmel geholt wird (das wären die Ami-Seelen). Trotzdem besuchen wir unsere Toten auf dem Friedhof an ihren Gräbern, spenden Blumen, Kränze oder Grablichter. Vielerorts glaubt man noch immer, dass in den grauen Nebeltagen des Novembers (zu Allerseelen oder Halloween) die Totengeister ihre Gräber verlassen, umgehen und dabei um milde Gaben bitten (das wären die Suns-Seelen). Aber auch Gegenstände und ehemalige Besitztümer verstorbener Ahnen – Urgroßvaters Tabakpfeife, das Bild der Großmutter, ihre Lieblingstasse – werden verehrt und gehütet, da man glaubt, sie seien irgendwie noch mit den Verstorbenen verbunden. Das ist den *Ongod* (Plural von *Ongon*), in denen die Suld-Seelen einen Wohnort haben, sehr ähnlich.

Andere sibirische Völker, wie die finno-ugrischen Wogulen (Chanten, Mansen) kannten vier Seelenaspekte. Einer davon war die Grab- oder Schattenseele, die in den Knochen verweilt. Eine andere »Seele« ist diejenige, die sich während des Schlafs vom Körper lösen kann und nach dem Tod wie ein Vogel in den Himmel fliegt. Diese Seele verweilt eine Zeit in der Nähe ihrer Verwandten als Kuckuck, Kiebitz, Elster oder Schwalbe. Es gibt zudem eine »Traumseele«, die – wie das *Nagual* der mittelamerikanischen Indianer oder die Folgeseele *(Fylgja)* der Nordgermanen – als wildes Tier im Wald lebt und den Menschen während des Schlafs besucht; stirbt das Wildtier, dann stirbt auch der Mensch. Starke Schamanen haben starke Traumseelen, etwa die von Bären, Tigern oder Wölfen. Und schließlich gibt es die »kleine Seele«, die vorwiegend im Kopf wohnt und sich auch wiederverkörpern kann. Deswegen skalpierten die Wogulen ihre Feinde, um die Wiederverkörperung zu erschweren.

Auch die Cheyenne kennen vier Seelenteile *(Hemàtasoomao)*. Eine davon bleibt nach dem Tod im Skelett, bei den Tieren auch in den Krallen, Zähnen oder Federn. Eine andere Seele wartet in der Unterwelt, bei der »Großmutter«

unter der Erde, auf Wiedergeburt. Schamanen und Medizinleute können absichtlich Teile ihrer Seele ablösen und dabei fliegen oder weit Entferntes sehen. Eine ungewollte Ablösung führt jedoch zu Krankheit oder Tod. Auch Tiere haben, wie mir Tallbull erklärte, vier Seelen. Der Jäger tötet nur die physische Erscheinung. Er muss aber zusehen, dass die Tierseele schnell befreit wird, sodass sie schnell und umstandslos zur »Großmutter« in die unterirdische Welt zurückkehren kann.

Auch Pflanzen haben vier Seelen. Sie sind machtvolle Wesen, die den Menschen über Träume und Visionen ihre Heilkraft offenbaren können. Man muss ihnen Respekt zeigen; es gehört sich nicht, sie ohne ihre Zustimmung zu pflücken oder auszugraben. Die Pflanzenseelen freuen sich, wenn man ihnen hilft oder ihnen Lieder vorsingt.

Domestizierte Pflanzen, wie etwa der Mais oder Getreide, die ohne Dünger, Herbizide und künstliche Bewässerung nicht leben können, sind schwach, weil ihnen Seelenteile fehlen; sie haben vielleicht nur zwei oder drei Seelenteile. Auch den domestizierten Tieren – mit Ausnahme der Hunde –, die ihre natürlichen Instinkte verloren haben, mangelt es an Seelenteilen. Wenn sich die Menschen von solchen Pflanzen und Tieren ernähren, dann werden ihre eigenen vier Seelen nicht ernährt und gestärkt, dann werden sie selbst schwach, stumpf und haben keine Kraft mehr, mit den Spirits, den Tieren und Pflanzen zu sprechen, die Geistwesen zu sehen oder luzid zu träumen. Solche zivilisierten Menschen sind keine vollen Menschen mehr, ihnen fehlen Seelenteile.

Im westlichen Monotheismus gibt es nur eine menschliche Seele, so wie es auch nur einen einzigen Gott gibt. Aber der Gedanke der verschiedenen Seelenaspekte ist uns nicht ganz fremd. Der esoterische Philosoph Rudolf Steiner spricht zum Beispiel von einem Ätherleib oder Energiekörper und von einem »Astralleib« oder Seelenkörper, der aufgeteilt ist in eine fühlende Empfindungsseele, eine denkende Verstandesseele und eine Bewusstseinsseele, die das Geistige wahrnimmt.

Die Frage, wie viele »Seelen« es nun wirklich gibt, ähnelt der Frage, wie viele Farben im Regenbogen enthalten sind. Es kommt darauf an, wie die jeweilige Kultur diese einteilt und kategorisiert.

Tenger, der Himmel

Der allesüberspannende, ewige, blaue Himmel wird – wie auch die Erde – nicht personifiziert oder in menschlicher Gestalt dargestellt. Zwischen beiden entstand die Schöpfung.

Genauso wie jede Jurte, jeder Mensch und jedes Tier ein Abbild und der Mittelpunkt des Universums ist, so hat auch jedes Wesen seinen eigenen Himmel. Wer seinen Himmel verliert, der wird krank, traurig und nichts gelingt ihm mehr. Dann muss der Schamane helfen. Auch Tiere und Pflanzen haben ihre eigenen Himmel. Fehlt zum Beispiel dem Hund, der zur Jurte gehört, sein Himmel, dann verlässt ihn die Lebensfreude und er frisst nicht. Man kann ihn wieder mit seinem Himmel verbinden, indem man seine Pfote mit einem roten Strick mit dem Herd in der Mitte der Jurte verbindet, ihm eine Schüssel frisches Fleisch vorsetzt und mit den richtigen Worten bespricht. Große Persönlichkeiten mit einem starken Windpferd haben große Himmel, die auch anderen in der Umgebung Heil und Segen vermitteln. Jemand wie Dschingis Khan hatte einen riesigen Himmel.

Dank

Großer Dank geht an Peter Germann, der unsere Therapeutenreise initiierte, und an Gudrun Wippel von Kia-Ora-Reisen, die ein ethnografisch authentisches Eintauchen ermöglichte.

Dank auch der ganzen fantastischen »lausigen Gesellschaft«: Lutz Kaiser, Jutta Nordhold, Barbara Köpke, Daniele Chrestian, Cécile Rohlmann, Gabi Trautes-Effern und Nadine, die zu uns stieß. Besonderen Dank auch an Marianne Ruoff für die Fotos, die dieses Buch bereichern.

Danke ebenso unseren kundigen mongolischen Reiseführerinnen Orgilmaa (Orgi) und Bolomaa (Borgi oder Bolo), die uns viele Aspekte der Mongolei zeigten und erklärten; danke auch an unsere russische Reiseführerin, Elena, die uns ins Herz Sibiriens führte.

Bibliografie

Adams, James A., Cecilia Garcia und Eric J. Lien: »A comparison of Chinese and American Indian Medicine«, in: *Evidence-Based Complementary and Alternative Medicine*, Los Angeles: University of Southern California, 2010

Bächtold-Stäubli, Hanns: *Handwörterbuch des deutschen Aberglaubens*, Bd. IX., Berlin/ New York: Walter de Gruyter, 1987

Bahr, Frank, Leopold Dorfer und Sandi Suwanda: »Die neuen Untersuchungen am Mann im Eis Ötzi mit dem Missing Link als Nachweis für die Entwicklung der Akupunktur in Europa«, in: *Akupunktur & Aurikulomedizin*, ZAA 02, Heidelberg: Springer Medizin, 2015

Beckmann, Dieter, und Barbara Beckmann: *Das geheime Wissen der Kräuterhexen*, München: dtv, 1997

Behringer, Wolfgang: *Kulturgeschichte des Klimas*, München: dtv, 2011

Bloch, Günter, und Elli H. Radinger: *Affe trifft Wolf*, Stuttgart: Kosmos, 2012

Buhner, Stephen Harrod: *Die heilende Seele der Pflanzen*, Aschaffenburg: Herba Press, 2017

Campbell, Joseph: *The Flight of the Wild Gander*, Chicago: Regnery Gateway, 1969

ders.: *Primitive Mythology. The Masks of God*, Harmondsworth, Middlesex (England): Arkana, 1991

Charleux, Isabelle: »Chinggis Khan: Ancestor, Buddha or Shaman«, in: *Mongolian Studies*, Bloomington, Indiana: The Mongolian Society, 2009

Duerr, Hans Peter: *Traumzeit.* Über die Grenze zwischen Wildni*s und Zivilisation*, Frankfurt a. M.: Syndikat, 1978

Eliade, Mircea: *Schamanismus und archaische Ekstasetechnik*, Frankfurt am Main: Suhrkamp, 1982

ders.: *Geschichte der religiösen Ideen*, Band 3/1, Freiburg im Breisgau: Herder, 1993

Fazzioli, Eduardo: *Des Kaisers Apotheke*, Bergisch Gladbach: Gustav Lübbe Verlag, 1989

Flade, Martin: »Das große Sterben«, in: *Geopferte Landschaften*, München: Heyne, 2016

Flannery, Tim: *The Eternal Frontier*, Melbourne, Victoria, Australia: The Text Publ. Co., 2001

Germann, Peter: »Mongolei. Land der zornigen Winde«, in: *Naturheilpraxis*, Nr. 5, München: Pflaum Verlag, 2014

Gottschalk-Batschkus, Christine E. (Hrsg.): *Wanderer zwischen den Welten. Schamanismus im neuen Jahrtausend*, Murnau: Reichert Organisation & Verlag, 2000

Grinspoon, Lester, und James B. Bakalar: *Marihuana, die verbotene Medizin*, Frankfurt a. M.: Zweitausendeins, 1994

Hančar, Franz: »Zum Problem der Venusstatuetten im eurasiatischen Jungpaläolithikum«, in: *Prähistorische Zeitschrift*, Band XXX–XXXI, 1939–1940 (Seite 85–156)

Heissig, Walther (Hrsg.): *Das Buch vom Ursprung der Mongolen*, München: Diederichs, 1989

Hempen, Carl-Hermann, und Toni Fischer: *Leitfaden der chinesischen Phytotherapie*, München/Jena: Urban & Fischer, 2007

Isenberg, Nancy: *White Trash. The 400-Year Untold History of Class in America*, New York: Penguin Books, 2017

Jiang Rong: *Der Zorn der Wölfe*, München: Goldmann, 2010

Jünger, Ernst: *Annäherungen. Drogen und Rausch*, München: dtv, 1990

Kindscher, Kelly: *Medical Wild Plants of the Prairie*, Lawrence, Kansas: University of Kansas Press, 1992

Kobert, Rudolf (Hrsg): *Historische Studien aus dem Pharmakologischen Institute der Kaiserlichen Universität Dorpat*, Vol. 1, Halle a. d. S.: Verlag Tausch & Grosse, 1889

Lamb, Harold: *Genghis Khan. The Emperor of All Men*, New York: Bantam Paperback, 1953

Leary, Timothy: *Chaos and Cyberculture*, Berkeley, CA: Ronin Publ., 1994

Levi-Strauss, Claude: *Traurige Tropen*, Frankfurt: Suhrkamp, 1982

Lissner, Ivar: *So lebten die Völker der Urzeit*, München: dtv, 1979

Lopez, Barry W.: *Of Wolves and Men*, New York: Scribner, 1978

Mackenzie, Franklin: *Dschinig Khan*, Darmstadt: Carl Habel Verlag, 1977

Madejsky, Margret: *Lexikon der Frauenkräuter*, Baden und München: AT Verlag, 2008

Marzell, Heinrich: *Wörterbuch der deutschen Pflanzennamen*, Band I, Leipzig: Verlag S. Hirzel, 1943

ders.: *Wörterbuch der deutschen Pflanzennamen*, Band V, Leipzig: S. Hirzel Verlagsbuchhandlung, 1958

McKee, Paul: *Spanish-Englisch Medical Plant Names for Southwest United States and Mexico*, 2007, www.intk.org/plants/Swl.htm

Mehl-Madrona, Lewis: *Coyote Medicine*, New York: Simon and Schuster, 2011

Meserve, Ruth I.: »On the History of Medical Plant Research in Mongolia«, in: *Remota Relata*, Helsinki: Studia Orientalia 97, 2003

Moerman E. Daniel: *Native American Ethnobotany*, Portland, Oregon: Timber Press,1999

Odigan, Sarangerel, Golomt Center for Shamanist Studies, Ulaanbaatar, Mongolia, 3. Oktober 1997, http://members.tripod.com/Mongolian_Page/shaman.txt

Otgony, Purev, und Purvee Gurbadaryn: *Mongolian Shamanism*, Ulaanbaatar, 2006

Pabst, Maria Anna: *Die Wunderwelt der Pollen*, Aarau und München: AT Verlag, 2013

Ruoff, Marianne: *Löwenzahn und Löwenkraft*, Aarau und München: AT Verlag, 2017

Schenk, Amélie: *Herr des schwarzen Himmels*, Bern: Scherz, 2000

dies.: »Du musst zu den wildesten Orten gehen. Zum schamanischen Weltverständnis in der Mongolei«, in: *Der Große Lebenskreis. Ethnographien im Kreislauf von Vergehen, Sein und Werden*, hrsg. von Christine E. Gottschalk-Batschkus und Joy C. Green, München: Ethnomed: Institut für Ethnomedizin e. V., 2005

Schlesier, Karl H.: *Die Wölfe des Himmels*, Köln: Diederichs, 1985

ders.: »Anmerkungen über Tsistsistas (Cheyenne) Hehmaneh und Hohnúhka oder die Coincidentia Oppositorum«, in: *Sehnsucht nach dem Ursprung* (Hrsg. Hans-Peter Duerr), Frankfurt a. M.: Syndikat, 1983

Storl, Wolf-Dieter: *Mit Pflanzen verbunden*, München: Heyne, 2009

ders.: *Kräuterkunde*, Bielefeld: Aurum, 2011

ders.: *Wandernde Pflanzen. Neophyten, die stillen Eroberer*, Aarau und München: AT Verlag, 2012

ders.: *Von Heilkräutern und Pflanzengottheiten*, Bielefeld: Aurum, 2014a

ders.: *Die alte Göttin und ihre Pflanzen*, München: Kailash, 2014b

ders.: *Ich bin ein Teil des Waldes*, Stuttgart: Kosmos, 2015

ders.: *Ur-Medizin: Die wahren Ursprünge unserer Volksheilkunde*, Aarau und München: AT Verlag, 2016

ders.: *Mein amerikanischer Kulturschock*, München: Kailash, 2017

ders.: *Die Unkräuter in meinem Garten*, München: GU, 2018

Tomascy, Dirk: *Tschingis-Chan I – Temudschin*, Augsburg: Bechtermünz Verlag, 1997

Vassilevich, G. M.: »Early Concepts about the Universe among the Evenks«, in: *Studies in Siberian Shamanism*, Toronto: University of Toronto Press, 1963

Weatherford, Jack: *Genghis Khan and the Making of the Modern World*, New York: Crown Publishers, 2004

Welschbillig, Cathy: *Les plantes médicales utilisées par les Indiens de la tribu des Northern Cheyenne*, Mémoire de Diplôme d'État de Docteur en Pharmacie, Université Louis Pasteur, Strasbourg, 1997

WHO (World Health Organisation): *Medical Plants of Mongolia*, Genf, 2013

Wolters, Bruno: *Zur Entwicklung der altsteinzeitlichen Phytotherapie im westlichen Eurasien und der indianischen Medizin in Sibirien und Nordamerika*, Düsseldorf: Düsseldorfer Institut für amerikanische Völkerkunde e. V., 2000

Zerling, Clemens, und Wolfgang Bauer: *Lexikon der Tiersymbolik*, München: Kösel, 2003

Register

Wolf-Dieter Storl

Mag. Dr. phil., Kulturanthropologe und Ethnobotaniker. Lehrte als Dozent an verschiedenen Universitäten. Ehrenmitglied der Ethnomedizinischen Gesellschaft AGEM und Dozent bei ETHNOMED, Institut für Ethnomedizin, München. Studienreisen, ethnografische und ethnobotanische Feldforschung. Er hat zahlreiche Bücher publiziert, von denen viele zu erfolgreichen Longsellern wurden. Er lebt auf einem Einödhof im Allgäu.
www.storl.de

Bücher von Wolf-Dieter Storl im AT Verlag

Einsichten und Weitblicke
Das Wolf-Dieter-Storl-Lesebuch

Ur-Medizin
Die wahren Ursprünge unserer Volksheilkunde

Naturrituale
Mit schamanischen Ritualen zu den eigenen Wurzeln finden

Wesen und Geheimnisse der Neophyten
Heilpflanzen, Nahrungspflanzen, Nutzpflanzen

Heilkräuter und Zauberpflanzen zwischen Haustür und Gartentor

Das Herz und seine heilenden Pflanzen

Borreliose natürlich heilen
Ethnomedizinisches Wissen, ganzheitliche Behandlung
und praktische Anwendungen

Pflanzen der Kelten
Heilkunde, Pflanzenzauber, Baumkalender

Bekannte und vergessene Gemüse
Botanik, Geschichte, Heilkunde und Anwendungen

Der Kosmos im Garten
Gartenbau nach biologischen Naturgeheimnissen
als Weg zur besseren Ernte

Der Bär
Krafttier der Schamanen und Heiler

Pflanzendevas
Die geistig-seelischen Dimensionen der Pflanzen
Mit praktischen Anleitungen zu Pflanzenmeditationen

Einige dieser Titel sind auch als E-Book erhältlich.

AT Verlag
Bahnhofstraße 41
CH-5000 Aarau
Telefon +41 (0)58 510 63 10
info@at-verlag.ch
www.at-verlag.ch

3. Auflage, 2022

© 2018
AT Verlag AG, Aarau und München
Lektorat: Diane Zilliges, Murnau
Fotos: Marianne Ruoff; Foto Seite 174 oben: Peter Germann
Grafische Gestaltung und Satz: AT Verlag
Druck und Bindearbeiten: Printer Trento, Trento
Printed in Italy

ISBN 978-3-03800-058-7

www.at-verlag.ch

Der AT Verlag wird vom Bundesamt für Kultur
für die Jahre 2021–2024 unterstützt.

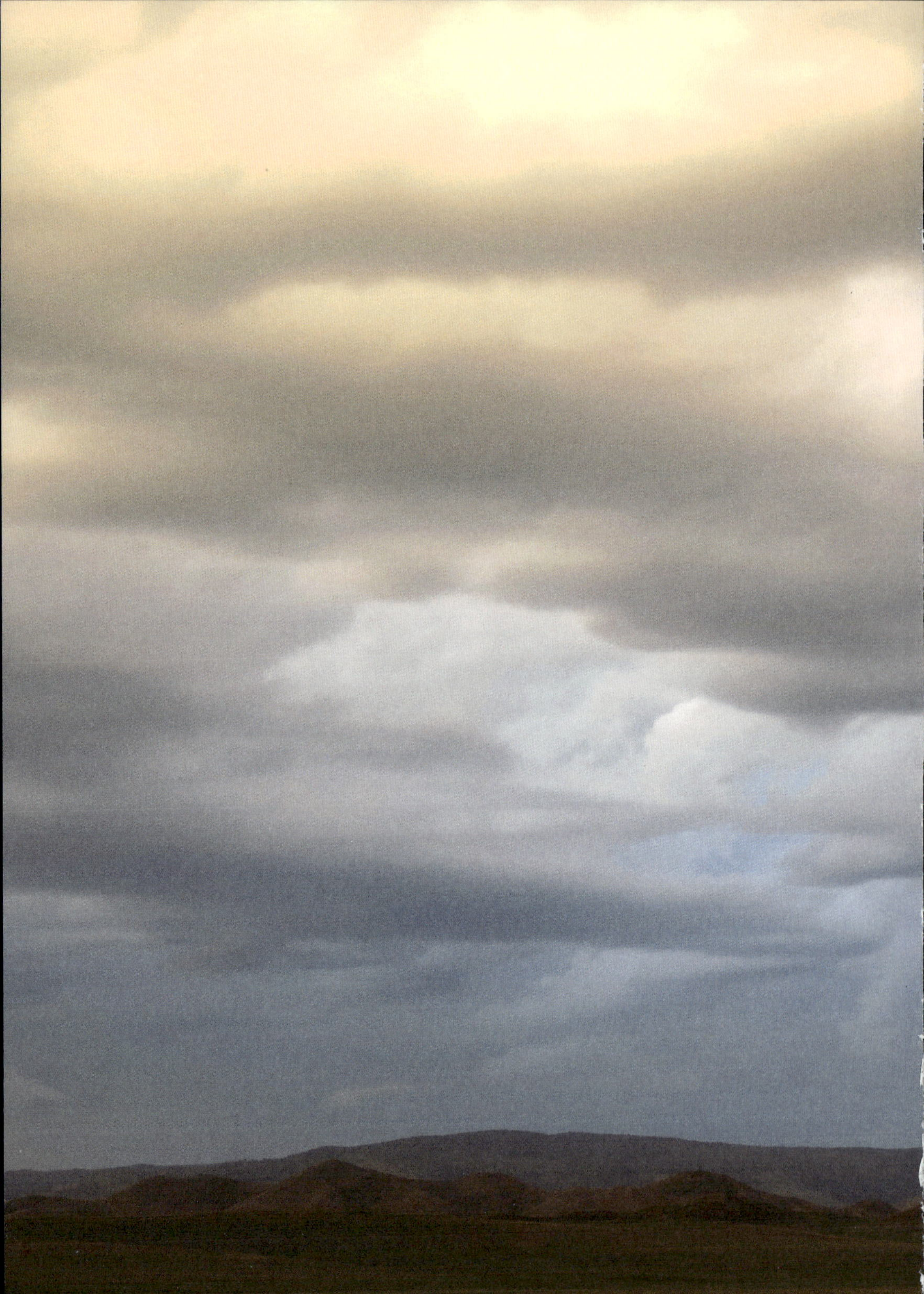